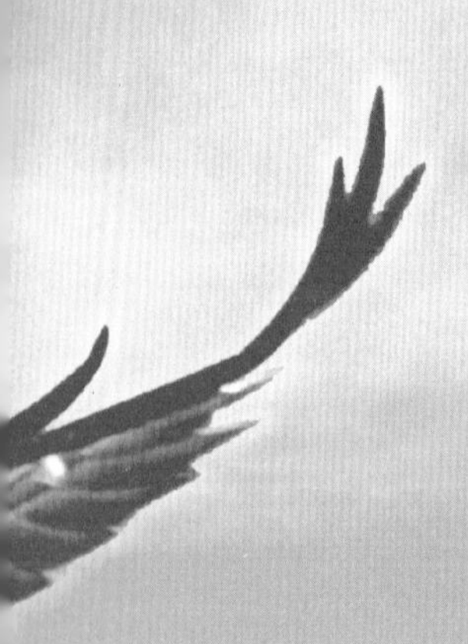

大展好書　好書大展

品嘗好書　冠群可期

大展好書　好書大展
品嘗好書　冠群可期

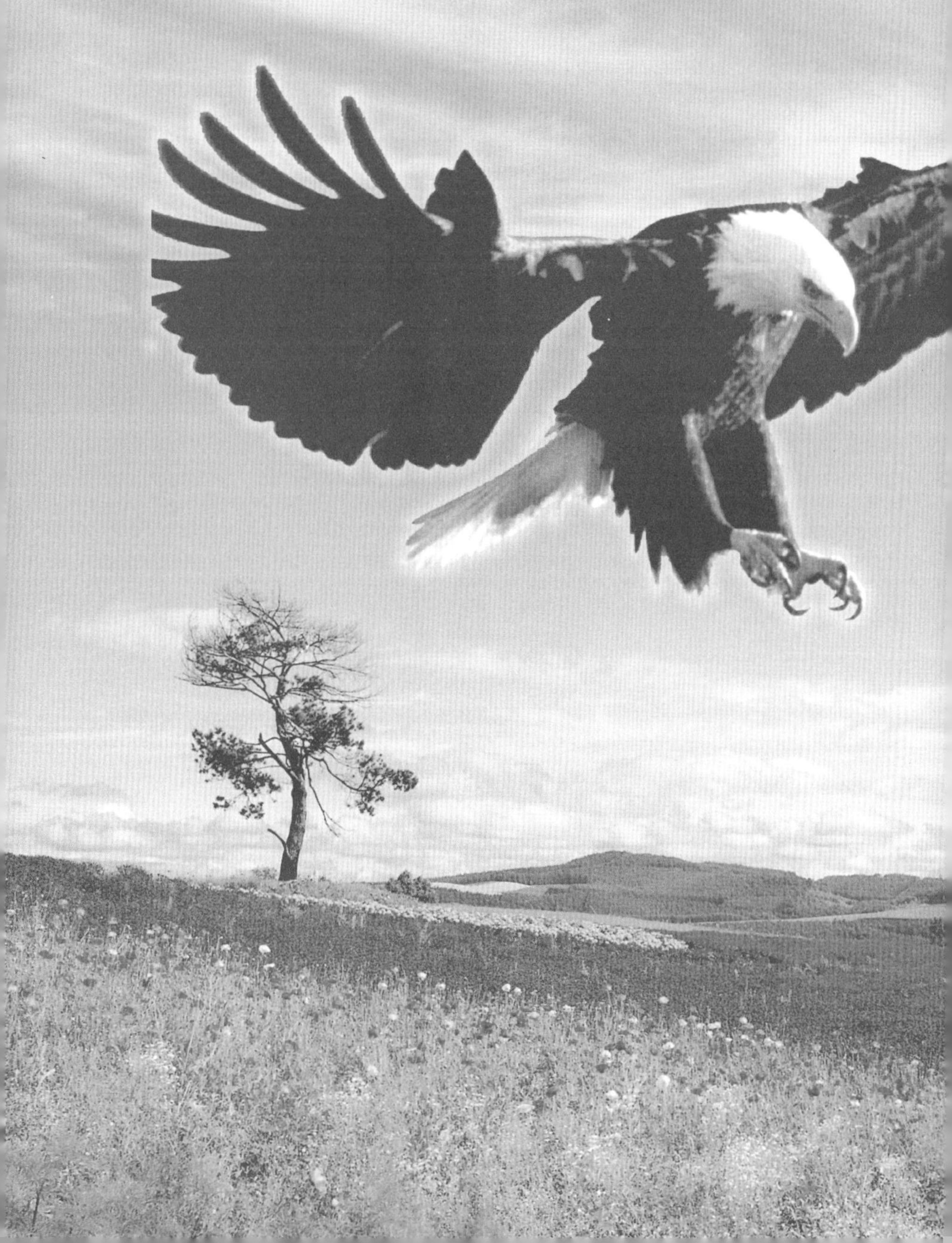

壽世養生 ⑲

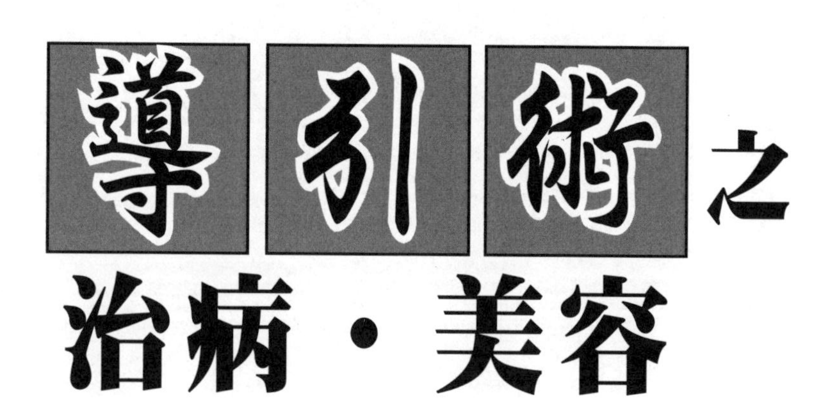

導引術之治病・美容

陳成玉 編譯
陸　明 整理

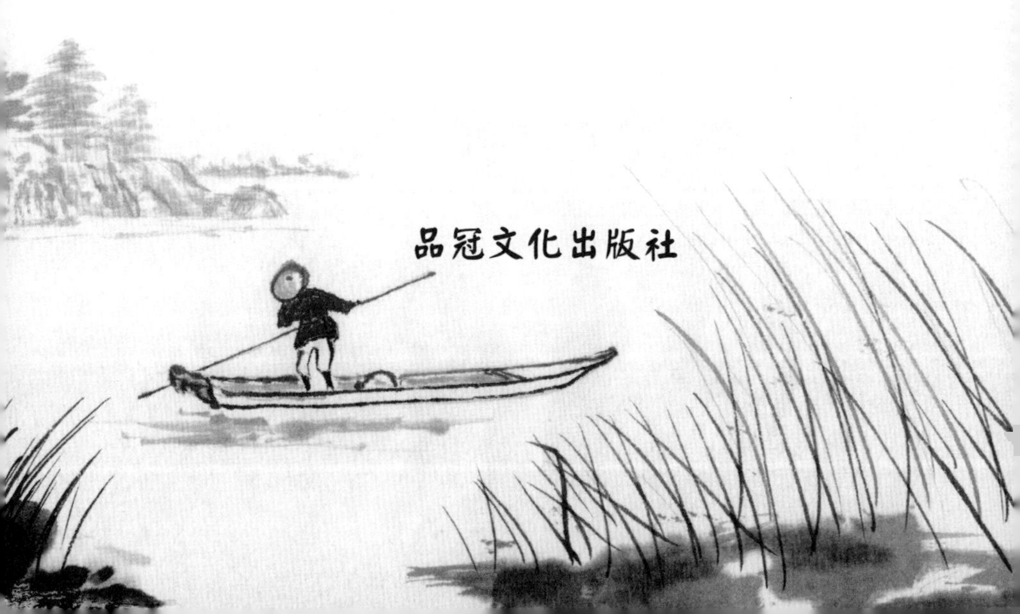

前言

導引術是中國人在悠久的三千年歷史中建立起來，代代相傳的健康術，雖然有不少的導引術實踐者，亦即所謂道家的修行者，但導引術卻有逐漸被人遺忘的趨勢。雖然導引術在東方醫學中是最佳的健康法，然而知道的人為何日漸減少呢？個中原委將在正文探討。總之，目前在台灣流傳的導引術，其技能業已相當有限了。

導引術之基本原則即是返老還童，使身體變得更年輕，治療慢性病之方法，並非導引術本來之目的。保有元氣百倍、年輕的身體，以過快樂的人生才是導引術的目標，治療疾病只是達成其目的的一個階段而已。

人的身體過了二十歲後，就開始出現老化現象，皮膚變得無彈性，爬樓梯感到難受，腳、腰感到疼痛等症狀均出現了，也變得無元氣，像這些老化現象，一般人均認為不算是疾病，而是年紀大了的自然現象，是沒辦法治癒的，西洋醫學對此老化現象，束手無策，無法使人恢復年輕身軀。

但導引術卻能使您一直保有年輕有活力，或使老化的身體恢復正常。為什麼能做到呢？在本書第一章討論導引術是什麼，導引術為何能治病，說明其效果與理論；第二章列舉四十六項現代人最感到苦惱的症狀與慢性病，介紹其治療方法，第三章介紹活力的方法，第四章為那些想更有活力的人而寫的——增進健康、增強體力的《易筋經》二十四技（坐行十二技、立行十二技）秘法。

導引術做法簡單，效果顯著，對效果有懷疑的人，自己先試著去看即知。我確信藉著本書能使您恢復活力，永遠保有青春的身體。

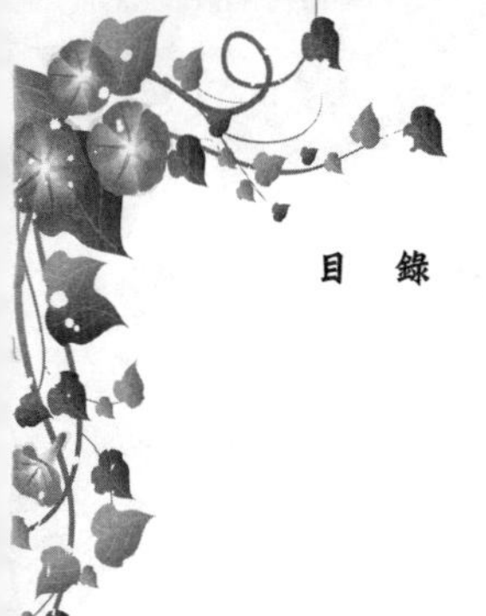

目錄

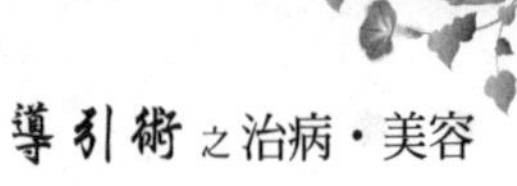

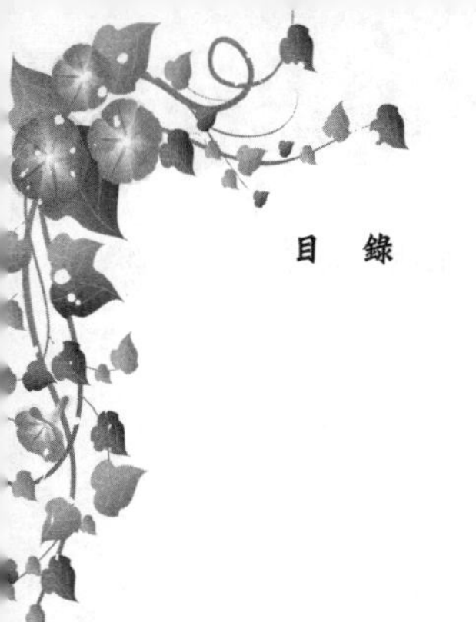

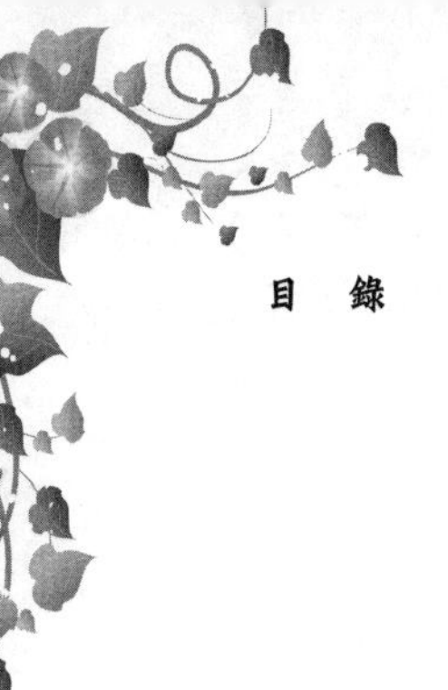

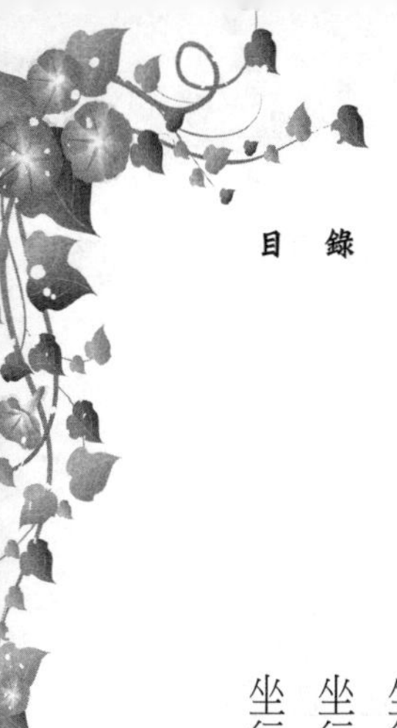

第一章

導引術為何能夠促進健康

1.何謂促進氣血流通

何謂導引術

「導引」就是「導氣令和，引體令柔」，即以肢體運動為主，並配合心理和呼吸吐納調節的傳統健身方法。

導引術是中國三千年的歷史中代代相傳的最佳傳統健康法，它並非粗略的健康術，而是分門別類，依照目的與症狀各有正確的方法（導引術稱為行法），這是最大的特徵。但是導引術一直是秘傳，很少公開於世。

導引術的效果極明顯，而且立刻見效，方法也不困難。無論大人小孩，男女老幼，任何人一學便會，且當場見效。因此不必假借他人，自己一個人便可以做，這是導引術優於其他健康法，也是其他任何健康法望塵莫及的優點。

導引術有五大特點：

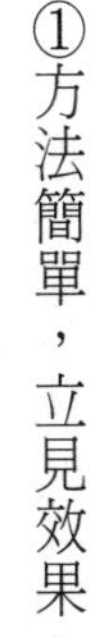

①方法簡單，立見效果。

②針對疾病根治，免手術之痛。

③輕而易舉的治好慢性病。

④完全消除美容上的困擾。

⑤享受美滿充實的人生。

中國最早的醫書《素問》有以下的記載：

「砭來自東方，藥物來自西方，灸來自北方，針來自南方，導引始於中央。」（「異法方宣論」）。

砭（針的一種）、漢方（藥物）、灸、針等都是東方醫學的醫療法，除了導引術之外，其他都是區域性的，只有導引術具有正統的權威。因此，導引術在東方醫學的各種療法之中居於較高的地位。

針、灸等東方醫學對於各種疑難雜症，亦即現代西方醫學束手無策的症狀，也有明顯的效果，最近在醫學上備受矚目。至於何謂導引術呢？導引術在東方醫學居於最高的地位，說明起來恐怕不很容易了。例如查閱《大辭典》：

【導引】①古養生法。指運用俯仰、屈伸筋骨、關節、以及呼吸調息等各種運動，使身體血氣暢通舒適，以促進健康的一種養生術。②在前面引路。③詞牌名。

本書所談的導引術屬於第①項，但其說明並不完整，完全不懂導引術的人還是不懂。

學導引術的人常說「跟體操差不多」，甚至有人說「跟瑜伽術很像」，其實導引術跟體操、瑜伽術是完全不同的。

何謂導引術，如果採用非常簡單的說法，導引術是由刺激穴點與呼吸法組合起來的。因此，與只是活動身體的體操與目的在於為了達成某種困難姿勢的瑜伽術是不一樣的。

也有人問：導引術是否跟指壓相似？基於刺激身體的穴點是相似的，但仍然有別。最大的差別是指壓並不特別注重呼吸的方法，而導引術非常注重呼吸。由於這個差別，效果上便呈現相當大的差異。

以下舉一項具體的導引術，以便讓各位知道導引術是什麼。

促進氣血流動順暢排泄邪氣

例如治療肩膀痠痛，導引術的方法是：坐姿，雙腿前伸，右手握左手向前伸出，一邊以左手的力量使右手扭曲，同時上半身逐漸前屈；上半身前屈時，口中逐漸吐氣。細節請參照七十三頁。

做此動作，肩膀周圍隨即輕鬆，有的人只做一次便治好肩膀痠痛。即使嚴重的肩膀痠痛，只要一天做二次，一般二、三天便可治好，以後只要天天做，從此不再肩膀痠痛了。

為何做此動作可使肩膀輕鬆治好痠痛呢？基於導引術的理論說明如下：首先是身體的動作，從手到肩膀的經脈受到刺激，於是氣血流動順暢。因此，積存於肩膀的邪氣便被排泄出去，此時的吐氣使得排泄作用更加順暢。

當然，做這樣的說明，恐怕大部分的讀者還是覺得困惑。關於「氣血」、「邪氣」，稍後將會一一說明，請讀者先牢記的是「導引術是使得氣血流動順暢，促進排泄邪氣的方法」。

因此，做導引術當然可隨即治好慢性病，只具備西方醫學常識的人，開始恐怕無法接受這樣的觀念。但是導引術的理論，亦即東方醫學的理論體系，跟西方醫學完全迥異，以西方醫學的觀念未必能夠解釋得通，請各位務必先瞭解。

西方醫學講究合理的解釋，東方醫學基於長久以來的經驗，重視實際現象甚於理論。因此，東方醫學由於一時不合乎西方醫學的理論，甚至有一段漫長的時期曾被視為迷信。但是人體並非機械，未必一切都能做到合理的解釋，關於這一點，在現代醫學界也逐漸引起反省。

姑且以肩膀痠痛為例，現代醫學沒有適當的對策，而導引術卻輕而易舉地治好了，因此，我們不能基於沒有合理的解釋便加以否定它。

簡言之，東方醫學與西方醫學分別基於完全不相同的理論體系，如果硬要加以比較，論其優劣，實在無啥意義。更重要的是，邊比照自己的身體狀況邊閱讀以下的說明，相信有許多論點可以獲得讀者首肯。

我們先從說明「氣血」開始，氣血的「血」當然指的是血液，其觀點頗有出入。

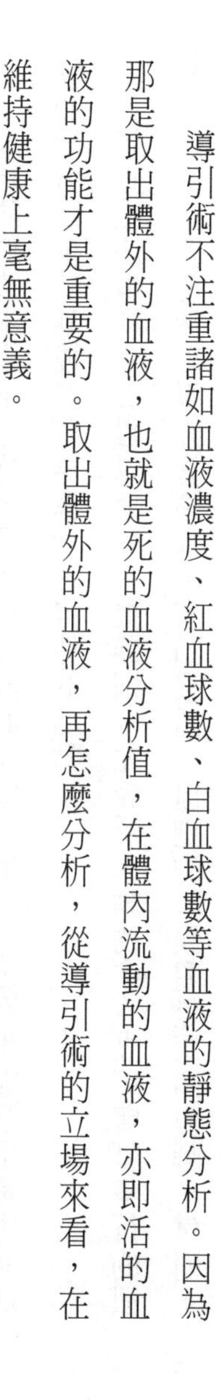

導引術不注重諸如血液濃度、紅血球數、白血球數等血液的靜態分析。因為那是取出體外的血液，也就是死的血液分析值，在體內流動的血液，亦即活的血液的功能才是重要的。取出體外的血液，再怎麼分析，從導引術的立場來看，在維持健康上毫無意義。

活的血液在體內流動。在肺部排出二氧化碳，從空氣中補給氧氣，從心臟送出循環全身。活生生的在體內流動的血液便稱為「氣血」。導引術之所以重視氣血，也是由於血液是否在體內充分發揮其功能，是極其重要的問題。

至於氣血的氣是什麼呢?它在人體內與血液結合，是維持生命的基本功能。「氣」與呼吸有關，是空氣的氣，甚至可說是與血液結合的氧氣。如果實際做導引術，便會真實的體會出氣血的氣，與其只是空氣或氧氣等物質，毋寧是生命現象的根源。更具體的說，氣血是在經脈上流動的，經脈是超越血液的管道血管。導引術之所以能夠簡單的治好身體的失調，是因為它促使氣血的流動順暢。

任何人都知道血液是藉著心臟的功能，經血管輸送到全身各處。抵達身體的末端之後便返回心臟，出去所流經的血管叫動脈，回來所經過的血管叫靜脈。末端的血管非常細，高濃度的血液能夠抵達此種毛細血管，實在令人欽佩。

抵達末端毛細血管的血液，順序從細的靜脈經粗的靜脈返回心臟，在此「歸途」的靜脈即使有防止倒流的活塞，但沒有「去時」心臟的幫浦作用，因此在細小的毛細血管，血液的流動有停滯的傾向，也就是舊的血液停滯，而滿載新鮮之氣的血液便流不進來。

此種停滯持續下去，該部分便發生各種障礙或症狀。這便是身體的失調，嚴重便引起疾病。此種舊血滯留的狀態，便是導引術所謂的邪氣聚集。邪氣主要是身體的老廢物，包括各種藥物與公害物質等。

邪氣造成身體失調

人類的身體本來不可能發生此種血液的滯留，但為何卻發生呢？這是應該活動的地方缺少活動或者一再進行不自然的活動。

如此說法也許令人難以瞭解，更詳細一點說明，動物中直立用雙腳步行的只有人類。猴子雖然可用後腳站立，前腳靈活，但跑的時候還是用四隻腳。然而，人類與其他動物的身體構造便完全不同嗎？絕對不是的，同樣有頭、有手腳，內臟的構造也大致相同。

據說人類最早也是四肢著地的，而直立之後，會自由自在的運用手，頭腦也逐漸發達，逐漸跟其他動物不一樣。但是，身體跟四肢步行時並沒有改變，卻由於變成雙腳步行，許多肌肉變成不再使用，反而增加負擔，而在生活中也容易養成各種習慣。

換句話說，人類由於變成雙腳走路，註定了身體容易產生各種偏差。一定有許多人聽過胃下垂或腰痛的根本原因便是雙腳走路。產生偏差的不僅是胃或腰，而那些偏差阻礙血流，成為邪氣聚集的原因。

此外，由於風寒（感冒）或來自外界的刺激（撞傷等）、毒物的攝取、飲食過度等也促進了邪氣的聚集。結果便發生身體失調，引發疾病。

所謂邪氣聚集只是氣血流通不佳，反過來說，只要促使氣血流動活潑，便可長保沒有邪氣的健康身體。此種狀態的身體不會受到細菌或濾過性病原體感染；例如流行性感冒，有人會發病，有人不會，這是由於身體狀態的差異，病原菌不能造成每個人生病。因此以導引術的觀點來看，人罹患傳染病，與其說原因是病原菌，毋寧在病人本身。

導引術是藉著使氣血的流動以恢復正常的狀態，將邪氣排出體外，以治療失調或疾病。普通的狀態無法排泄的邪氣，做導引術可經由肺或皮膚的呼吸，排出體外，甚至以大小便的方式排出體外。病原菌或濾過性病原體照樣排出體外。

例如，常服維他命B藥劑的人，藥物蓄積在身體各處。此種人一旦做導引術，蓄積在體內的維他命B殘渣便經由呼吸排出體外，旁邊的人可聞到一股維他命B特有的蔥味。

據說教失明的人做導引術，可看見全身升起團團游絲狀的靄霧，雖是明眼人不明白的現象，但那就是邪氣。

做導引術之後，大小便的顏色與味道也會改變，自己甚至會聞到過去沒有的口臭。這一切都是由於蓄積在體內的邪氣排泄出來的緣故。

做導引術為何會排泄邪氣呢？

導引術的特徵是呼吸平緩，讓全身各部分的肌肉做最有效的活動。藉著呼吸與肌肉的運動，各部分的經脈便受到刺激，於是氣血的流動活潑，因此促進那些滯留在全身體內毛細血管蘊含邪氣的瘀血（不乾淨的血）還流。結果，邪氣成為肺或皮膚呼出的氣，或在腎臟被淨化，變成大小便，排出體外。

穴點是攸關生命的要素

前面提到「經脈」，以下略加說明。留意指壓或針灸等東方醫學的人，應該明白何謂經脈，經脈是分佈在全身各處的穴點與相關的內臟器官連接的線路。例如，與腎臟相關的穴點連接起來的線路叫「腎經」。

此種穴點也是武術上所說的要害。給予身體的特定部位施加打擊，內臟器官將發生障礙。例如，打擊腳底的要害，腎臟將發生障礙，嚴重者甚至致死。只要給予穴點適當的刺激，對於治療各種疾病相當有效，如果刺激與腎臟相連的穴點，等於刺激腎臟，對於促進腎臟排出邪氣，有治療的功效。

所謂與腎臟相連的穴點，例如，腳底的穴點與腎臟相連的穴道，並非眼睛可以看見的。正因如此，即使解剖屍體，經脈仍是無法確認的。

導引術便是刺激經脈，促進氣血的流通。而氣血不像經脈普遍為人所知，但臨床經驗豐富的指壓師，多年來以手指按經脈或穴點，便會發現導引術所謂的氣血跟經脈是有差別的。

而且經驗較豐富的指壓師或針灸師在實際治療時，親身體會穴點是到處移動的。穴點跟漢方的經脈圖所標示的位置略有出入，根據推斷，這可能是由於穴點跟隨氣血的流動所造成的。

說到刺激經脈治療，一般人一定會想到指壓、針、灸。究竟這些方法跟導引術有何不同呢？

指壓以拇指按穴點，用針、灸藉熱刺激，雖然刺激的方法不同，但共同的是，沿著經脈直接刺激穴點。

一、導引術是活動身體，藉肌肉的活動刺激經脈，同時進行獨特的呼吸法。身體的活動與呼吸互相配合是導引術不同於指壓、針、灸之處，也是導引術最大的特色。由於這兩者的配合，氣血流動順暢，同時可能立即將邪氣逼出體外。

因此，基於效果上而言，導引術與其他的指壓、針、灸便有極大的差別。最主要的是指壓沒有伴隨呼吸，因此無法充分吸取新鮮的「氣」，也不能像導引術充分進行邪氣的排泄。

二、從體外往往很難正確的找到穴點，相對的，導引術是藉著身體的活動直接刺激經脈，任何人都能夠簡單而且正確的刺激經脈，達到效果。

找指壓師或針灸師治病的人，有的人很應驗，有的人一點也不應驗，這是由於穴點非常難以找到的緣故。

為何穴點難以找到呢？原因之一是東方醫學的書上有關經脈或穴點的說明並非人人都可領悟。

導引術比指壓等更有效果，例如，肩膀痠痛經過按摩之後，的確當場見效，但隔天經常照樣痠痛。這是因為瘀血只是暫時化開，除非氣血順暢，否則經過一段時間，瘀血便再度凝聚。導引術確實讓邪氣排出體外，使氣血流動順暢，所以能夠根本治好。

導引術另外還有一項優點，只要學會，隨時隨地自己可以做。這一點跟需要有施療者的指壓、針、灸等有很大的差別。

指壓與針灸另外有一項問題。雖然指壓或針灸在某種程度可促進邪氣的排泄，但指壓師或針灸師卻把邪氣吸進體內。

因此，在施行導引術的時候，一定要留意換氣的問題。在密閉的房間做導引術，排泄出來的邪氣污染空氣，如果又吸進那些污染的空氣，等於跟沒有排出邪氣一樣。

導引術的特徵是活動身體刺激經脈，同時伴隨獨特的呼吸法，正因如此，效果非常顯著，而此種身體的活動與呼吸，其實也能使人體恢復應有的自然狀態，以下便探討這個問題。

2.讓身體恢復自然的狀態

不健康是身體失去自然的狀態

導引術促進身體排泄邪氣，使氣血順暢，換言之，便是讓身體保持自然狀態的方法。至於何謂自然的狀態呢？就是身體的器官維持正常功能的狀態，這是現代人逐漸陌生的。例如，不被一般人視為身體失調或疾病的近視，和屬於老化現象之一的老花眼等，本來看得見的東西卻逐漸看不見。以導引術的立場而言，這是一種不自然的狀態，就是說眼睛有邪氣聚集。

體內之所以有邪氣聚集，主要的原因是因為人以雙腳步行以致身體發生偏差。不妨看一看身體受到雙腳步行影響甚微的嬰兒，嬰兒的身體彈性好，手腳能夠自由彎曲，畢竟不是成人做得到的，但由於日常生活的各種習慣，只做一定方向的動作，久而久之便逐漸硬化。然而在幼兒期，雙腳步行尚未引起身體發生偏差，仍舊保持原來的自然狀態。

如對幼兒的睡姿稍做觀察，幼兒的睡姿總是保持著對身體最自然的狀態。例如側向時，下面的手臂前伸，大致與身體呈直角，上面的手稍微彎曲，手掌擺在腹上或床上，下面的腳伸直，上面的腿稍微彎曲。採取這樣的睡姿，背骨筆直，是最自然的狀態。

但成人無意識之下不再採取如此的睡姿了。因為生活上各種習慣一再累積，身體早已產生偏差。

如果沒有這些偏差，人的壽命一定更加延長。一般動物擁有成長期五倍以上的壽命。人的成長期是二十年，算起來應該可以活到一百歲以上。即使現在平均壽命延長，也尚未達到八十五歲。而且過了六十歲之後，便一身病痛，苟延殘喘了。這是因為人體處於違反自然的狀態。所以利用某種方法讓人體保持在自然的狀態，那人應可處於更年輕的狀態，可以更長壽。而此種方法便是導引術。

也許有人會問，導引術所謂的自然狀態，是恢復動物四腳步行的狀態？我的回答是，基本上確實如此。

例如，野生動物是不會感冒或下痢的，罹患盲腸炎的也只有人類。一般動物不會老化，壽命終了便安安靜靜躺下來死亡。但人類飼養的家畜就另當別論，家畜不同於野生動物，食物與生活均非自然，因此跟人類一樣會生病老化。

有一位老翁把四腳步行當做一種健康法，沒事在家便雙手著地，每天施行，老翁年逾八十，身體硬朗。據說這位老翁以前聽人說長久過雙腳步行的生活，一定會引起身體失調，容易罹患疾病，從此開始施行爬行健康法。

此種爬行健康法可說是非常原始的導引術。當然，導引術經過漫長的歲月，不斷地研究改進，去蕪存精，並不鼓勵此種爬行健康法。然而，消除雙腳步行所引起的身體偏差，防止體內邪氣聚集，此一大原則是相同的。

關於此種身體的偏差，現代人幾乎毫無感覺了，直到惡化，形成疾病，這才慌張，但卻不明白疾病的真正原因。而導引術經由身體的活動與呼吸法，非常有效的使人體恢復原來的狀態，所以能夠根本上治好疾病。

正確的呼吸與正確的身體動作對於健康如何重要呢？反過來說，呼吸與身體的功能如果有差錯，對於人體會發生何等不良影響呢？以下就探討這個問題。

現代人極為嚴重的問題——倒呼吸

毋庸置言的，人活著的時候，總是不斷做著呼吸。因此，一旦呼吸的方法略有差錯，其影響便非常大。然而人平常似乎忘記了呼吸的重要性。

每個人都無意識地呼吸，但一談到正確的呼吸，只靠肺的一小部分做淺呼吸的人實在太多了。若非充分吸氣，氣血便不順暢，而長年進行此種不完全的呼吸，身體機能便出差錯，最後生病。

最近發現現代人的呼吸似乎逐漸紊亂，也許由於空氣污染與精神的緊張導致呼吸的紊亂，不僅呼吸淺，甚至有人做倒呼吸。

正常的呼吸應從鼻子吸氣，從嘴巴吐氣，但卻有人從嘴巴吸氣從鼻子吐氣。也有人雖然從鼻子吸從嘴巴吐出，但吸時肚子不漲反而凹進去。不糾正過來時，難保不會莫名其妙的大病一場，甚至喪命。此種倒呼吸也可以導引術治好。

目前有許多行業保留著古代導引術的呼吸法，傳統藝術的領域如茶道、插花、舞蹈、歌舞伎、技能等都繼承導引術的呼吸法。一旦學會此種呼吸法，舉手投足均無懈可擊，達到完美的境界。如果學會導引術的呼吸法，從事這些藝術也能獲得驚人的進步。

關於身體的動作，無論歌舞伎演員、舞蹈家等學有專精的頂尖人物，大多是長壽者。這個事實的確給予我們有關健康方面意味深長的暗示。

無論任何工作，做久了身體上容易養成該工作特有的姿勢；職業病有些是從姿勢演化出來的。但是，頂尖人物不會染上不良姿勢。我認為學有專精者之所以常見長壽，原因就在這兒。

為何頂尖人物不會養成不良姿勢？因為頂尖人物懂得如何使身體動作符合自然。說得更明白一點，就是擅長採取肩膀不用力的姿勢。我們常說那個人腰桿很直，其實腰部的肌肉與肩膀有密切的關係。除非肩膀完全放鬆，否則腰便不挺，一旦腰不挺，身體便呈現不自然，久而久之便姿勢不正。

如果有方法使人體處在自然的狀態，那麼，人便能永遠健康的工作，此種方法也可說是導引術。

活動身體便能健康嗎？

時下流行的健康法實在種類繁多，每一項都宣稱效果卓越，相信一定有不少人不知如何選擇才好。以下列舉若干健康法，一邊跟導引術做比較，一邊陳述我的見解，如此一定有助於加深讀者瞭解何謂健康，何謂導引術。

首先談一談同樣是鍛鍊身體而最近特別受到女性歡迎的瑜伽術。瑜伽術最先並非健康法，而是修行者為了追求肉體極限的修行法，因此未具備像導引術對應

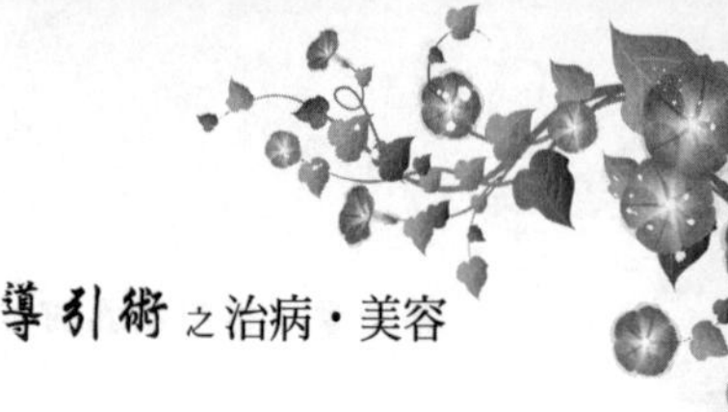

各種疾病的技能體系。況且瑜伽的動作並非人人做得到，必須經過特殊的訓練。

相對的，導引術的目的是為了讓人體恢復自然的狀態，不採用不自然或令人痛苦的動作，例如彎腰的動作，關節硬的人便不需要勉強彎曲，只要做到他能彎的範圍，便能獲得充分的效果。至於完全無法彎曲的人，便以其他動作代替。就是說不分性別、年齡，連小孩也可以做，這是導引術最大的特色。

其次我見過一名實行多年糙米食的高齡者，皮膚之好實在讓人驚訝。但說完話站起來走路時，腳步踉蹌。糙米食的治療法對其身體健康真的有貢獻嗎？

糙米食只能達到表面上淨化，不能防止腳或內臟的老化，如此則不算是真正的健康法。而導引術辦得到，再者，導引術不拘泥食物，只要不偏食或過食，無論吃什麼樣的食物，照樣保持健康，這就是導引術。

目前流行為數眾多的〇〇式健康法，當然，效果應該是有的，但顧名思議，〇〇式大多冠上個人的名字，由此可知那是一個人在其個人經驗範圍內建立起來的。

如果施行者的體質跟建立者的體質相似，那必會有某種程度的效果，但僅止於此，體質相異的人恐怕很難有太大的效果。

相對的，擁有數千年歷史，由眾多人的經驗累積起來的導引術，擁有完整的體系，對於任何人都有效。

除此之外，最近流行晨跑等各色各樣的運動，運動在我看來只是把一時的體力增加誤以為健康增進。就像前面說過，使氣血順暢，促進邪氣的排泄才能增進健康。但是運動卻使體內產生比平常更多的疲勞物質，關於排泄卻沒有特別的方法。如以長遠的眼光來看，邪氣的蓄積將引起身體失調，運動選手短命者特別明顯便是這個緣故。

運動對健康有益其實是錯誤的觀念。不僅如此，許多運動項目一開始就必須決心讓身體的一部分變形。網球選手雙手不平均，拳擊選手耳朵或鼻子塌掉，如此還稱得上是健康的身體嗎？

我覺得最不可思議的是，運動之前還得做準備體操，這豈非承認運動本身對人體有不利的地方？

導引術能治病是使身體恢復應有的自然狀態，導引術的特色即在於恢復自然的狀態。就是說，導引術的特色是重視自然的狀態，在不違反自然的情形下治療疾病。不僅導引術如此，也是整個東方醫學共同的特色。

相對的，西方醫學亦即現代醫學，是跟自然對立，基於征服自然的觀念治療疾病。這實在是嚴重的錯誤。

為了使兩者的差異更加明顯，以下進一步討論濾過性病毒或細菌等病原菌所引起的疾病。據說感冒是濾過性病毒的感染，而濾過性病毒有許多種類，症狀的發生也各有不同。

現代醫學則針對其類別而發明藥品，因此藥品的純度高，往往發揮很好的效果，但正因純度高，如果略微出錯，弊害也很大。

西洋醫學一貫的立場是徹底的與病原菌對立，並加以撲滅。這是把病原菌當做敵人的觀念，結果敵人撲滅了，連帶的人體也受到傷害。

不須消滅病原菌只要趕出體外

以下舉個具體的例子——肺結核。此種疾病似乎有被人忽視的傾向，其實肺結核的病患絲毫沒有減少，只不過目前能夠以藥物壓制病菌的活動，即使罹患也不至於喪失生命。

現代醫學便是如此的想經由消滅病原菌，藉以消除疾病。然而病菌能夠完全消滅嗎？人越想消滅病菌，病菌越是增加抵抗力，這是眾所周知的道理。新型的病菌不斷產生，因此結核病患者的人數未見減少。不僅結核菌，無論任何細菌或濾過性病毒都有此種共同的現象。

導引術治療肺結核並非採用消滅結核菌的方法，只是把結核菌趕出體外而已。方法是一種特別的服氣法（呼吸法），讓氣（空氣）充滿整個肺臟，促使肺的氣血順暢。一旦氣血順暢，肺臟的所有血管活動旺盛，肺能發揮其本來的機能。結果，病菌沒有繁殖的餘地，因而被排出體外。

人平常並非整個肺都吸氣，因此不可能整個肺部都充氣。於是細菌得以侵入繁殖，引起身體機能障礙，發生疾病。所以平常如進行使肺部充滿氣的呼吸，那細菌便無法侵入，即使侵入也無法繁殖，很快便被排出體外。

導引術的治療法絲毫沒有對立的觀念。一切不良的東西都經由大小便，流汗或呼吸排出體外，恢復健康。

再舉一個例子——發燒，西洋醫學採用冷卻來退熱。導引術的觀點，發熱具有將體內的不良物質排出體外的功能，儘量讓其發散，並經由除去發熱的原因，治好身體。

如果站在合理的觀點，現代醫學輕鬆自在的做著不合理的事。每一位婦女都要經歷的生育就是其中一項。聽說婦產科為了讓產婦輕鬆，從陰道到肛門割開，取出嬰兒，事後加以縫合，想法實在天真。

但是，以前的助產士為了讓生產順利，首先用溫毛巾使陰道暖和，如此簡單的方法，陰道即具有良好的伸縮性。

即將生產時，讓產婦趴著。因為仰臥使出渾身解數，重要的部位絲毫不能著力，因此生產即不可能順利。美國的嬉皮採用這個方法，影響之下也引起一些醫院模仿。

大體上而言，現代醫學凡事都想用手術解決，這是無能治病的最佳明證。所謂治病是讓不健康部位恢復健康的狀態，否則便不算治病，而且如果能夠治好，便沒有切除的必要了。大致上來講，割除身體的一部分是不得已的方法。

例如害怕得胃癌，索性將胃切除，一旦沒有胃便不可能得胃癌；即使做為笑話，也是最可悲的笑話。

再者，倘若割除的部位是不可或缺的，便裝上人工器官，於是各式各樣的人工器官被開發出來，這實在是很可怕的現象。人並非機械，人的生命力是靠氣血的流動來維持的，如在人體裝人工器官，氣血的流動便受阻，引起混亂，全身的平衡勢將崩潰，難免縮短生命。

人們對於手術的錯誤信賴更到了令人嘆為觀止的地步。在美國為了減肥而接受切腸手術的人，據說多達一萬人。

美國人似乎有攝取過多營養的傾向，苦於發胖的人非常多。而其對策是將六公尺（白種人的平均長度）長的腸子切短六十公分，據說一百二十公斤的老婦人半年後會變成六十公斤。

此一事實也顯示現代醫學特有的與疾病對立的觀念。既然體重增加是由於腸子吸收過多的營養，因此索性將腸子切短。若以導引術的觀點來看，此種手術勢必擾亂身體的平衡與氣血的流通，只能說是野蠻至極的方法。即使能夠減輕體重，必然留下後遺症，甚至可能罹患其他的疾病。

3. 中國三千年的回春妙法

導引術是長生不老的妙法

在中國講求順乎自然，而在生活中實行此一思想的稱為道家，此一思想的源流是老子。而與老子相對的，追求人應該如何，此一立場的代表是孔子，實踐孔子思想的人稱為儒家。

練習傳統養生功法要求護其腎氣，養其肝氣，調其肺氣，理其脾氣，升其清氣，降其濁氣，閉其邪惡不正之氣；培其元氣，守其中氣，保其正氣。

信奉道家的人基於老子的思想，認為心與身均處於自然的狀態是最高的境界。人之所以生病老化，是生活上有違背自然的地方，若能匡正人體應有的狀態，人便不會生病，即使生病也能治好，如此便不虞老化，活得快快樂樂。

這是道家順乎自然的觀念，其實此一思想並非老子所獨創。遠在老子的著作問世之前，中國的古代社會便流傳此一思想，而集此思想之大成的人便是老子的著作。因此老子未必是實在的人物，視之為此一思想的象徵亦無妨。

道家的信徒基於老子的思想，歷經三千年以上的歲月，不斷研究讓人體保持自然狀態的方法。為了明白人體的自然狀態，於是道家的先驅者觀察野生動物。結果，他們有了三項重大的發現。

第一，動物的身體不僅只做一個方向的動作，一定有反方向的動作。

第二，動物進行獨特的呼吸法。（例如烏龜在跳進水裡之前，一定仰起脖子深深吸氣。）

第三，動物不會生病。動物在野生的狀態，不會感冒，也不會下痢。而且沒有老化，壽命終了便安靜死去。

於是道家的信徒想到，如果人類也做著跟動物一樣的動作與呼吸，那麼有生之年應該可以過健康的生活。而在數千年的期間裡，許多人以自己的身體做實驗，開發這方面的技能，累積起來的成果便是導引術。道家的修行者亦即道士，將導引術視為不老長壽的秘法，代代以口相傳。由此可知，導引術的長處是它並非一、二個人的主張或實驗，而是歷經三千年以上的漫長歲月，為數多達數十萬人的體驗所累積起來的成果。

我繼承道家龍門派傳的第十三代，所以我是道士。於是常有人問我「為何不到深山隱居修行？」在中國，道士一般都隱居深山，每天過著修行的生活。但是我不到深山隱居，過著跟平常人一樣的生活，這是出自我對道家思想的見解。

道家本來是為了享受人生、充實人生而實踐老子思想的生活集團。因此必須不違背自然，過著順乎自然的生活，而做為其修行法便有導引術的誕生。

然而，導引術即使能使人長壽，但卻與世隔絕，隱居山中，過著修行的生活，如此究竟有何樂趣可言？我也一樣想喝酒，想吃好吃的食物，也喜歡跟美麗的女性聊天，也喜歡看電視看電影，如此才算快樂的人生。如果有人苦於疾病，我也可以用導引術幫助別人。對我來講，在城市裡修行比隱居深山好。這一點可說跟以前的道士最大的不同。

從馬王堆遺跡發掘出來的導引術繪圖

中國的長沙發掘出大約二千年前的馬王堆墳墓。在此次發掘中，發現了許多在瞭解歷史事實上極其寶貴的遺物，其中之一便是圖解導引術的帛書。

圖分上下四段，各段分別繪有十尊到十二尊不同姿勢的人像，這便是當時人們所做的導引術。全部總共四十餘尊，但因長久歲月而破損，有些圖形或文字不明確的地方，經中醫研究所的研究，復原了二十八尊。復原圖與專家執筆的研究論文一起發表於一九七五年五月份的雜誌『文物』。

茲將帛書上所畫的導引術，選擇主要的五項介紹如下：

①標題為「持丈（棒）通陰陽」。一名婦女兩腰分上下伸展，手持長杖彎腰，撐於地面。（對於增強性能力效果十足。）

②女子直立，右手下垂，手掌向後微仰；左手雖破損，據推測可能與右手同形。（預防及治療五十肩。）

③男子直立，上身向右轉，雙手呈水平向前伸出。（消除腰痛及肩胛骨至背

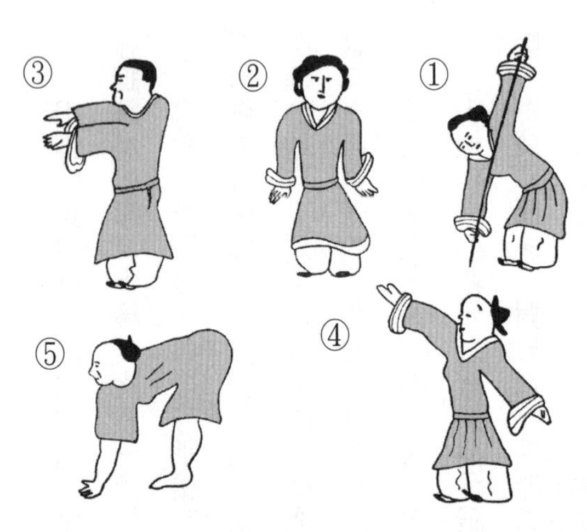

圖1　由馬王堆遺跡發掘出來的導引術繪圖

部的痠痛。）

④女子直立，身體向右半轉，頭向右方，右手斜舉於前上方，右手伸向斜右下方。（矯正及治療椎間板突出等。）

⑤標題「瀗厥」，這是先秦時代的病名，根據《史記》是頭痛、發燒、焦慮的治療法。

從馬王堆發掘出來的資料可說是現存最古老的導引術解說文字了。當然，上面介紹的導引術跟目前並不一樣，它是導引術在改良途中的一個階段。但是既然有如此的記錄流傳下來，當可做為導引術歷史悠久的一個例證。

導引術是由很多人的實驗與研究累積

起來的成果，到了隋代（六世紀後半～七世紀初），做為醫學體系，導引術大致臻於完成的階段。而集其大成的是《諸病源候論》這本書，就像漢方的經典《傷寒論》、針灸的經典《黃帝內經》，《諸病源候論》被稱為導引術的經典。

該書作者巢元方係隋代名醫，西元六一〇年（大業六年）身為太醫博士，奉皇帝之命，花了漫長歲月，領導許多人收集分散在中國各地的導引術。其成果便是五十卷《諸病源候論》。

內容從疾病的原因到病人的症狀，外表如何，有何自覺狀等都有詳細的觀察報告及治療方法，其治療法全部是導引術，收錄的病名達一七二〇項，現代人常見的心臟、血壓、肝臟、癌、糖尿病等疾病自不在話下，甚至相當於神經衰弱或躁鬱病等精神上的疾病也包括在內。

例如萬病之源的風寒，風寒從人體的哪個部位侵入呢？又潛伏多長的期間才發病呢？因症狀的不同，治療的方法也有所不同，這些《諸病源候論》均有所說明。例如，冬天胯下所受的風寒不會發病，過了春夏，到了秋天才引發關節炎。

像上面的例子，清楚的指出病因是這本書最大的特色。既然明白原因，治療方法便很準確了。

現代醫學亦即西洋醫學，雖然非常的進步，但關於疾病的原因，幾乎都未能究明。一部分由於細菌或濾過性病毒引起的疾病，確已研究出病原菌。但就像前面說過，從導引術的立場來看，人即使被病原菌侵入體內，有人會發病，有人不會；這一點相當重要，因為真正的原因在於為何發病而不是研究出病原菌。

現代醫學從感冒到癌症，對於病因極其曖昧不清。例如風濕痛，手腳的發麻或疼痛變成慢性之後才冠上此病名，雖有止痛的對症療法，但卻沒有真正治療方法，還有此病以婦女為多，原因何在也不明白。但如果像《諸病源候論》指出是胯下受到風寒，那麼為何以婦女為多及其治療法便明確了。

此種疾病的原因，現代人聽來也許覺得奇異，但我實際目睹難以計算的病人經由導引術治好。與病人的經驗對照之下，《諸病源候論》的記載完全正確。

導引術有許多方法讓現代人感到意外，甚至到了令人懷疑如此簡單的方法竟能治病，但它們都是在正確掌握病因之下設計出來的技能，效果立竿見影。

《諸病源候論》已經譯成現代的白話文，台中的中國醫藥學院也採用做為教科書，但遺憾的是只被用做漢方症候病理的研究對象，精華所在的治療法亦即導引術的部分卻省略了，實在很可惜。

享受人生的導引術

你充分享受自己的人生嗎？

我認為人生應該是快樂的，想吃什麼便吃什麼，想看什麼便看什麼，想做什麼便做什麼。及時享樂，消遙自在——這是我的人生態度。我能夠如此享受人生是導引術的功勞。

但一般人即使多麼想過得自由自在，現實上卻存在各種困難。其中之一，也就是大多數現代人共同的煩惱——健康上的問題。

雖有山珍海味，但因胃腸不好，不敢多吃；又由於容易疲倦，想做的事連一半也沒達成。現代人沒有某種身體上的煩惱，例如頭重、便秘等，反而是比較少見的。想必人人都知道身心健康，人生才會變得更快樂。但是大多數的人都有一種感覺，就是現代人身體上的失調大多並非醫藥能夠治好的。

肩膀痠痛、痔、發胖，便秘、香港腳等，現代人感到苦惱的身體失調實在不勝枚舉，而這些失調即使找醫生吃藥，大多無法治好，但總算沒有直接威脅生命的危險，於是大多數的人便擱下不管，即使產生不適感，也只好忍耐了。

如此不算是真正快樂的人生，但是如果學會導引術，就能輕易的將產生不適感的身體失調恢復健康的狀態，亦即真正的治好。

導引術本來是讓身心維持舒暢的狀態，以便充實並享受人生。正因其為享受人生的健康術，所以做起來不會感到痛苦，人人都能輕鬆的做。為了享受人生，但卻必須受苦，那就沒有意義了。

下一章將介紹具體的方法，以期人生變得更快樂。

在本章的結尾，最後教一項永遠保持健康年輕的技能，就是每天花三十分鐘的時間，將手指與腳趾仔仔細細的搓揉。動作似乎很簡單，此法能讓吸進肺部的氣充分流到手腳的尖端，鍛鍊出氣血順暢的健康身體。

第二章

導引術消除健康美容上的煩惱

1.十五項要點

做導引術時，總共有十五項務必遵守的注意事項，十五項似乎不少，其實大致歸納起來，分別是呼吸法的重點、行法之前、行法之中、行法完畢等四大類，各項均簡單明瞭，當可立即記住。

常有人開始時遵守注意事項，熟悉之後，偶爾卻不遵守，這是不行的，十五項要點都是為了確實達到效果所必須的，甚至稱得上訣竅，務必要切實遵守。

《呼吸法的要點》

①呼吸一律從鼻子吸氣從嘴巴吐氣，吸氣時嘴巴閉起來。為了充分將新鮮的氣吸入體內，吐氣時有訣竅。如充分將氣吐出，那麼吸氣時空氣便自然流入。

②伴隨動作吐氣時，動作完畢時氣亦吐盡。

③伴隨呼吸法的動作，原則上閉目行之。但也有眼睛睜開的，請按照指示。

※呼吸是任何人都會的，倘若有人因此認為呼吸沒什麼困難，這就大錯特錯了。現代人呼吸錯誤的人非常多，錯誤的呼吸法可能導致身體失調或疾病。請各位平常留意呼吸法，務必達到正確。

導引術的特色在於正確的呼吸法與適切的身體動作相互配合，一旦兩者同時進行，便能收到其他健康法達到的卓越效果。

《行法之前的注意事項》

④打開窗戶，保持室內的空氣流通。冬天不妨關閉窗戶，以便室內暖和。

⑤服裝只要不妨礙動作即可，穿睡袍或打赤膊也無妨。另外如手錶、眼鏡、隱形眼鏡、項鍊等裝飾品一律取下來。腳不要穿鞋子或襪子，一定要赤腳。

⑥需要伴隨呼吸法的行法於空腹時行之。餐後經過二個小時以上才可以做。一天不要做三次以上。

⑦喝酒後酒精未完全散發之前不可做。

⑧入浴後須等熱度完全散發之後才做，最少間隔二十分鐘以上。

※④與⑤即使為了有效排出積存體內的邪氣，也是務必要遵守的注意事項。如果身體受到束縛，那麼氣血的流通會受阻，邪氣的排泄便不理想。尤其腳底是邪氣排出的地方，因此赤腳至為重要。

※⑥與⑦屬於何時做的問題，請配合自己的生活，選出最好的時間。一般來講，早上醒來時在床上做似乎比較理想。

《行法中的注意事項》

⑨首先閉目，肩膀放鬆，保持心情寬和。

⑩其次充分吐氣，以便吐出體內的污氣。最少一定要做一次，然後才進入各個行法。

⑪做行法時，千萬不要勉強。做起來輕鬆愉快才能治好身體的失調或疾病。例如，無法按照指示的次數做，那麼視自己的身體狀況，次數少亦無妨。

⑫摩擦身體的行法，雙手的手掌互相摩擦，暖和之後才做。天氣寒冷時，不妨先藉爐火等讓手暖和之後再互相摩擦。摩擦身體時，不要隔著衣服，要直接摩

擦該部位的皮膚；要用力，用力摩擦四、五下，該部位便會暖和；不可馬虎，要用心，懷著對自己身體有益的心情才行。

※⑨與⑩無論做任何行法均務必遵守。行法不僅一項，配合自己的症狀，可自由做若干項。

《行法完畢之後的注意事項》

⑬行法中所流的汗水，以乾毛巾擦拭。但腳底與脖子係邪氣排出的地方，必須以濕毛巾加以擦拭乾淨。

⑭做完行法之後如果隨即入浴，將會前功盡棄，至少須等三十分鐘之後。

⑮動過手術的人，另有行法，請遵照指示。

※尤其最後一項，有時可能具有危險性，請務必遵守。

2.視力減退

國人視力不好的人特別多，甚至有人說如果在國外看見戴眼鏡揹照相機的觀光客，不妨當他是台灣人。近視似乎未被劃入疾病的範圍。有的人戴著厚厚的眼鏡卻聲稱自己身體健康，實在荒謬。無法正常看東西的眼睛，怎能說是健康？

視力不佳有近視、遠視、亂視、老花眼等，這些都是頸椎副脫臼（偏拉或發生凹凸）所引起的疾病。既然是疾病便需要醫治，首先介紹所有視力減退的人都必須做的洗眼行法。

將臉浸在盛水的臉盆裏，頻頻眨動眼睛，如此即可。只要這麼做便能恢復視力，也能預防白內障或青光眼等眼疾。

此一洗淨眼睛的行法，一天做二次，早上洗臉時及晚上就寢前。外出回來時做，效果更佳。如果希望更有效恢復視力的人，不妨將以下的行法合併來做。

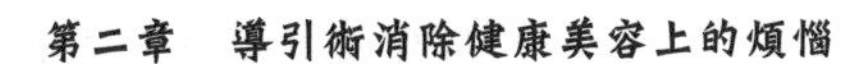

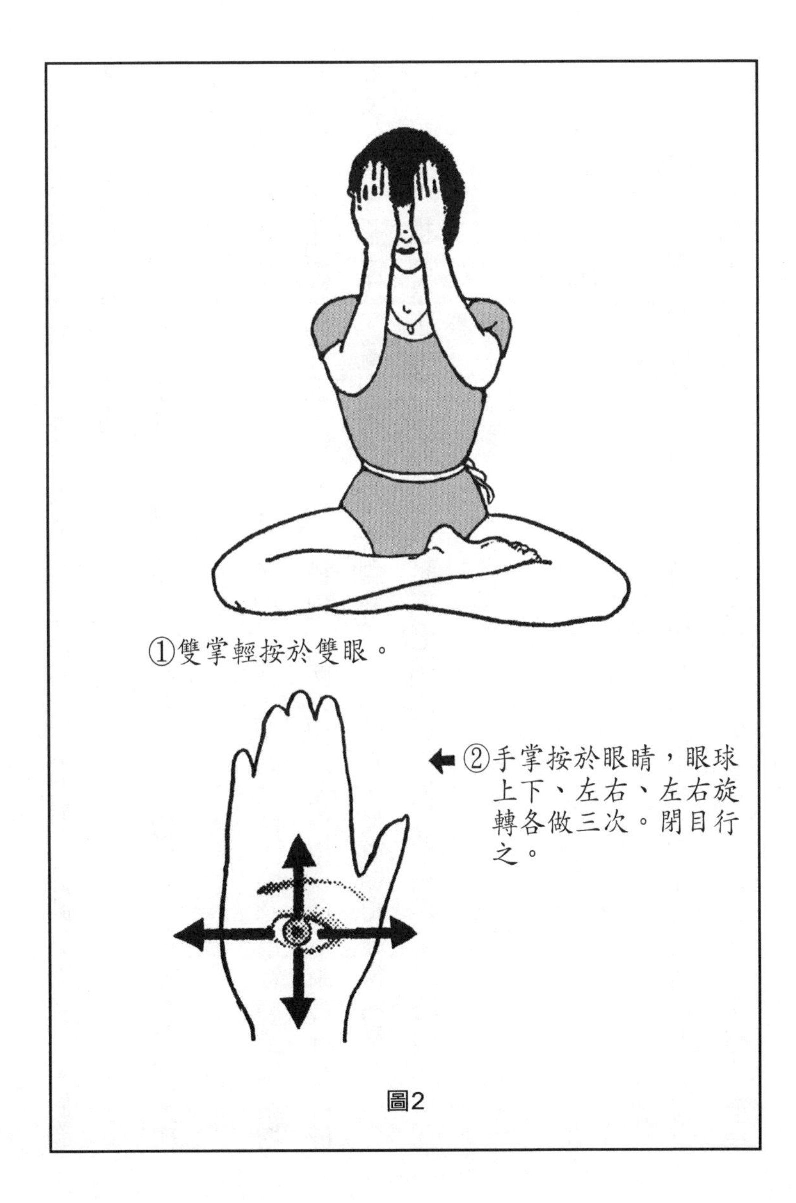

圖2

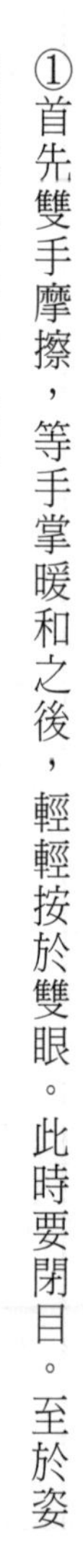

①首先雙手摩擦，等手掌暖和之後，輕輕按於雙眼。此時要閉目。至於姿勢，盤腿或坐於椅子上均可。

②手掌按於眼睛，眼球上下動三下，左右動三下，繼則左右各轉動三圈。如此為一次，至少做三次。

此一行法每天早上、中午、晚上各做三次。開始做時，眼睛會紅腫或眼垢增加現象，那是眼睛的邪氣，只要加以排出，視力便逐漸恢復。以上兩項行法合併起來，遠視需五天，亂視需一週，近視需二、三個月，便會顯現恢復的徵兆。

附帶一提的是，老花眼的原因是足部老化，必須做搓足的行法（參照一二五頁）。

3.耳　鳴

過了五十歲，苦於耳鳴的人便逐漸增加。至於原因，現代醫學列舉出來的不外乎淋巴液的壓力失常、濾過性病毒的感染等；簡而言之，是常久以來疏於清理耳朵。但有些人卻適時清除耳垢，也常洗耳朵；由此看來，真正的原因並非疏於清理。

症狀是經常聽見金屬的聲音或蟬鳴一般的聲音。除非將聚集於耳朵的邪氣完全排出，消除氣血的停滯，否則不會痊癒。

即使當它是老化現象之一而灰心不治療的人，現在還來得及，只要做以下的行法，認真清理耳朵，一定可以治好耳鳴。

①坐下，雙腿前伸，以食指與中指夾住耳朵，上下按摩耳側。上下來回為一次，總共做十八次。

②將兩邊的食指塞入耳穴，略微用力壓。壓二、三秒之後，兩指同時拔出。如此做三次。拔出時盡可能發出「嘭」的聲音，頓覺耳朵清爽。

①與②一天最少做二、三次，一週至十天耳鳴便可完全治好。症狀發生時，最好當場馬上做，耳鳴可立即消失。

此一行法的重點為按摩耳側時，並非摩擦耳殼（耳朵），而是摩擦耳朵周圍的皮膚。幾天下來，有時皮膚泛紅疼痛，這是因為該部分的皮膚衰弱，只要休息

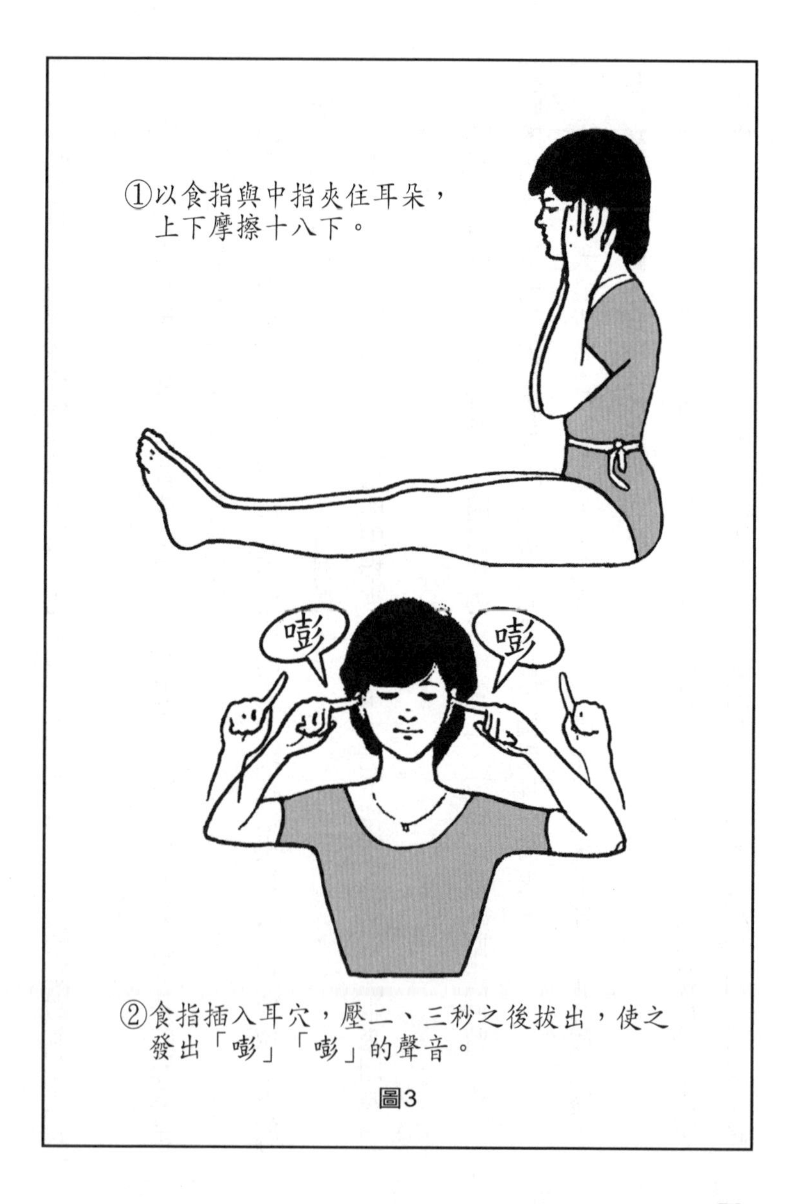

圖3

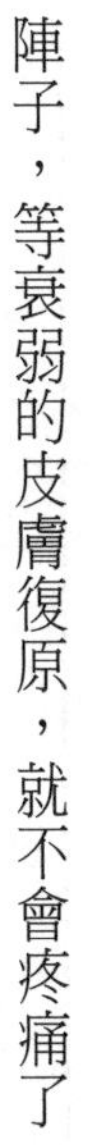

一陣子，等衰弱的皮膚復原，就不會疼痛了。

再者，耳朵的疾病通常與蓄膿症有關，必須與五十八頁的行法合併起來做。

4.過敏性鼻炎

所謂過敏性鼻炎指的是吸入花粉或灰塵時，鼻腔引起過敏性反應，不斷打噴嚏或流鼻水；此種常見於蓄膿症體質的人。導引醫學對於蓄膿症與鼻炎，並未特別加以劃分。

鼻子不好的人集中力容易分散或者做事拖泥帶水，但只要做下面的行法，清除鼻腔的膿液，不必做蓄膿症的手術，即可免於過敏性鼻炎。

①以中指上下摩擦鼻子兩側大約十八下，以便膿液容易流出。

②壓住左邊的鼻孔，以右手掌掬水，水流過右鼻孔，再從嘴巴吐出。將水通入鼻孔時，如圖吸入時並抬起頭，讓水流入，如此也許比較容易做。

③和②相同的要領，也從左鼻孔通水，從嘴巴吐出。

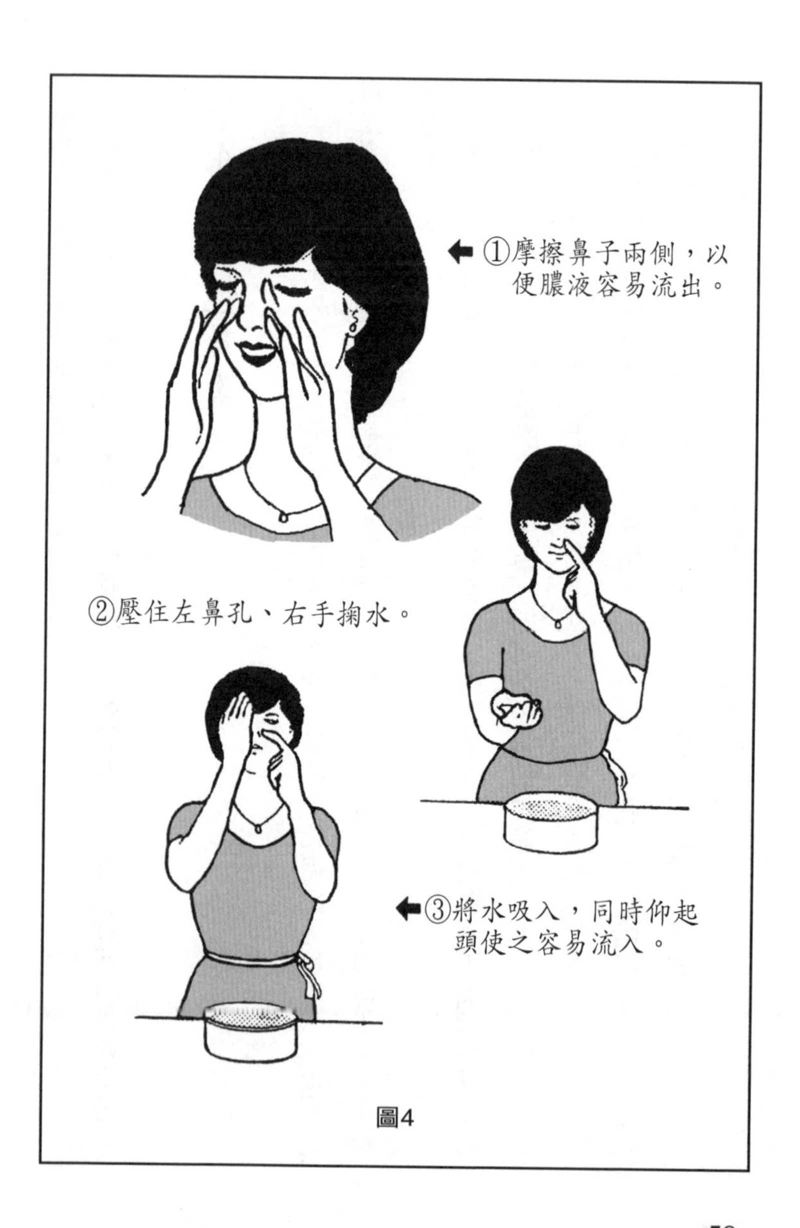

圖4

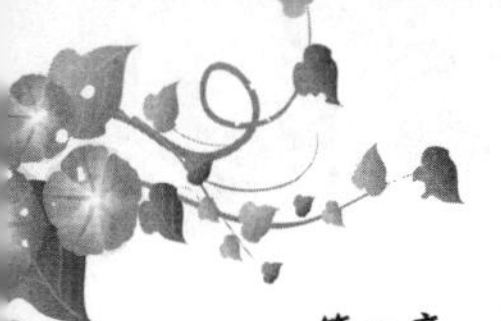

此法左右各行三次，一天早晚做兩回。在為期二、三個月之內，可能不斷流鼻水或流出膿液，只要膿液完全流盡，病也就好了。但是一向從未如此清理鼻孔的人，開始也許相當困難。譬如煙囪，通水清洗污垢可說理所當然，然而未必就沒有方法緩和痛苦。

最先不妨用溫水，在比較不痛苦的情況下，將過去積存的污垢沖洗掉，這些污垢有鼻水，甚至還有呈塊狀的膿液。

開始時，有時左鼻孔塞住，有時右鼻孔塞住，說話多少帶有鼻塞的聲音，但是一週至二週後便感覺輕鬆多了。等習慣之後，再用冷水通鼻子。

5.頭暈目眩

即使平日以健康自負的人，突然想站起來時，偶爾也會感到頭暈目眩。但一般人大多不會在意，其實頭暈目眩大多是身體發生某種異常，而其警告信號則以頭暈目眩的方式顯現出來。

以前有個二十歲的女孩，長得婀娜多姿，任何人看了都會不由自主再回頭看一眼。這個女孩平日便時常頭暈目眩，有一天突然發生腰痛，經過一番折騰之後，當天即香消玉殞了。由於死因離奇，經過解剖之後，這才發現她的腸子交纏，連內臟也移位。

原因在於腰帶，原來她為了保持纖細的腰圍，連睡覺時也束緊腰帶。這個故事也許是極端的例子，但頭暈目眩是傳達身體異常的信號，想必各位可以瞭解。平日我們便應該保持身體健康，以便不要發生此種頭暈目眩，可是一旦發生便不可等閒視之，以下介紹醫治頭暈目眩的行法。

掀開暈倒的人的眼皮一看，眼球一定向左旋轉，如果讓向左轉的眼球轉向右邊，那麼頭暈目眩立即停止。暈倒的人當然無法自己做，旁邊的人將手掌按於暈倒人的雙眼，向右（萬一暈倒者的眼睛向右旋轉，則向左）旋轉大約十八圈。

如果此法失敗，就將手掌按於肚臍，朝著跟眼睛的相反方向旋轉十八圈。千萬不要慌張，鎮定緩慢的轉動。

頭暈目眩如立刻停止，必須靜靜躺著，休息十五到二十分鐘。

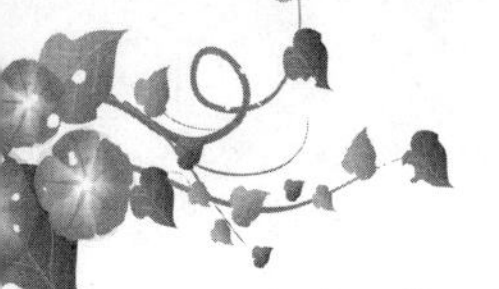

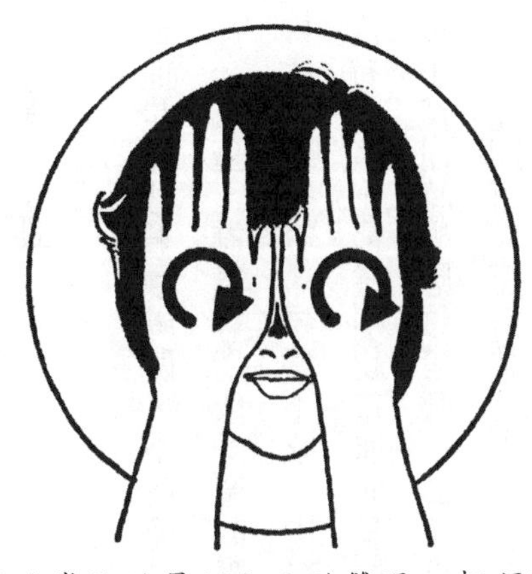

①將手掌按於暈倒之人的雙眼，朝順時針方向旋轉十八圈。

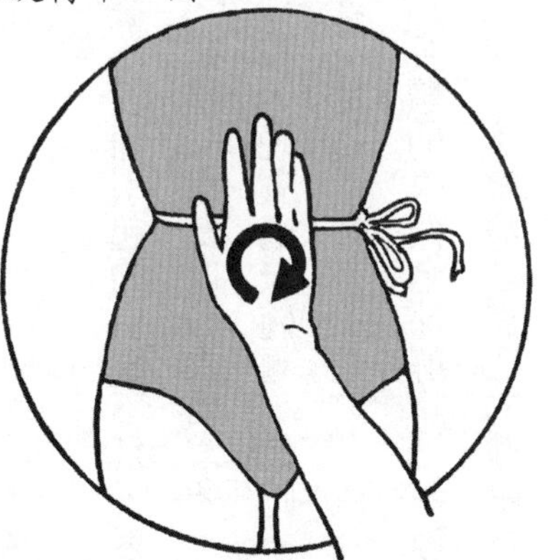

②倘若無效時，則將手掌按於肚臍，朝順時針方向旋轉十八圈。

圖5

另外，暴食暴飲等胃腸虛弱時也容易引起頭暈目眩，此種人必須做治胃的行法（參照八十八頁）。

6.貧　血

貧血是血液循環障礙，不僅僅是營養不良而引起的血腋不足，束緊身體時也會引起。胸罩、褲襪等造成身體的壓迫，故婦女患貧血的人相當多，原因在此。婦女為了美容，早餐不吃，中餐吃沙拉，晚餐吃一碗麵，如此一來，血液稀薄，沒有力氣，最後引起貧血而暈倒那就不足為奇。

發生貧血時的應急措施，首先將壓迫身體的東西全部解除，靜靜休息。一般而言，如此即可恢復精神，而導引術可以建立不會發生貧血的健康身體，茲將醫治貧血的行法介紹於後：

①盤坐、輕輕握拳，拇指在內，其他四指在外，行一次呼吸。

②邊以鼻子吸氣，同時高舉雙手。

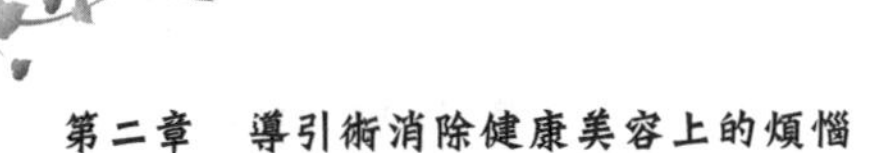

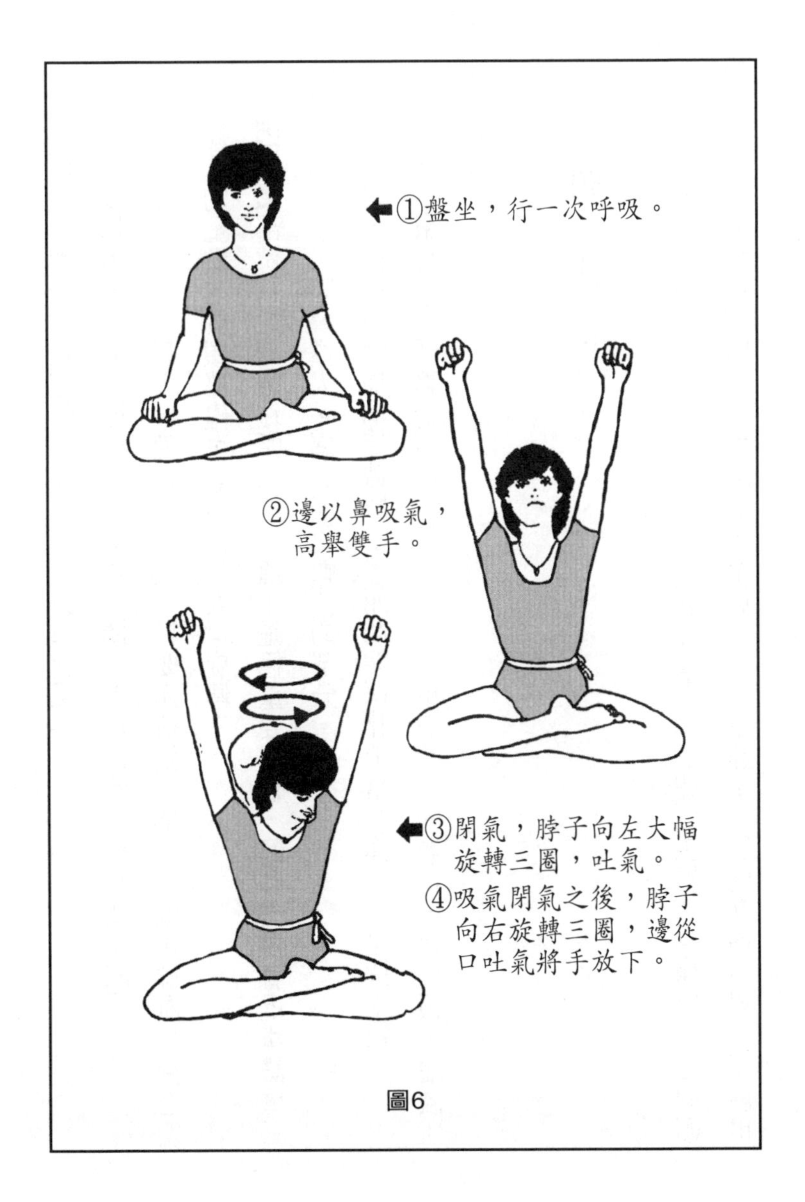
①盤坐，行一次呼吸。
②邊以鼻吸氣，
高舉雙手。
③閉氣，脖子向左大幅
旋轉三圈，吐氣。
④吸氣閉氣之後，脖子
向右旋轉三圈，邊從
口吐氣將手放下。

圖6

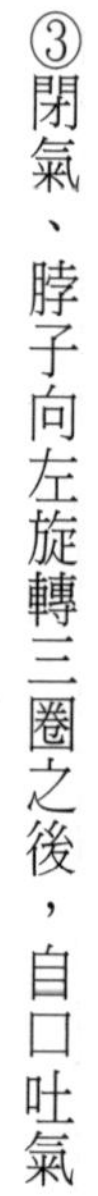

③閉氣、脖子向左旋轉三圈之後，自口吐氣。

④再度以鼻子吸氣，脖子向右旋轉三圈，邊從口吐氣邊將雙手放下。

①至④為一次，每天早晚各做三次，只要連續做一星期，就無貧血暈倒之虞了。此法的重點在於頸部儘可能緩慢且大幅旋轉。

因為頸部做為血液通往頭部的通道，是極重要器官，而且支撐著重達體重三分之一的頭部，因負擔大，屬於老化較快的部分。

易言之，緩慢而大幅地旋轉脖子，如此能使脖子富有彈性，保持年輕。

此法本來是用以調整上半身的氣血，也可預防脖子的老化，對於預防腦溢血等成人病也有效。

7. 頭痛

所謂頭痛，原因繁多，不能一概而論。最為普遍的是肩膀痠痛所引起的頭痛，其次是便秘或蓄膿症所引起的，至於婦女，生理不順等婦女病引起的頭痛也相當多。

例如，肩膀痠痛或生理不順所聚集的瘀血在體內循環，一旦流到頭部，擾亂了密集於腦部的血管通路，便引起頭痛；便秘也一樣，腹部裏的糞便毒素也會在體內循環，而蓄膿的膿液不僅積存於鼻子，嚴重時更擴大至眼睛後方或額頭，引起頭痛。以上的說法，現代人或許覺得不可思議，但我基於治療過許多人的經驗，保證以上的說法完全正確。因此，首先應該做清除蓄膿症、便秘、肩膀痠痛等頭痛真正原因的行法，而頭痛發生時，另有立刻消除頭痛的行法。

①閉目跪坐，自口緩緩吐氣。

②自鼻深深吸氣，用右手捏住鼻子，堵塞鼻孔。

③眼球向右靠，然後向左靠。此時要盡力地靠，直到幾乎掉下眼淚的程度。眼球向左右靠的時間分別是閉氣的一半時間。

④難忍時，放鬆鼻子，由口吐氣。

此一行法只要做五～七次，不但可治好頭痛，連暫時性的耳聾也有效。倘若仍然無效，不妨再多做二、三次，自然有效。

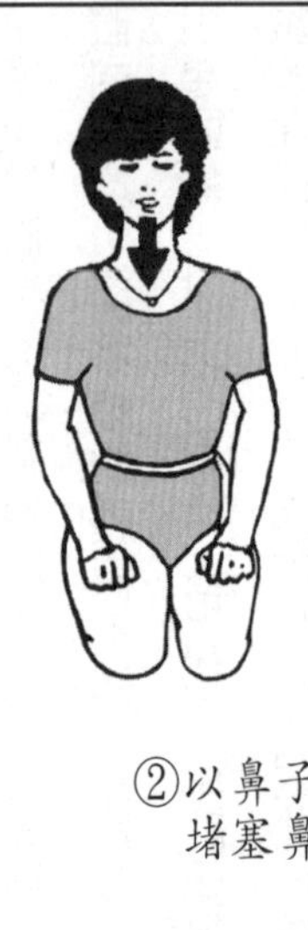

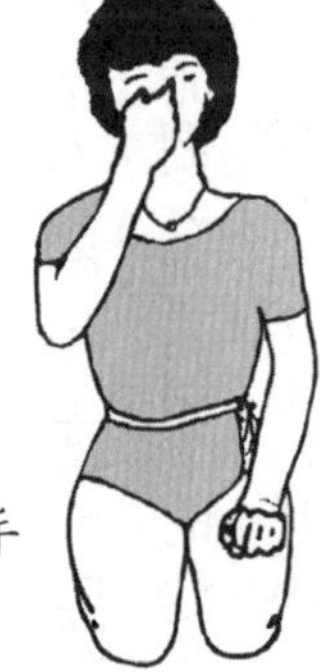

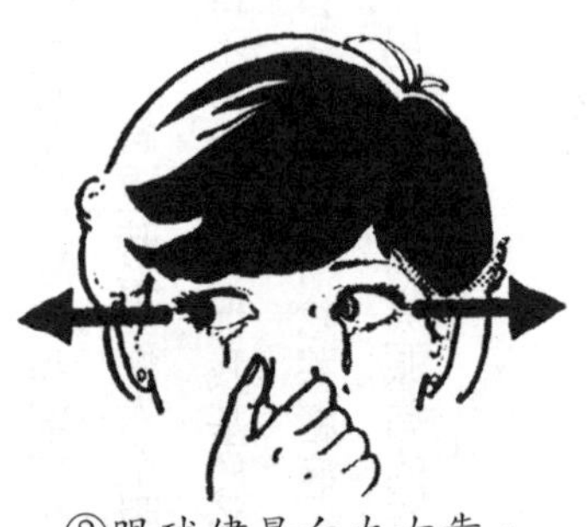

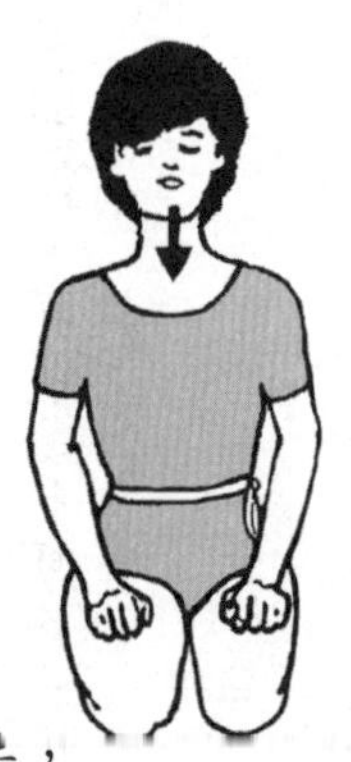

圖7

有些人治好頭痛，連意想不到的疾病如遠視等也治好了。

8.牙　痛

再沒有比牙齒疼更痛苦的事了，想必每個人都有過痛得整晚睡不著覺的經驗。許多人都是由於這樣的經驗，從此拼命刷牙，以求不要再受蛀牙的痛苦。其實這樣的觀念並不十分正確。

百分之九十患蛀牙的學童並非個個都疏於刷牙，因為他們都按規矩刷牙，但絕大多數難免蛀牙，這是忽略牙床的緣故。防止蛀牙最重要的是給牙床按摩，使氣血的流通順暢。

最好的方法莫過於從前的人用鹽刷牙，方法是以食指沾鹽，摩擦牙床。只要如此做，牙床便縮緊，氣血順暢，不會蛀牙。使用的鹽最好非精製的粗鹽。

至於已經有蛀牙的人，推薦以下的行法。

①握拳，以食指的關節（俗稱一寸拳，參照圖片）壓盆窪，此法須由他人幫

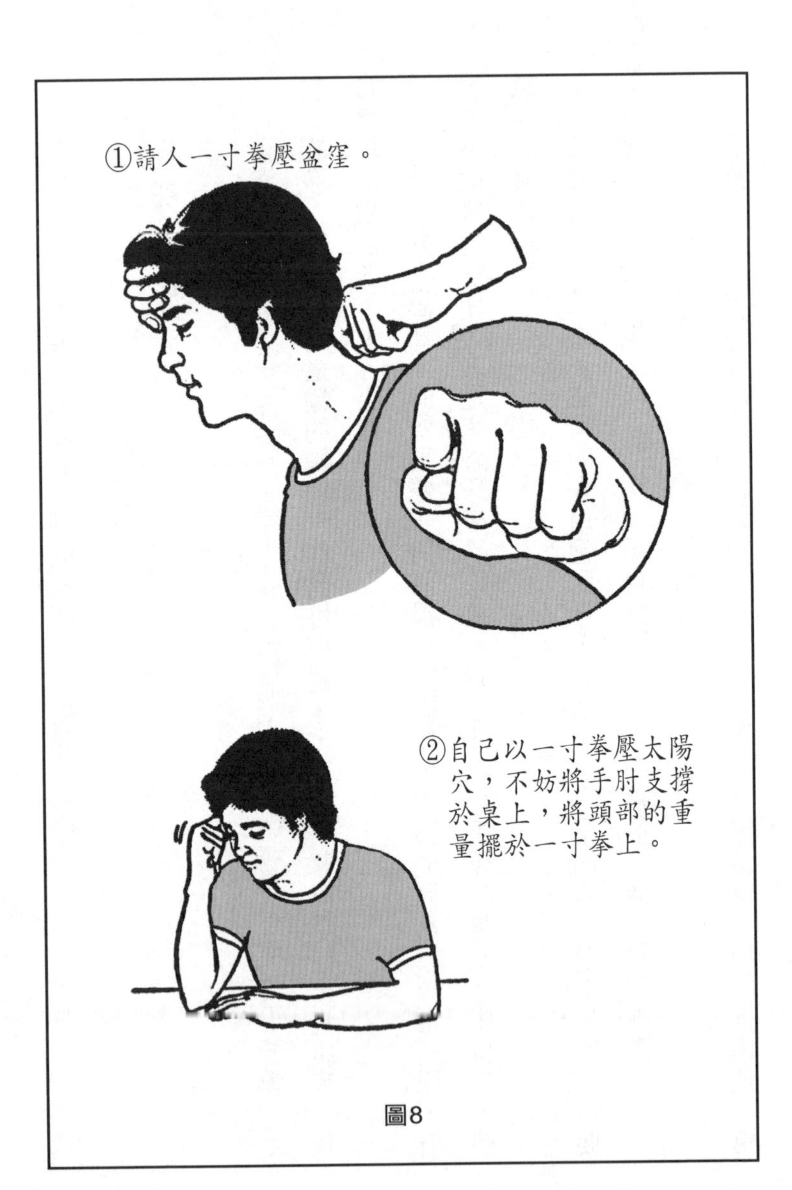

圖8

忙。盆窪位於脖頸中央凹下的地方，也是一處要害。

②倘若前法無效，則以自己的一寸拳按於太陽穴。右邊牙齒痛按右邊太陽穴，左邊牙齒則按左邊太陽穴。要用力壓，如以肘支撐於桌上，將整個頭部的重量擺於一寸拳之上，疼痛自然消失了。

但此法只是暫時止痛，即使導引術再神奇，正式治療蛀牙還得找牙科醫生。治療之後，如果用鹽摩擦牙床，便不會再蛀牙了。

9.齒槽膿漏

老化按照「腳、眼睛、陰莖」的順序，牙床也是容易衰退的地方。一旦發生齒槽膿漏，不僅散發惡臭，連牙齒也會掉光，不容等閒視之。如此麻煩的齒槽膿漏，一般公認難以治好，但導引術卻能夠簡單地治好。此行法也能強化腎臟。

①側臥，輕輕閉目，以手掌摩擦腎臟的部位，從背部摩擦至臀部。摩擦一會之後，腳底開始冒汗，這是邪氣排出的證據。如此即可治好輕症。

齒槽膿漏相當惡化的人，除做前法之外，再做下一行法。

②手指併攏，以指尖輕輕敲打嘴巴周圍。如此簡單而已，無論何時何地，均可輕輕鬆鬆地做。

起初也許會痛，但最少要敲三圈，每天晨、午、晚各行三次，敲打的強度視症狀而定。

經過三天便可輕輕鬆鬆的敲打了，血蓄膿也將逐漸流出，那是蓄積的毒素，必須忍耐到全部流盡。為期二週內流出的血與膿將達三分之二，經過三星期完全流盡，牙床的顏色逐漸轉為漂亮的粉紅色。

如此，再用力敲打也無妨，反而變成一種快樂。如果再按照前面醫治牙痛的地方談到的，以鹽摩擦牙床，必能促進牙床的健康。

附帶一提的，此法可讓婦女免於變成麻臉婆，是美容上極為有效的方法，無論有無齒槽膿漏，都是很值得實行的。

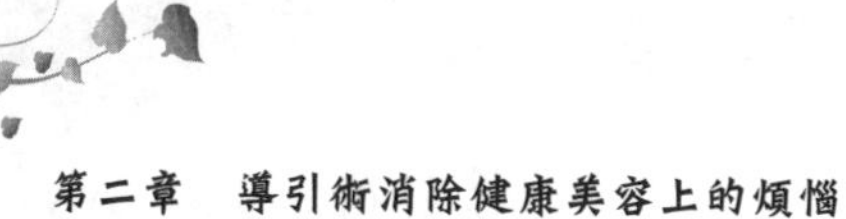

①側臥閉目，以手掌摩擦背部至臀部。

②以指尖輕敲嘴巴周圍。

圖9

10. 氣　喘

導引術是引發自然之氣治病，氣喘是與氣關係非常密切的疾病之一。凡是氣喘患者都知道，每逢環境改變時，氣喘或發作或停歇。治療以遷居到空氣良好的高原或海岸為佳，是因為處在這些地方，體內氣的流動平順，氣喘不易發作。

禪僧常患氣喘，其原因是禪僧打坐修養雖佳，但突然發出「喝」聲卻不好。因為身體不動而發出吆喝，擾亂了體內的氣，最後引起氣喘。

一旦氣喘，清津（導引術稱唾液）便減少，喉嚨乾燥。因此，只要做以下增加唾液的行法即可。

①雙手的拇指分別壓兩側的耳下、下巴與脖子的連接處、下巴前端的舌下。耳下為耳下腺，下巴與脖子連接處為顎下腺、下巴前端為舌下腺，分別是生出唾液的地方，只要在這些地方分別壓三下，口中便充滿唾液。徐徐地少量嚥下即

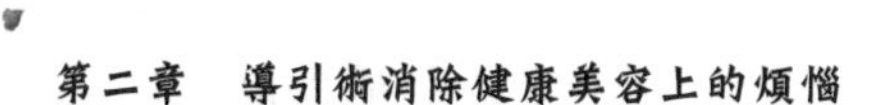

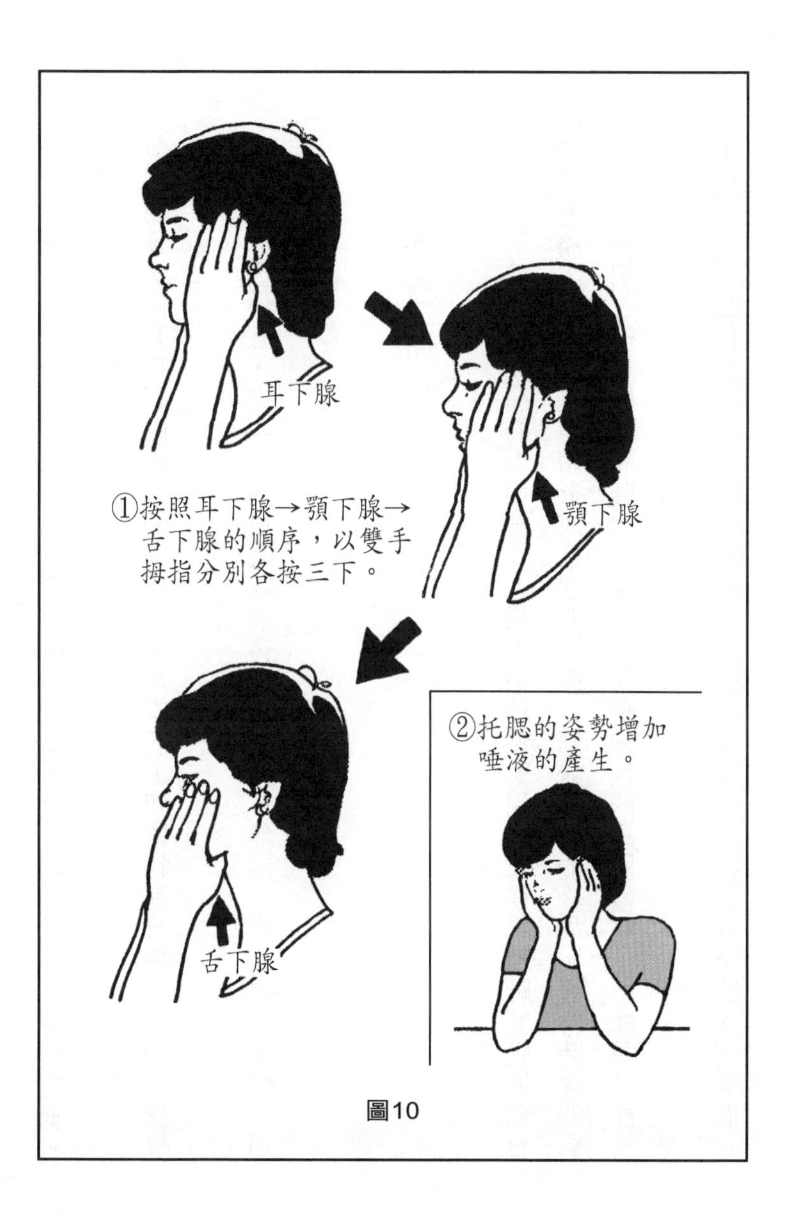

圖10

可。至於促進生出唾液的方法，不妨將雙肘擱於桌子上，如圖②，即所謂托腮。此時兩邊拇指抵住下顎內側，適當用力即可。

氣喘的孩子常有托著腮發呆的動作，這是本能上知道托腮時唾液增加，感覺頗為舒服。

此行法一天做五、六次，嚴重時睡前再做，如此，無論多麼嚴重的氣喘，頂多三天便可以治好。

11. 肩膀痠痛

年輕人苦於肩膀痠痛的人相當多，集中精神做繁瑣的工作或精神緊張等都會引起肩膀痠痛，原因都是肩膀形成瘀血的狀態，邪氣滯留的緣故。因暫時性的肩膀過度勞累而引起的肩膀痠痛就另當別論，若是慢性的肩膀痠痛，按摩是不能根治的。必須讓肩膀的氣血流通順暢，排泄邪氣。

①坐下，雙腿伸直，左手的手掌收至左腹，左手的小指從身體的內側轉而向

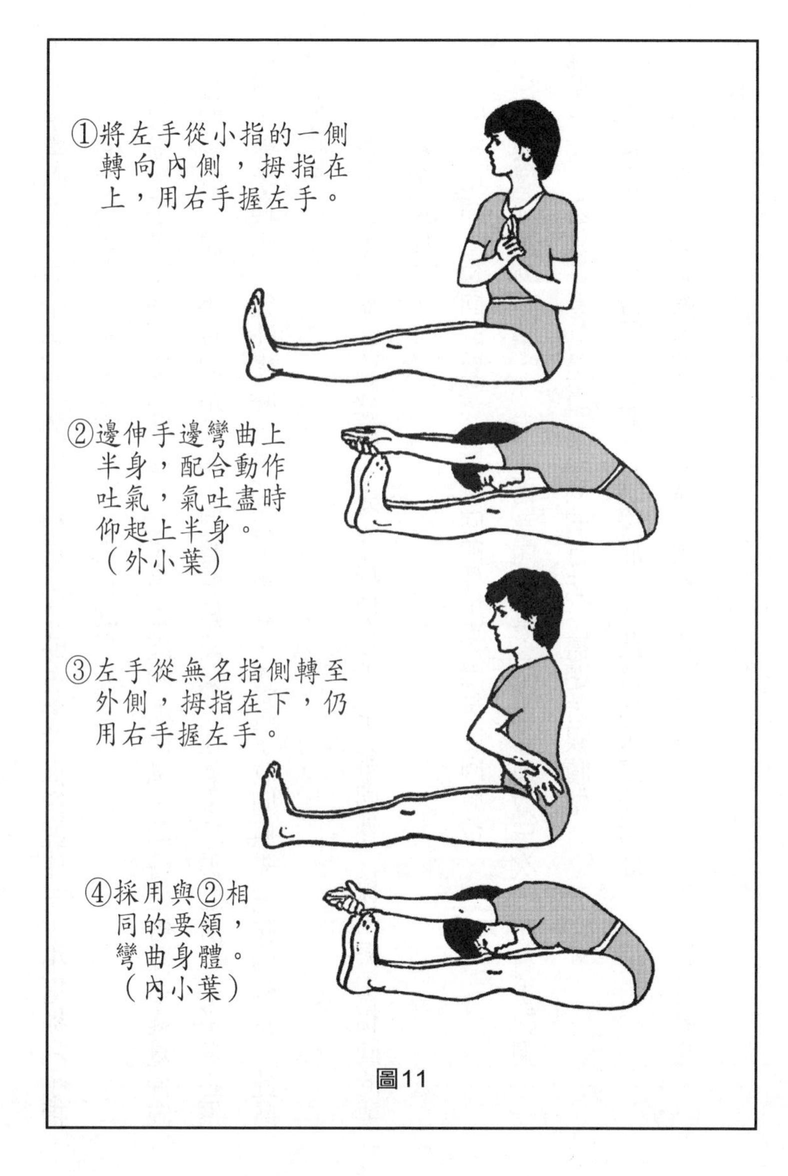
①將左手從小指的一側
轉向內側，拇指在
上，用右手握左手。
②邊伸手邊彎曲上
半身，配合動作
吐氣，氣吐盡時
仰起上半身。
（外小葉）
③左手從無名指側轉至
外側，拇指在下，仍
用右手握左手。
④採用與②相
同的要領，
彎曲身體。
（內小葉）
圖11

上，手掌向外。右手與左手的手背相接；此時右手的拇指握住左手小指根（小指丘），右手的其他四指牢牢夾住左手拇指的指丘。

②從雙手緊貼在腹部的狀態，上半身緩緩向前傾倒，同時邊將雙手儘量伸向左腳的腳趾。而上半身開始前傾，同時開始吐氣，在氣未吐盡之前，上半身必須前屈，雙手伸直。氣吐盡時，邊仰起上半身，邊將手收回原先左腹的位置。此時氣自然吸入。

③左手的小指從外側旋轉，變成拇指在下，手掌向外。採用與①相同的要領，以右手抓住左手。

④採用與②相同的要領，雙手向前伸出，然後收回原位。

①與②稱為外小葉，②與④稱為內小葉；①至④連做三次，左右手對調，一樣做三次。必須注意的是這一系列的行法，需閉著眼睛做。

若是當天的疲勞所引起的肩膀痠痛，做此行法可立即治好。

即使慢性的肩膀痠痛，一天做二次至三次，第三天一定出現明顯的效果，一週後可痊癒。

12.四十肩、五十肩

過了中年的人，有一天突然手臂無法舉高，想舉起手來卻肩膀疼痛，動彈不得，這是眾所周知的四十肩、五十肩，發生在四十歲至七十歲的症狀。西洋醫學認為上了年紀發生此種症狀是司空見慣的，頂多打鎮痛劑，讓時間去解決。

四十肩或五十肩只是老化現象集中在肩膀出現而已，只要做導引術使氣血順暢，將滯留在肩膀的邪氣排泄出去，即可痊癒。

首先做消除肩膀痠痛的行法（參照七十五頁）。如此，四十肩或五十肩的人雖然解除肩膀的痠痛，但脖子以上依舊疼痛，這是因為做消除肩膀痠痛的行法，而從手指至肩膀的痠痛便上升，而留下脖子的痠痛。只要做以下的行法，脖子的痠痛立刻解決。

①坐下，雙腿伸直。左手托住下顎，右手擺在後腦部，如圖12。

②嘴巴邊吐氣，以手緩緩將臉轉向左方，接著閉口將臉轉回原位。

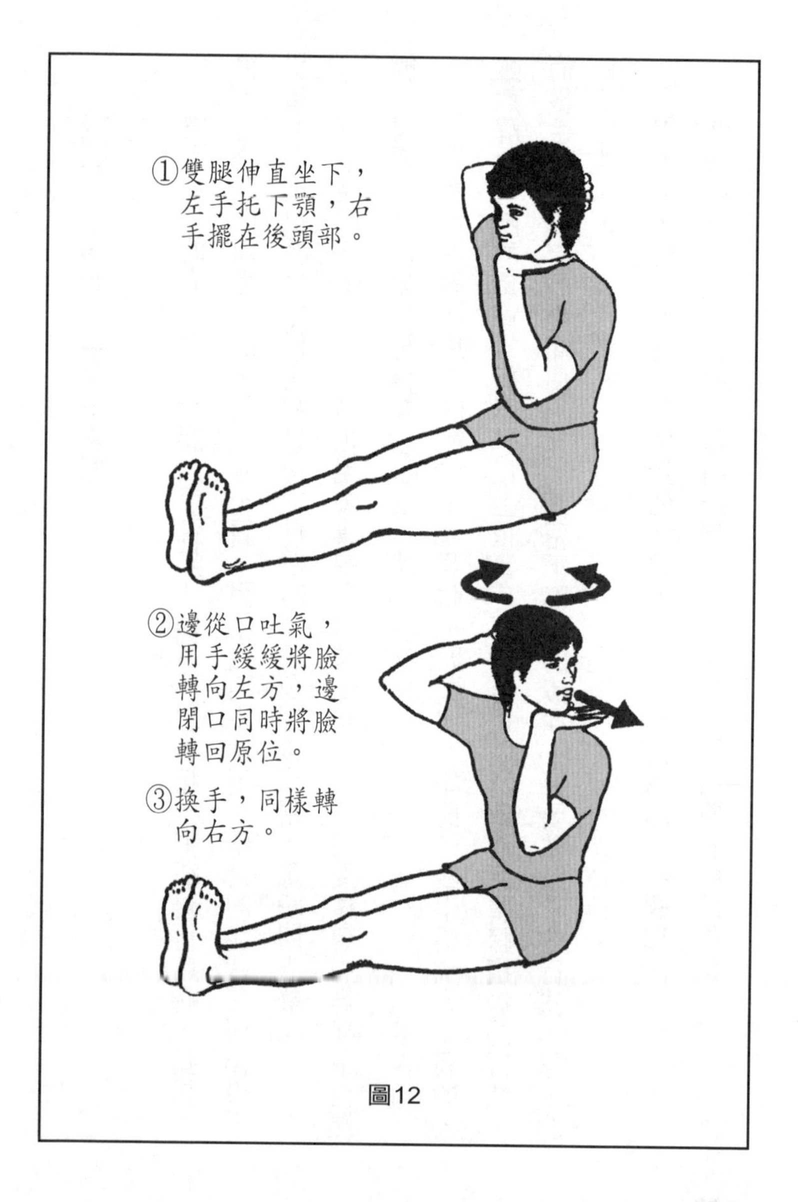
①雙腿伸直坐下，
左手托下顎，右
手擺在後頭部。
②邊從口吐氣，
用手緩緩將臉
轉向左方，邊
閉口同時將臉
轉回原位。
③換手，同樣轉
向右方。
圖12

③換手，同樣將臉轉向右方，左右為一次，交互各做三次。睜著眼睛做，效果更佳。留意肩膀不可移動。臉孔轉向左右方時，如果感覺疼痛，不要勉強做，能做多少算多少。

一天早、午、晚各做三次，第三天脖子當可輕鬆，大約從第五天起，雙手便可舉起來了。

13. 手腳麻痺

任何人都會覺得自己平常十分健康，所以，不只無法感受到自覺症狀，甚至認為自己不會被病魔侵犯。但是，出乎意料之外，在不知不覺中就產生病症的例子很多。

任何人坐久了腳都會發麻，然而手腳的麻痺不僅如此，如脊椎歪曲、風寒（冷）、疲倦等各種原因都會發生。

無論何種原因，都是由於手腳的氣血不順，引起氣血滯留產生的。大約十

五、六年前，I先生年僅三十九歲便發生手腳麻痺的毛病。他經營規模龐大的牛奶店，由於取貨存貨的關係，從早到晚進入冷藏庫的機會相當多。勞累的工作長年累積下來，目前即使騎車，腳部已經陷於無法用力的麻痺狀態。我勸他改變工作的方式，並教他務必要用心做搓揉手腳的行法，另外教他消除麻痺的行法；雖然麻痺的感覺擴大到臉部，但當場做隨即見效。以下是消除麻痺的行法。

①坐下，雙腿伸直。

②左右手交叉，握住上臂。

③一邊自口吐氣，雙肘略微提高。此時足踝翹起。氣吐盡，閉口，足踝也放鬆，恢復原位。以上為一次，共做九次。

此行法的重點在於邊吐氣抬起手臂時，雙手要用力握住上臂。倘若臉孔微仰，即可察覺氣的運行，治好臉部的麻痺。翹起足踝的目的即在此，放鬆時即可驅除腳的麻痺。

動作看來雖簡單，但效果卓著，可立即治病。I先生每天早晚認真做三次，又做三個小時揉搓手腳的行法，五天後即告痊癒。

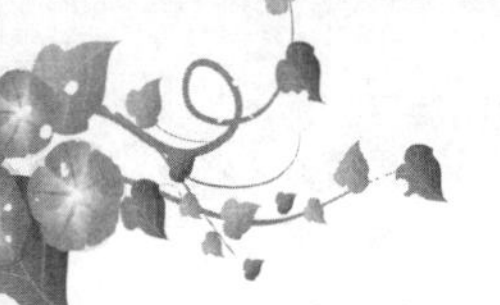

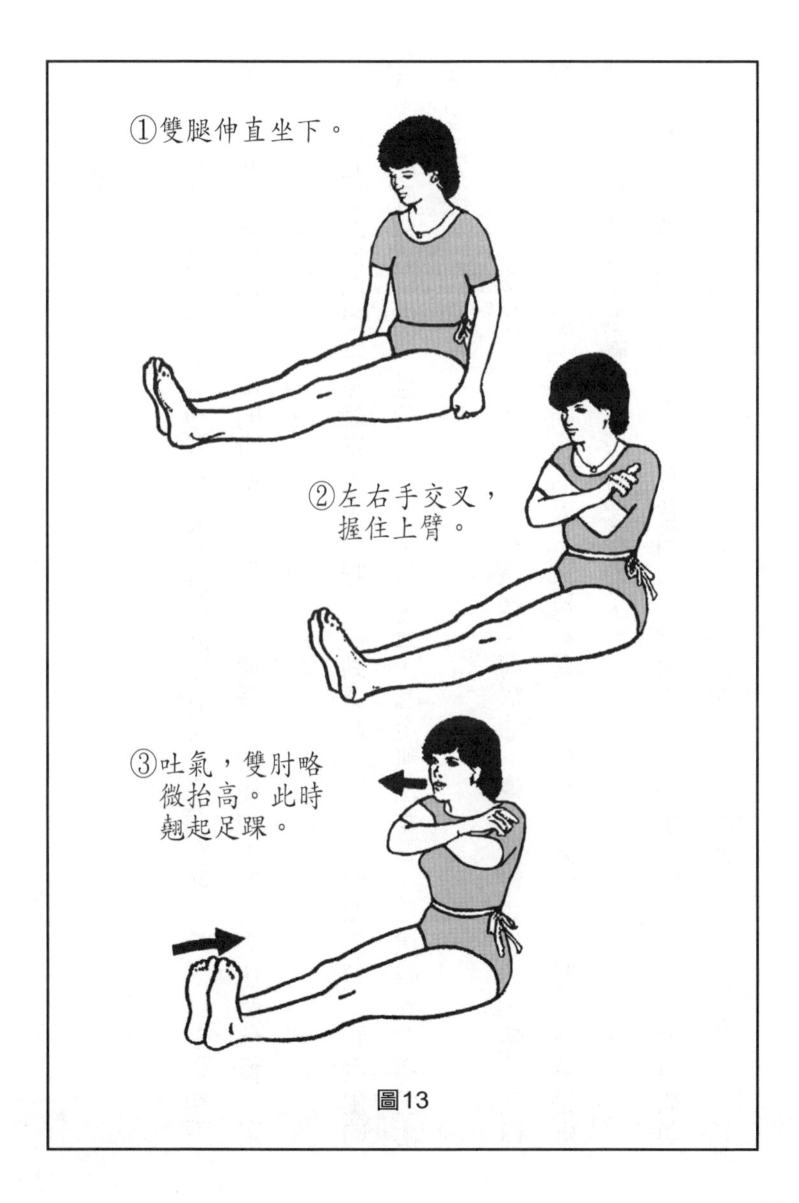

圖13

14. 閃　腰

所謂閃到腰，一般人認為是突然發生的，其實並非如此。長久以來姿勢不良，不知不覺間增加腰部的負擔，或者平日便時常腰痛的人等，突然閃到腰一定有著相當的原因。

最直接的原因通常是想舉起重物時，感到身體不支，頓時閃了腰。該發生的有一天總會發生，而一旦閃到腰，全身僵直，甚至無法動彈。但這時候做導引術立即見效。

①直立，一邊從口吐氣，上半身緩緩向前彎曲。彎到能彎的地方，然後閉口恢復原先直立的姿勢。以同樣的方法反覆練習，上半身逐漸能彎，雙手逐漸接近地板。如果雙手稍微碰到地板時便痊癒了。

有些人做此行法時，上半身猛用力，以便手早一點碰到地板，如此就變成運動了，即使導引術再好，恐怕也無法治好閃到腰。故必須慢慢做，耐心的做，只

①邊吐氣，上半身緩緩彎曲，彎到能彎的程度；閉口，恢復直立的姿勢。

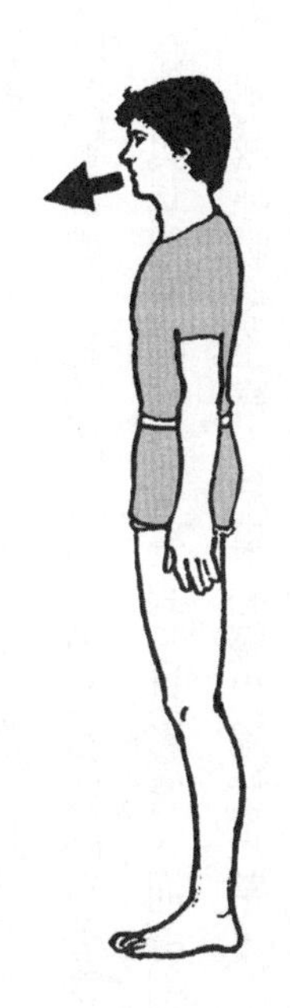

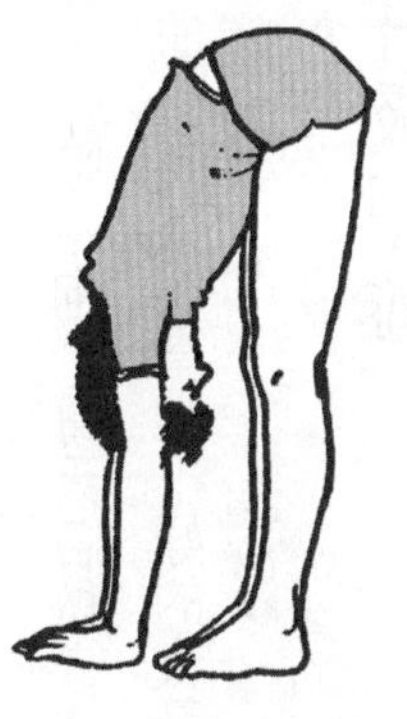

②坐在地上，雙腳抱腳使腳後跟幾乎接觸臀部。臉孔觸及雙膝，保持此姿勢二、三分鐘。

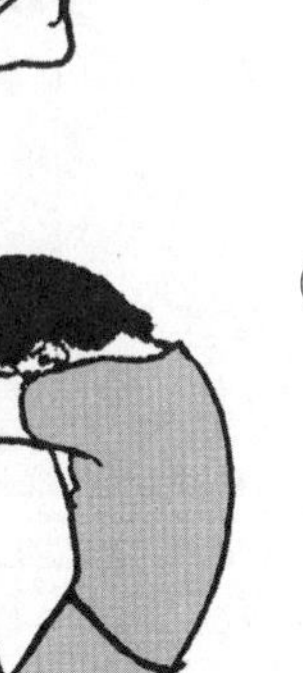

圖14

要二、三個小時便可治好，勿操之過急，也不要勉強。留意膝蓋不可彎曲。

至於如何預防閃到腰？以下再介紹一個行法，此法也可治腰痛。

②坐在地上，雙腳彎曲，雙手抱腳使腳後跟幾乎接觸臀部。臉孔觸及雙膝，保持此姿勢二、三分鐘。呼吸不拘。每天各做二次，只要三天，腰痛便痊癒了。

此法相當不好做，切忌勉強。胃腸不好的人最好不要做。

15. 心跳過快呼吸困難

醫學上大多把心跳過快與呼吸困難分開，例如，心跳過快屬於心臟的疾病，而呼吸困難是與肺有關的疾病。但心臟與肺有著密切的關係。一般而言，一種器官不好，與其相關的器官也受到不良影響，而導引術便是基於此一觀點，只要治好肺，那麼呼吸便正常，結果心臟也趨於正常。

此種呼吸便是以下心臟的服氣法。

①頭向左側臥，從口吐出體內的廢氣。

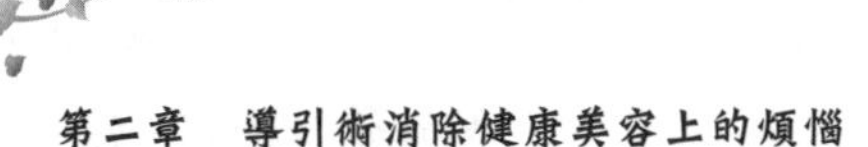

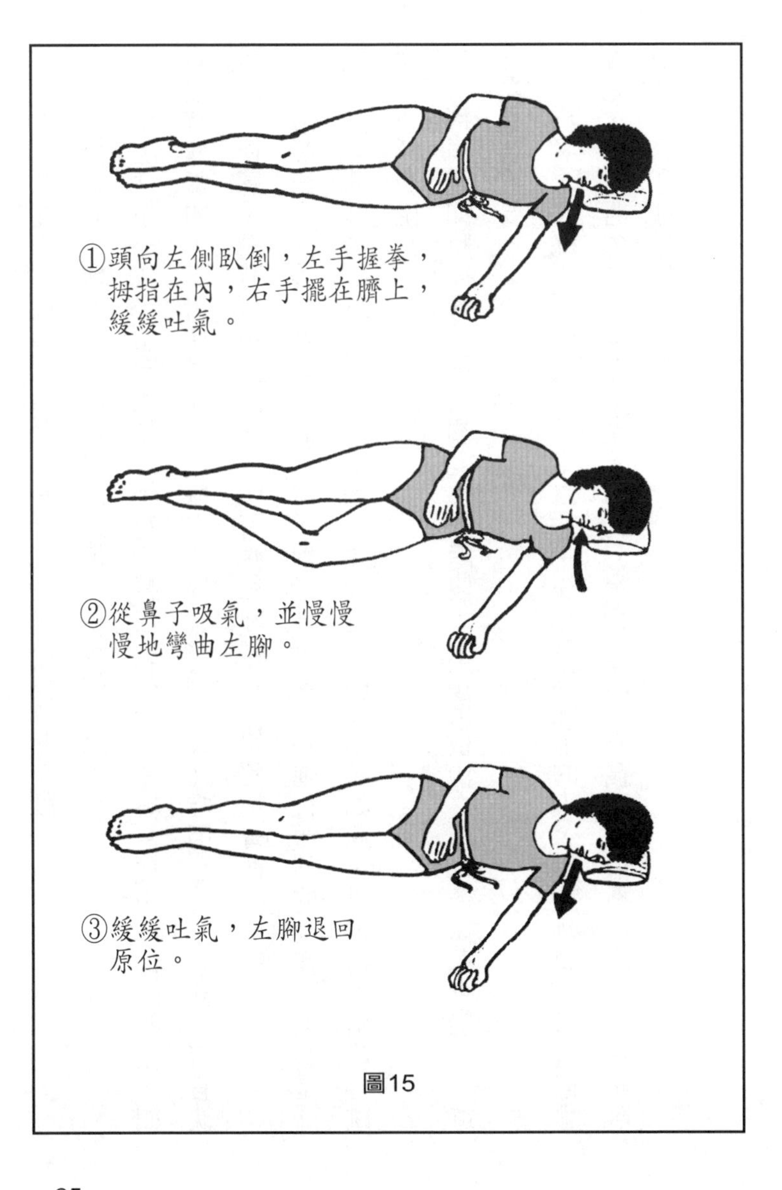
①頭向左側臥倒，左手握拳，
拇指在內，右手擺在臍上，
緩緩吐氣。
②從鼻子吸氣，並慢慢
慢地彎曲左腳。
③緩緩吐氣，左腳退回
原位。

圖15

②其次閉口，從鼻緩緩吸入新鮮的空氣，邊彎曲左腳。
③難忍時，彎曲的左腳可退回原位，並緩緩吐氣。
以上共做三次，頭向側臥是因為心臟位於身體的左方。枕頭以低的較佳，如果沒有適當的，不用枕頭亦可。每當感覺心跳過快或呼吸困難時，心臟下方有沈重的不快感，隨時可做此行法，頓時臉色好轉，不快感也會消失。

雖然做完此行法頓覺身體舒暢，但最好不要立刻進行激烈的動作，尤其是婦女一旦身體好轉，立刻洗衣掃地等，逐漸的超出範圍，如此，恐怕再度引起心跳過快或呼吸困難。

疾病在即將痊癒時屬於關鍵性的階段，未完全根治之前，多休息少工作，這一點最為重要。

再者，心臟不好的人在日常生活中往往是急性子的人，說話時想一口氣把話說完，搬東西想一次全部搬完。如此，想完全治好心臟病恐怕不可能。必須先培養從容不迫的習慣才是當務之急。

16. 胃弱、胃下垂

白領階級當中苦於胃弱或胃下垂的人相當多，如果說它是人類的宿命病，此語也許驚人。動物原先四腳步行，身體與地面平行。但只有人類二腳步行，身體大多呈垂直狀態，因此，容易給胃部造成負擔。

大致上來講，胃由於此種負擔而失去活力，逐漸下垂。不僅是胃，其他內臟也一樣。擔心的人不妨看看肚臍，胃下垂只要看肚臍即可辨識出來。凡是肚臍朝下的人，大致便可斷定是胃下垂。

想讓下垂的胃恢復原位，做以下的行法相當有效。

①採盤坐的姿勢，雙手重疊，擺於胸下。

②頭緩緩向右轉，一邊從口吐氣，重疊的雙手移至左後方。此時眼睛注視斜上方。氣吐畢則閉口，恢復原位。

③以同樣的行法，頭轉至左方。

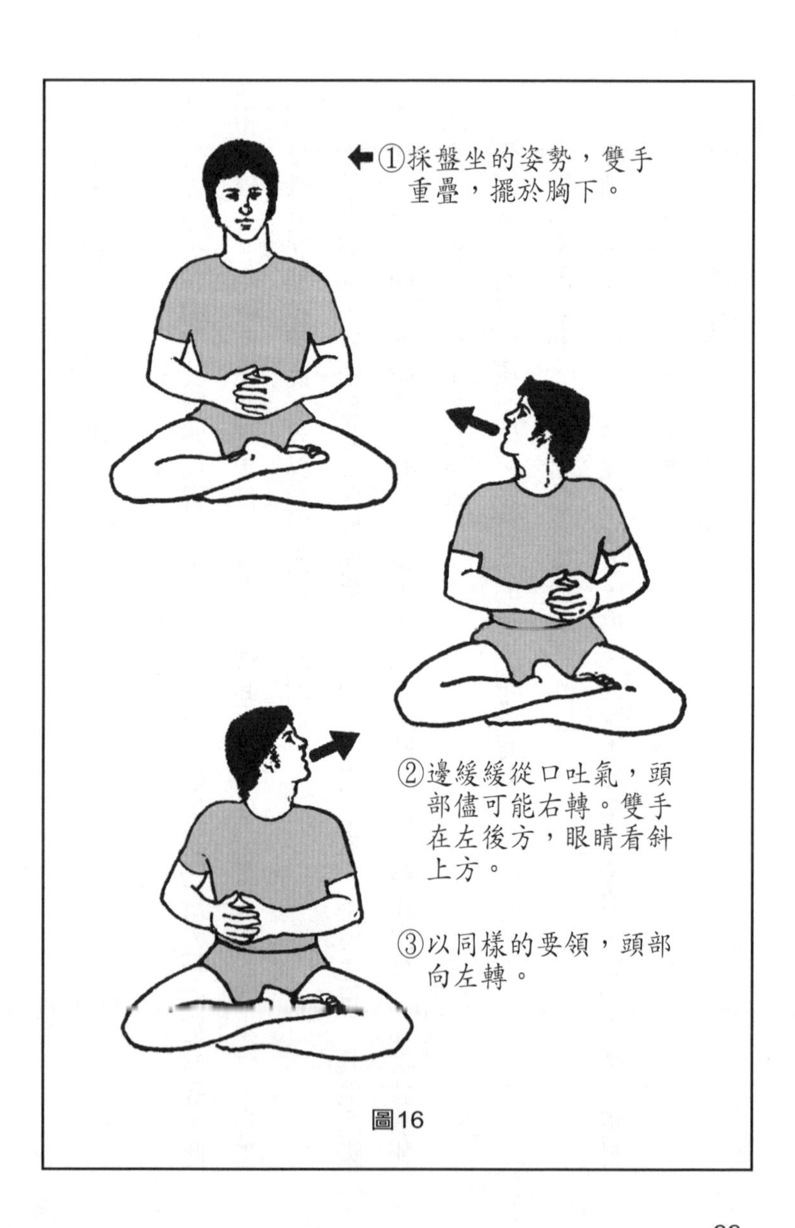
①採盤坐的姿勢，雙手重疊，擺於胸下。
②邊緩緩從口吐氣，頭部儘可能右轉。雙手在左後方，眼睛看斜上方。
③以同樣的要領，頭部向左轉。
圖16

此行法的重點是轉頭時儘可能轉向後方，注視斜上方時，眼睛要睜大。空腹時或飯後二小時以後做，一天做二、三次，大約經過一星期便逐漸出現效果。此行法對胃潰瘍也有效。

如果另外再做九十一頁的按腹，內臟便逐漸上升，而胃下垂特有的尖削臉頰也會逐漸圓渾。

做此行法有時小便次數會增加或時有作嘔的感覺，那是內臟逐漸恢復正常位置的現象，不用擔心。

17. 便　秘

每天為菜單傷腦筋的人一定相當多，如何維持營養均衡促進身體健康？這可說是如何有效的使「氣」充滿體內的問題，但是體內如何充滿「氣」，如不適當加以「排泄」，可能反而變成邪氣，為害身體。就是說，為了促進健康，「吃什麼」雖然重要，「能否完全排出體外」也是非常重要的。

由此看來，便秘務必早一點根治，而經由按腹刺激胃腸應該有效。便秘的原因是胃腸的蠕動功能失常，例如時常忍便，久而久之便陷於習慣性的便秘症，這是因為胃腸的活動逐漸減弱。以下是按腹的方法。

①仰臥，立起雙膝。

②以手掌輕輕摩擦腹部二十～三十次。此時要脫下衣服，以便手掌直接接觸皮膚，這非常重要。

③雙手的手指併攏，如圖將腹部直的三等分，橫的三等分，由下往上壓，每當放手時，緩緩吐氣。

用手壓時，若感覺硬的地方，即為糞便屯積的位置。揉該處時必有便意。早晚空腹時做二次按腹的行法，隨即可以解除便秘。多年來附著於腸壁的宿便也能排泄出去，也可治好由於宿便的邪氣所引起的腫疱、生理痛等症狀，可說是一舉兩得。

此一按腹的行法有「不老長壽的妙法」之稱，也有防止老化的功效。盲腸或胃腸動過手術的人，絕對不可以做第③項。

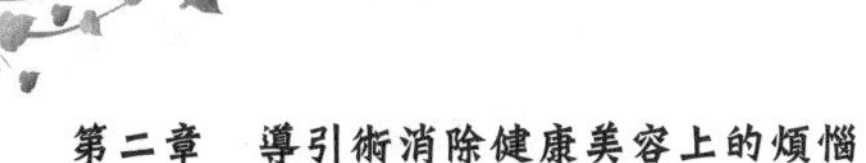

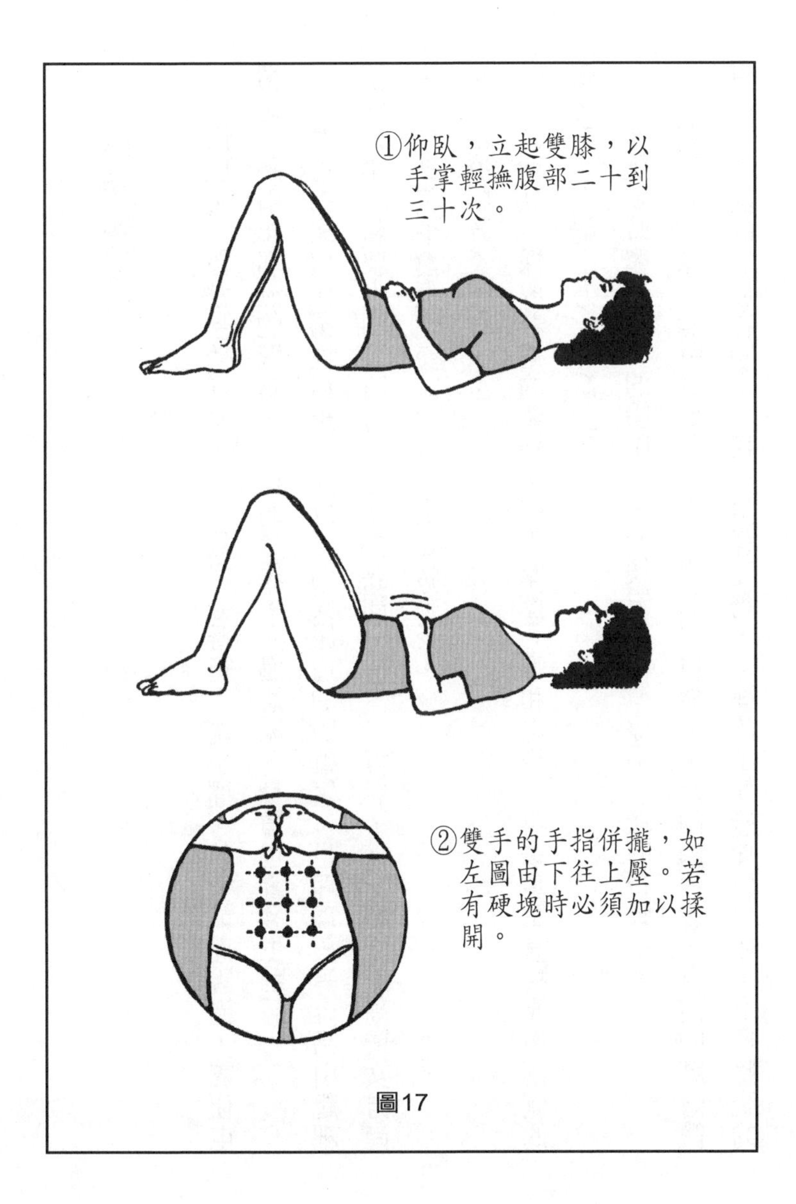

圖17

18. 膀胱炎

膀胱炎一般常見於婦女，原因是過分避免上洗手間。就像前面說過，糞便屯積過多將引起邪氣的聚集，同樣的道理，太過忍尿，身體也會發生毛病。

女性的尿道比男性粗短，加以肛門與尿道的距離短，生理現象等容易引起細菌的感染。膀胱炎的預防方法是保持該部分清潔。再者，性交頻度過高或女方尚未完成準備便倉促性交，也容易引起膀胱炎。

治療膀胱炎的行法：

①仰臥，採取舒適的姿勢。雙手摩擦，暖和之後，再以手掌直接摩擦兩側的膀胱系（大腿上方）。

②側臥時摩擦上方的膀胱系，轉換方向再摩擦另一邊的膀胱系。

還有要注意，側臥做此行法時，姿勢要自然。下面的腳伸直，上面的腳略微彎曲，下面的手放在頭下。採取這種姿勢，上面的手便能伸屈自如，進行膀胱的

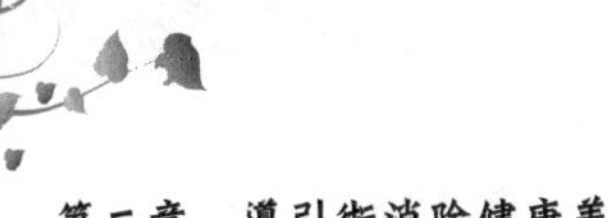

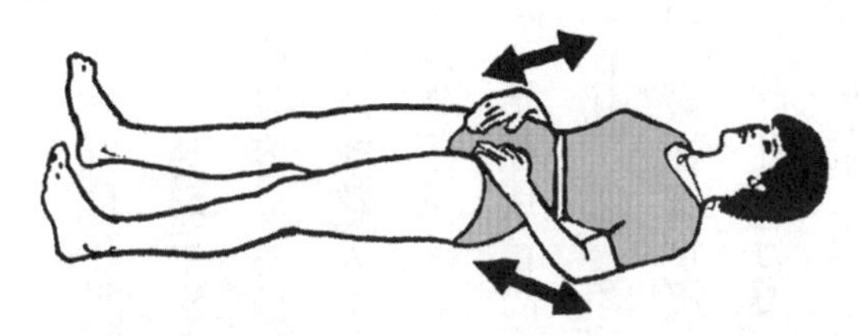

①仰臥，採取舒適的姿勢，雙手摩擦，以暖和的手掌摩擦兩側的膀胱系。

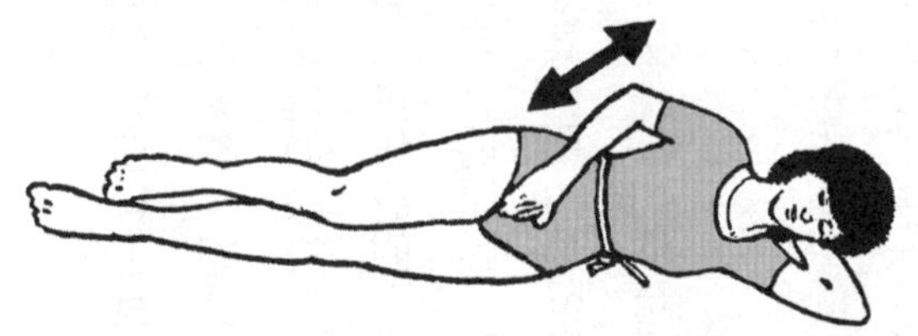

②側臥時，摩擦上方的膀胱系，轉換方向再摩擦另一邊的膀胱系。

圖18

摩擦也較容易。

一般人側臥時大多雙腳彎曲，如此一來，脊椎也彎曲，效果便較差了。在床上做此行法時，一定要注意採取正確的姿勢。

此一治療膀胱炎的行法具有相當的即效性，一天做一小時，實行三、四天之後，無論急性或慢性，一般的膀胱炎大抵上便可治好了。再者，此一治療膀胱炎的方法，對男性也很有效。

19. 痔瘡

痔瘡是肛門及其周圍的血行不良，發生瘀血狀態，這是邪氣聚集所發生的疾病。容易發生瘀血狀態的姿勢，如長時間久坐久蹲容易生痔瘡。職業司機或辦公的職員容易生痔瘡，便是這個緣故。一般認為男性比較容易生痔瘡，但女性因懷孕生產或整天坐在家裏，生痔瘡的人也不少。尤其女性往往長期不治療，因而臀部線條下垂，形成破壞身材的原因，實在不宜輕視。

治療或預防痔瘡，最重要的是留意勿使肛門部分引起瘀血、長期間壓迫肛門或便秘等都是不好的。另外，如酒精或刺激性食物的攝取過多，容易造成黏膜瘀血，最好儘量避免。

除非充分遵守這些日常生活上的注意事項，否則靠導引術治療痔瘡，效果恐怕不明顯。治療的重點在於促進臀部的氣血流通，消除肛門周圍的瘀血。

①打開雙腳，比肩膀稍寬。

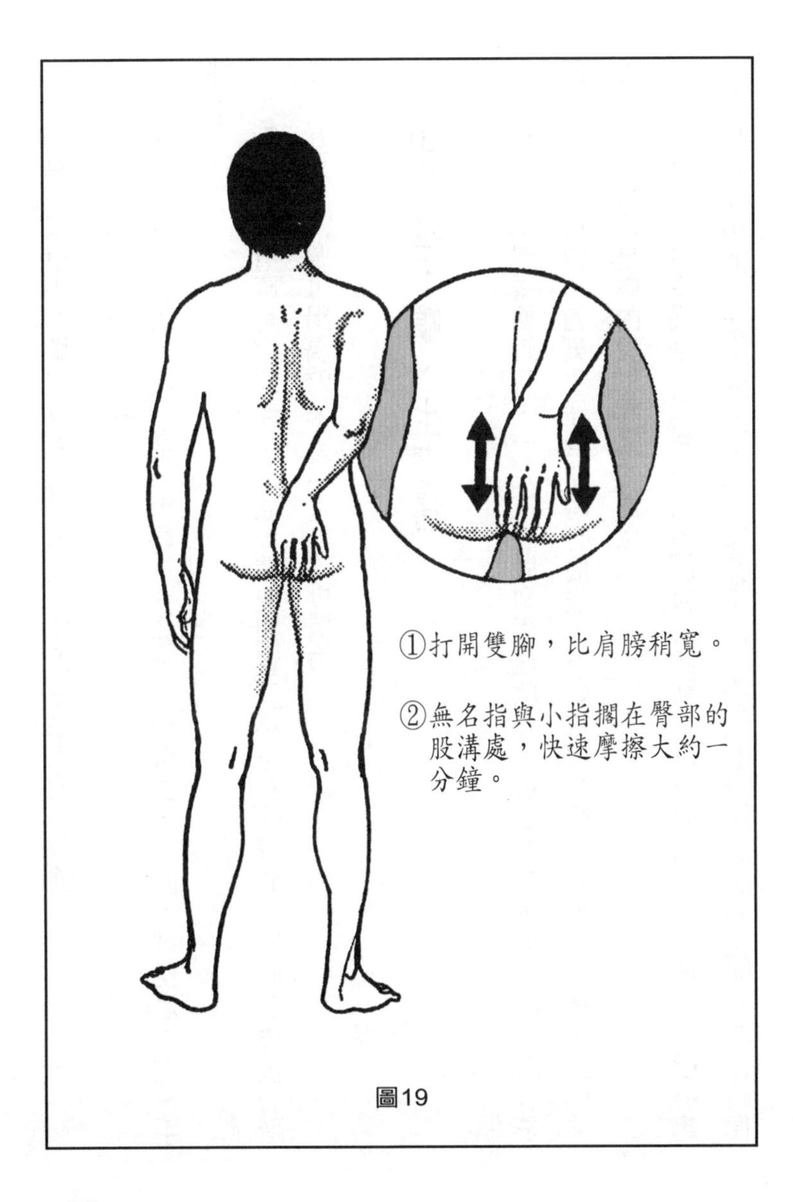

圖19

②無名指與小指擱在臀部的股溝處，快速摩擦大約一分鐘。

③另一手也做同樣的動作。

左右手分別各做五次，全部大約十分鐘。一天做二～三回。排便之後在洗手間施行。

輕微的痔瘡應可立即停止出血，即使擱置三年左右的痔瘡，屬於裂痔核的階段，五天～一週可出現效果，二～三週可根治。

20. 生理不順、生理痛

婦女接受健康檢查時，一定被詢問到生理狀況。這是因為生理對婦女而言是健康的一大指標。如果生理週期時有偏差，不妨當做身體上有某種異常。由正常變成不正常便是體內發生異常的徵兆。

至於何處發生異常，當然須由專門醫生診斷。以下介紹治療生理異常所引起的各種副作用的方法，亦即治療腰痛或肩膀痠痛的方法。生理不順大多伴隨便

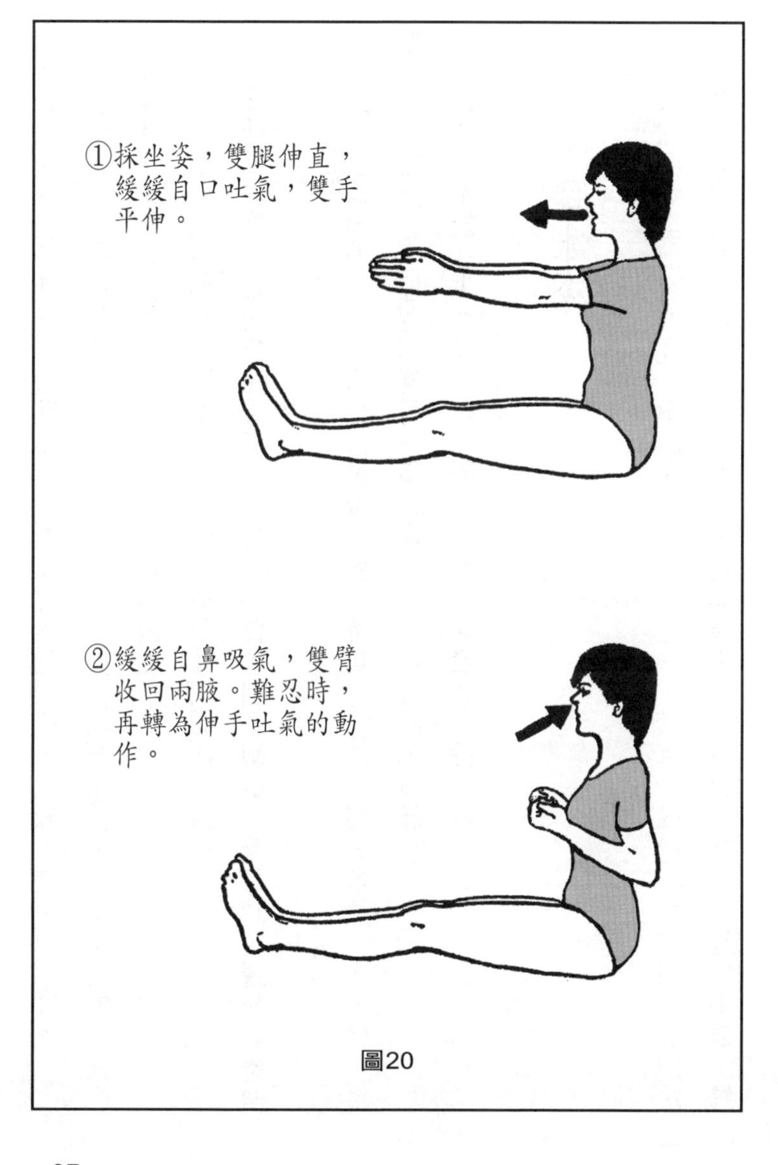

圖20

秘，做按腹的行法使子宮或卵巢周圍的氣血流通順暢，大致上便可以治好。

但有些人只做按腹法也許還不能治好，如此便需要做治療血脈結滯的行法。最好選擇天氣好的上午，在空氣新鮮的地方做。

①坐下，雙腿伸直，雙手平伸，緩緩從口吐出體內的污氣。

②吐畢之後，緩緩自鼻吸氣，同時，雙臂收回至兩腋。難忍時，邊吐氣邊伸出雙手。

此行法需連做三次，儘量慢慢做，配合按腹的行法，每天各做一次，做一星期即可。如此，生理週期便可恢復正常，也不再苦於生理痛。

此行法不能在生理期間做，因為生理期間最好保持安靜。

21.手腳冰冷

人的身體全部有九孔，兩眼、鼻子（二孔）、兩耳、嘴巴、尿道口、肛門，以上是男女共同的，但女性另有陰道，總共有十孔。以導引醫學的觀點來看，婦

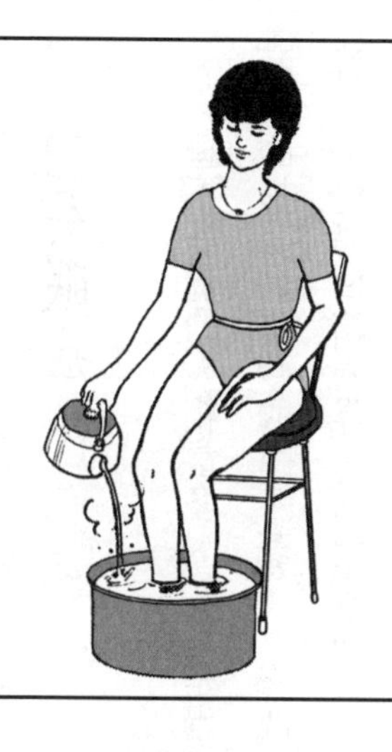

雙腳浸泡於溫水，並逐漸加入熱水，直到雙腳難以忍受為止。浸泡大約十五分鐘，仔細擦乾，然後上床休息。

圖21

女因多出一孔，怕冷的人便格外多。

尤其家庭主婦工作地點集中於廚房，不知不覺間風寒侵入體內，風寒侵犯腎經、肝經、肺經、心包經等。風濕痛、神經痛等疾病，幾乎都是風寒所引起的。

導引術治療風寒，採用的是以下的方法，亦即俗稱的泡腳。

①將微溫的水倒入水桶，雙腳浸泡其中。

②逐漸將高溫的熱水注入水桶直到雙腳難以忍受為止。

③浸泡大約十五分鐘，然後把腳擦乾，上床休息。

每晚就寢前做此行法。只要泡十五分

鐘，大致全身便暖和了。需要留意的是，一定要仔細把腳擦乾，因為只要腳趾縫殘留一點點水份便足以造成風寒的入侵，如此便功虧一簣了。

泡腳之後上床，半夜將全身出汗，如此，務必用乾毛巾擦拭乾淨，另換乾淨的睡衣。汗水是引起各種疾病的邪氣。

只要將邪氣排泄出去，手腳冰冷自然痊癒。另外如感冒怕冷時，做此泡腳的行法，只要經過一個晚上，感冒可不藥而癒。

此泡腳行法只要連續做一星期，因風寒所引起的關節痛、失眠等便好了。

22. 失眠症

睡不著覺的人相當多，如果是過度勞累或牙齒痛等，有具體的原因還算好，麻煩的是莫名其妙的睡不著。反覆改變睡姿、飲酒等，用盡各種辦法，仍然睡不著覺，變得情緒暴躁，對健康而言，失眠實在是一項很苦惱的問題。

另外，一種苦惱是睡眠極端的淺，一般而言，此種人大致整晚做夢，由於淺

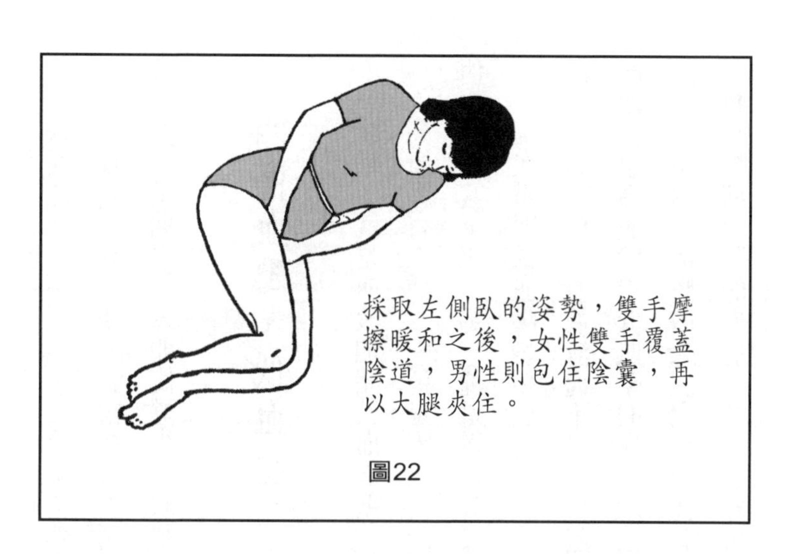

採取左側臥的姿勢，雙手摩擦暖和之後，女性雙手覆蓋陰道，男性則包住陰囊，再以大腿夾住。

圖22

睡的關係，稍微一點動靜便醒來。為了幫助這些人解除苦惱，以下介紹一則導引術的睡法。

此種方法在導引術稱為「龍的睡眠法」，是根據其形狀而命名的，睡前做此行法。

①採取左邊側臥，不用枕頭。

②雙手摩擦，使之暖和，然後雙手重疊，女性覆蓋陰道，男性則包住陰囊，再以大腿夾住。

不需要特別調整呼吸，心情安定，自然隨即入睡。而雙膝彎曲，感覺上更為舒適。不用枕頭睡不著的人則儘量採用低的枕頭。

採用此法，不需二、三分鐘自然入睡。而整晚做夢睡眠淺的人，從此不再做夢，一覺到天亮。晚上時常起來上廁手的人，次數可大為減少。

做一星期之後，即使醒來，眼睛仍自然閉著，因此睡醒也是愉快的。

23. 高血壓、低血壓

血壓，就是血液加諸於血管壁的壓力。

高血壓有二種，一種是因遺傳或環境引起的，被稱為「本態性高血壓」（約佔百分之八十）；另一種是慢性腎炎引起的「症候性高血壓病」。

高血壓與低血壓是相反的症狀，但根本原因相同。這是由於血液循環障礙亦即血管的老化，血液流通不佳所引起的疾病。人一旦發生此種障礙，因體質的不同便發生高血壓或低血壓的症狀。

醫生給高血壓的人服用促進血管鬆弛的藥物，給低血壓的人服用升壓劑，都是暫時壓抑症狀的對症療法，並非根本上的治療。正因如此，患者必須不斷地服藥。相對的，導引術則施行根本上的治療，亦即促使老化的血管恢復年輕，首先推薦以下的行法。

①一腳伸直，另一腳擱於其上。

②從第一趾至第五趾一一仔細搓揉。

③手掌搭於五指上，使之前後運動。

④以手指對整個腳底施以充分的指壓。

⑤將足踝轉向右邊，又轉向左邊。

另一腳也做同樣的行法。（參照一二五頁圖示）手指或腳趾通達呼吸器官系統，因此效果相當大。在時間許可的範圍內做此行法，如果一天搓揉二、三小時，當天血壓便恢復正常。年輕人只要二天，老年人頂多五天即可治好血壓。

另外再做以下的行法，效果更好。

①立起單膝，用雙手加以拉近，使膝蓋接觸額頭。

②接觸之後，邊吐氣，邊抬起頭，然後閉口。

每天做二，三次，效果更好。

①立起單膝，用雙手加以拉近。

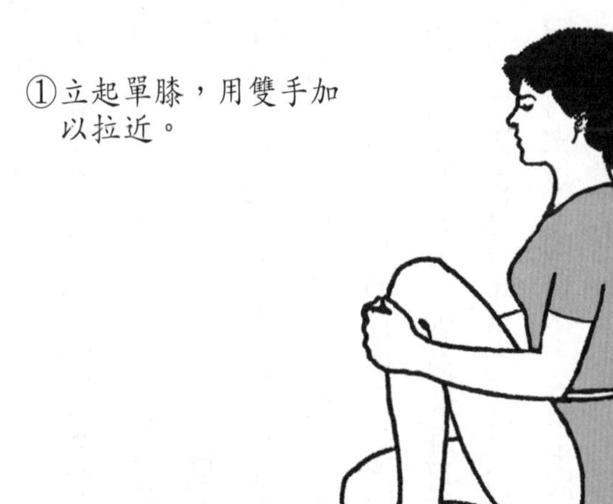

②膝蓋與額頭接觸之後，邊吐氣邊抬頭，然後開口。

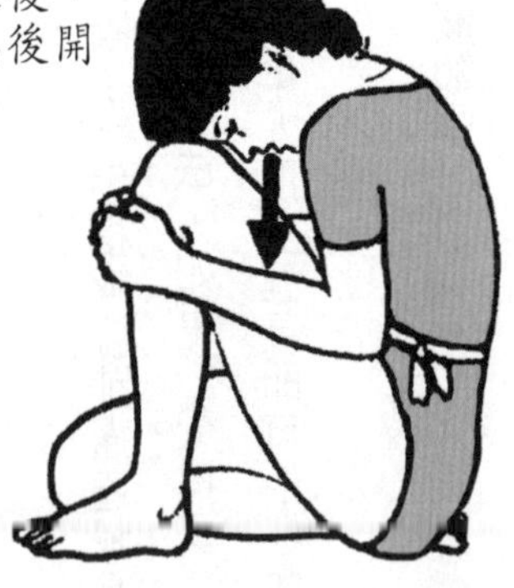

圖23

24. 腦震盪

因交通事故所引起的腦震盪很難根治。日本醫生認為腦震盪的原因是頸椎扭曲，掛枷鎖一般的矯正器。而美國的醫學界則認為原因在於腰椎，實行治療腰部的矯正法。

腦震盪很難根治，即使治好，過一段時間往往復發，例如出現頭痛、視力減退、健忘症等症狀，以至於無法工作等。但導引術認為腦震盪的原因並非在於頸椎或腰椎等，而在於整個脊椎。因此如做以下的行法，便可完全根治。

首先從緩緩轉動脖子的行法開始，此法在「五十肩」的項目已經介紹過了，請參照七十八頁。重要的是不要過於勉強，應配合自己的身體狀況來做。做完之後，再做以下的行法：

①坐下，雙腿伸直，輕輕閉眼。

②脖子自然前傾，雙手繞到後頭部，右手疊在左手之上。

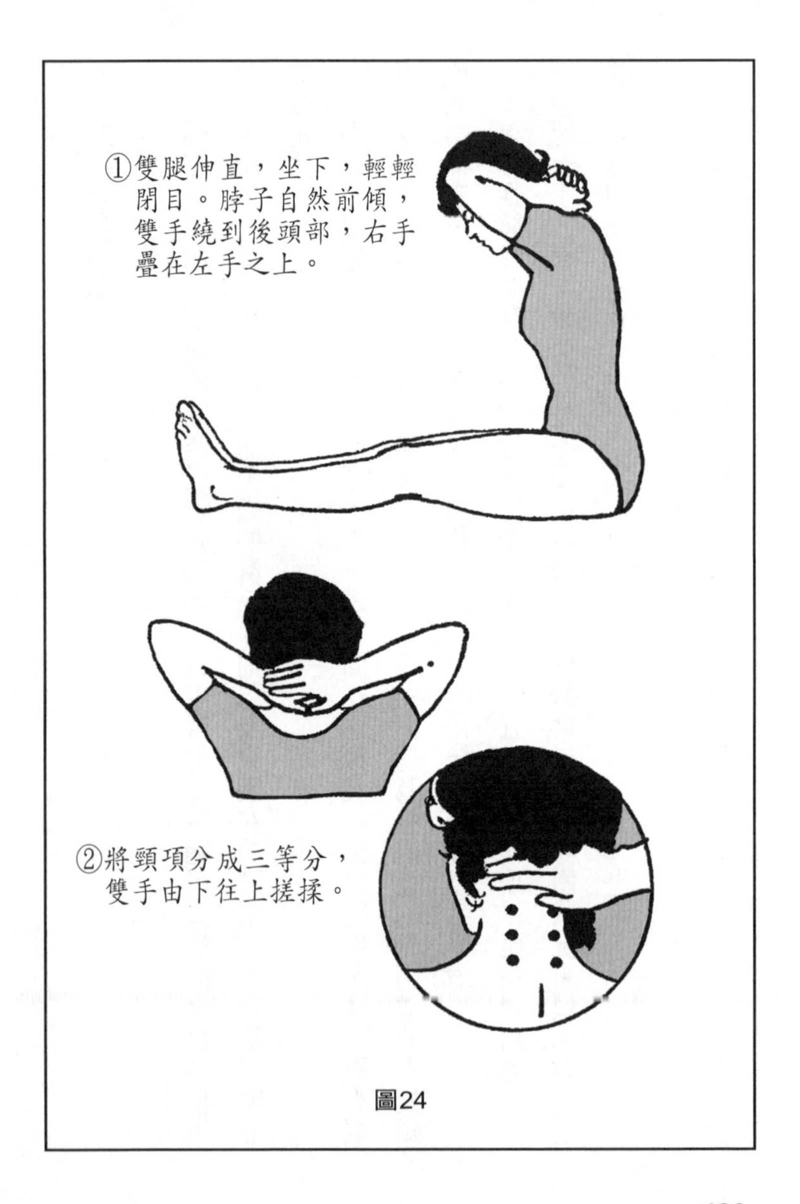

圖24

③如捏脖子一般，由下往上搓揉。

將頸項分成三等分，按照下、中、上的順序，搓揉三次，如此為一回，連做三回。呼吸自然即可，但搓揉時須自然吐氣。

由下往上搓揉頸項是為了放出積存於脊髓至頸項的積熱，亦即脖子受到撞擊時憋在體內的積熱；此種積熱將從頭頂逸出，如配合轉動脖子的行法，每天做四、五回，脊椎便逐漸獲得矯正，一個月可根治。

25.更年期障礙

所謂更年期，準確地說，是指停經前後數年的一段時期。女性的卵巢機能，隨著年齡的增長，產生戲劇性的變化。雖然多少有點個人差異，但一般而言，婦女大約從四十歲到五十歲是所謂更年期，即生理停止，因此男性荷爾蒙與女性荷爾蒙失去平衡，有些人會出現身體上的異常，這叫更年期障礙。

具體的說有肩膀痠痛、腰痛、歇斯底里、情緒不安、失眠等，甚至有人因此而陷於神經衰弱。

更年期障礙簡言之便是身體的老化現象，如果採用導引術的行法，可預防這些老化，永遠年輕的身體。將此行法介紹於後：

①端坐（參照圖示），做一次呼吸。

②邊從鼻子吸氣，雙手交叉，用力壓住左右膝蓋。

③止氣，左右手離開膝蓋，雙手重疊。

④以重疊的手掌各在左右腹部輕輕敲打二下，從口吐氣。

以上叫一回，必須做三到七回。止氣在難忍時，一口氣從口吐出，由於氣息長短因人而異，故此行法做三次或五次均可，不需要勉強，但敲打左右腹部一定要各敲二下。

此一永保青春的行法，如從三十五歲開始做，不僅可預防更年期障礙，即使到了五十歲、六十歲，照樣容光煥發，年輕漂亮。

至於已經進入更年期的人，每天早晚各做二次，大約半個月後一定出現令丈夫與孩子驚訝的效果。

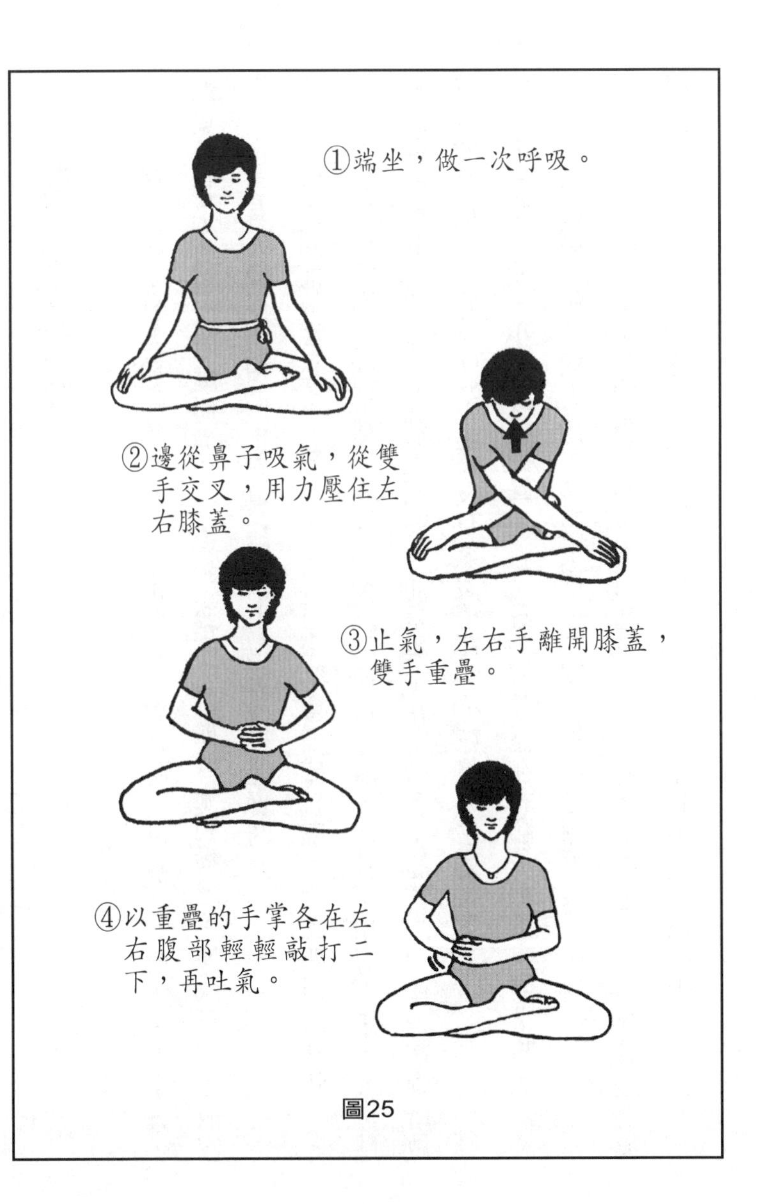
①端坐，做一次呼吸。
②邊從鼻子吸氣，從雙手交叉，用力壓住左右膝蓋。
③止氣，左右手離開膝蓋，雙手重疊。
④以重疊的手掌各在左右腹部輕輕敲打二下，再吐氣。
圖25

26. 放屁↓打嗝

忍屁的結果會怎樣呢？一般人一定會覺得會消失。其實，屁忍下來便上升，聚集於腸子，超過限度便通過食道到喉嚨，再從喉嚨到嘴巴，變成打嗝發散出去。也許有人覺得不相信，但這在醫學上也是獲得證實的。

在別人面前放屁是不禮貌的，但忍下來又會變成打嗝，究竟如何是好呢？但如採用導引術的行法，此種困擾輕易便可化解，而且不用忍下來，大可肆無忌憚的發散，但並非在別人面前，而是集中在廁所裏；簡言之，便是在廁所做按腹的行法。如此，肚子裏便沒有氣體積存了，茲將方法列如下：

①先將大便、小便排泄完畢，將全身的體重擺在右腳，壓擠左側下腹。

②採用與①相同的方法，將體重擺在左腳，壓擠右側下腹。

至於呼吸，當手離開腹部時，從口吐氣即可。如此壓擠之下，積存於腹部或腸內的氣體或不潔的物質便可排出。壓擠的時間，左右兩邊合起來十五分鐘。一

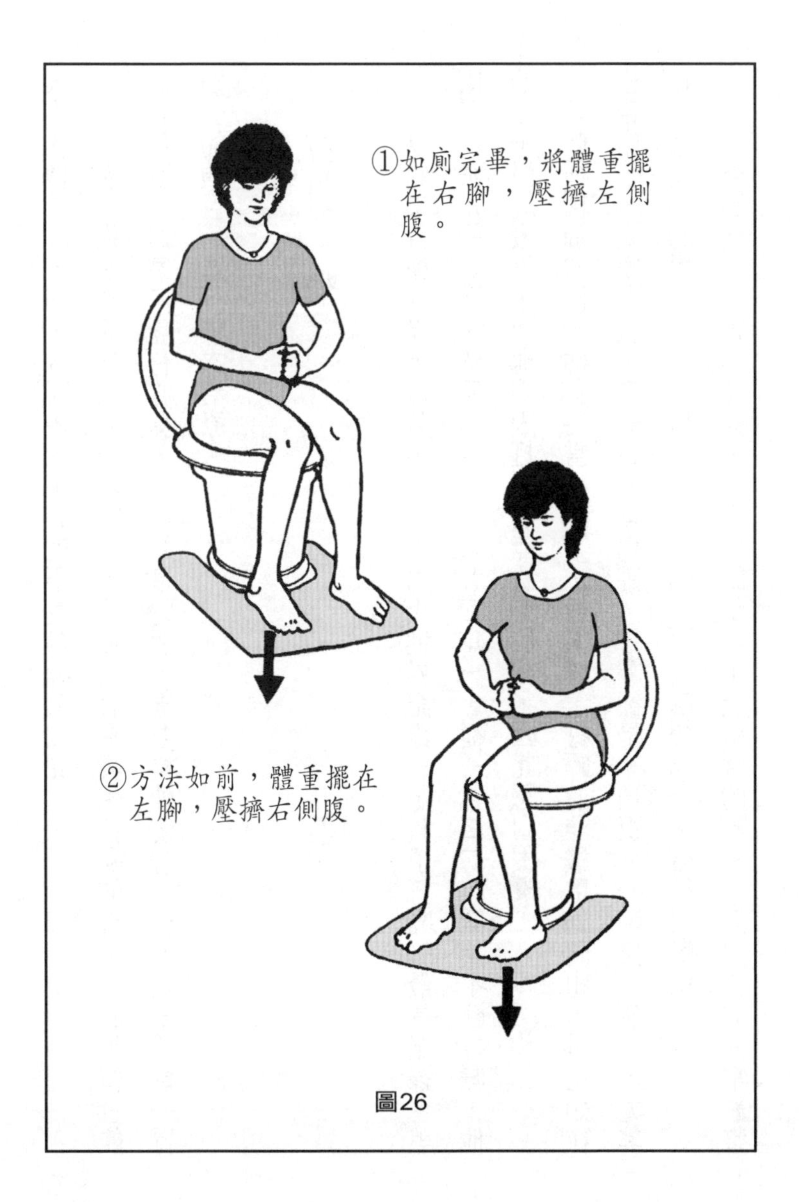

圖26

天大約做二次，四、五天後，應該就不會打嗝或放屁了。

有人吃東西時連同空氣一起嚥下，此種人容易發生打嗝的現象，必須留意飲食的習慣。如果打嗝有惡臭，很可能是胃弱，需要格外留意。參照八十八頁「胃弱」的項目，進行根本治療。

27. 打嗝

以收集各種世界紀錄著名的「肯尼氏世界記錄」記載了打嗝的最長記錄，美國愛荷華州的查理・歐明（生於一八九四年），從一九二二年開始不斷打嗝，他的妻子已經去世，而他卻因打嗝而無法裝假牙，因此感到困擾。

此種極端的例子姑且另當別論，一般來講，打嗝並非嚴重的問題，可是如在相親席上、入學考試、音樂會的會場等，打嗝卻是一項很大的困擾。然而，尤其在此種緊張的場合，似乎格外容易打嗝，而且越想忍下來越打越嚴重。

打嗝屬於一種胃的運動，作用可說是為了調整胃的異常；只要胃的異常調整

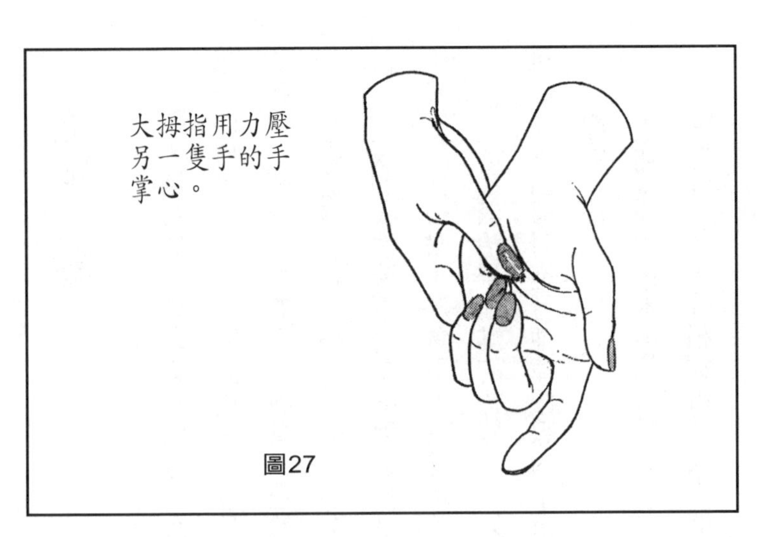

圖27

完畢，自然而然不再打嗝，因此不值得特別擔心。胃不好的人，絕食二、三天便會打嗝；絕食期間的打嗝是胃逐漸好轉的徵兆，最好不要勉強加以抑止。因此，平常的打嗝任其自然可說是最好的處理方式。

但是如在前面列舉的場合打嗝卻很苦惱，茲將抑止打嗝的方法介紹於後：

右手或左手不拘，一隻手的大拇指用力壓另一隻手的手掌心，一再的壓，打嗝自然而然停止。一般頂多不會超過三分鐘。

這是因為手掌心有通達胃部的經絡，只要壓手掌心即可抑制胃的異常。在緊要的時刻，此法不失為臨時應付的辦法。

28. 狐 臭

腋下是邪氣容易聚集的地方，而覆蓋腋下的兩臂雖然經常在動，但手臂高舉起來的機會並不多，因此流汗不容易發散。一般人流汗之後，腋下多少也有特殊的味道，味道強烈的便是狐臭。至於惡臭是體內的邪氣所產生的。

仔細觀察有狐臭的人，即使取架子上的東西，手臂並非伸直的；洗澡的時候，健康的人洗腋下總是把手臂抬高，而狐臭的人則手臂下垂，另一隻手伸進腋下洗。如此一來，邪氣更不易清除，惡臭則更為加重。

目前尚無治療狐臭的特效藥，只有暫時性的抑制發汗，或者塗抹香味濃厚的藥品等，西醫可進行抽掉汗腺的手術。但導引術有非常簡單的方法，那就是採用紅豆飯的方法。

①在普通的白米中加入紅豆，煮成紅豆飯。

②煮好之後，等稍涼再做成飯糰。

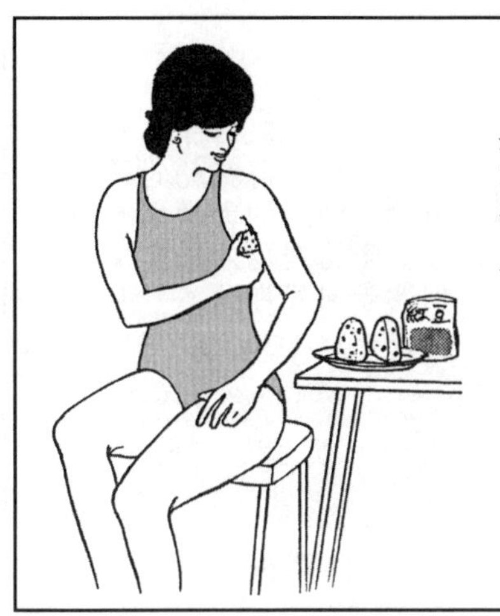

將紅豆的飯糰挾於腋下，逐漸變黃便取下換新的。飯糰的溫度以跟人體差不多最有效。

圖28

③將此種飯糰挾於兩邊的腋下。挾一會之後，飯糰逐漸轉為黃色，便取下來，另外再換上新的。假設沒有取換，在一個小時之內，飯糰應該會轉為深黃色。

飯糰轉黃是因為吸取了狐臭，不妨丟棄。飯糰的溫度以跟人體差不多最有效果。

此一行法如連續做四、五天，飯糰便不再變黃，表示狐臭已經根治。

29. 宿　醉

有些人酒量非常好，被人稱為「海

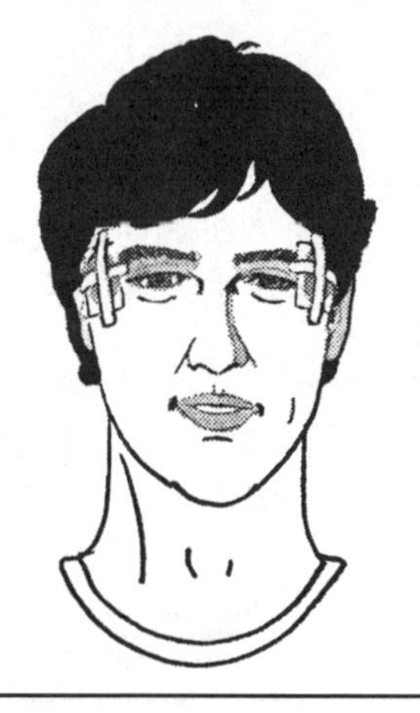

先做洗眼與洗鼻的行法，然後將梅乾的果肉貼在兩邊的太陽穴。
※梅肉以油紙與絆創膏等固定即可。

圖29

量」，此種人往往自以為身體好，但實際上真的身體健康嗎？如果從導引術的立場來看，此種人是血液循環不佳的人，由於血行不好，所以身體對酒精不起反應。

相反的，也有人完全不能喝酒，稍微喝一點便滿臉通紅，這也可算是一種疾病。如果是健康的身體，相當程度的酒精是承受得了。適量因人而異，只要不超過一定的程度，便有愉悅的酒醉感。

然而有時候興緻好，很容易超過適量，如此一來，前一天的酒精排泄不完，積存在體內，便引起宿醉的症狀。茲將立即治好宿醉的導引術介紹於後：

①先做洗眼與洗鼻的行法（參照五十

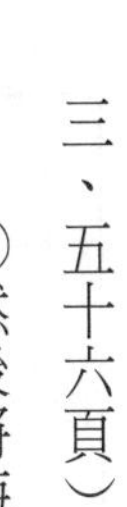

三、五十六頁）。

②然後將梅乾的果肉貼在兩邊的太陽穴。

只要如此做，無論如何嚴重的宿醉，在短短三十分鐘以內便可消除。

30. 暈　車

也許由於汽車的普及，最近會暈車的人變得很少見了，這一定是由於坐車的機會比以前大為增加的緣故。但對於坐車不習慣的小孩，會暈車的仍大有人在。由於會暈車，以致於無法參加遠足或畢業旅行等，也是很不方便的。

凡是會暈車的人，大抵肚臍是朝下的，這是腸子不好的證明。如果暈車的程度嚴重的人，不妨實行前面介紹過若干次的按腹行法，此法能驅除腸內的邪氣，從此便可不再暈車。

但原本無事，隨時間的經過而暈車，此時做按腹的行法已經來不及，不妨採取以下的方法。

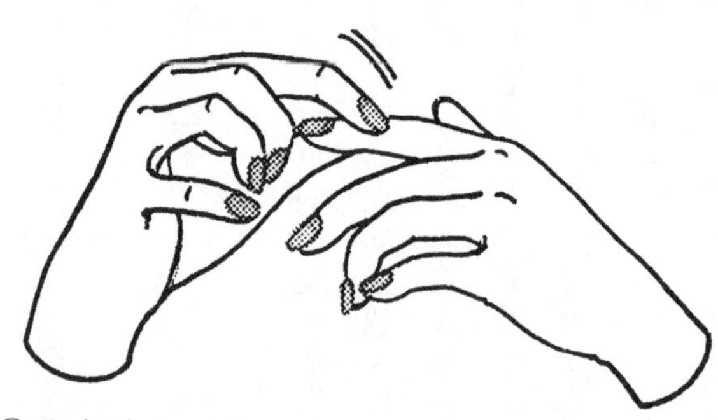

①暈車時仔細搓揉每一根手指，從指根至指尖，左右旋轉，加以搓揉。

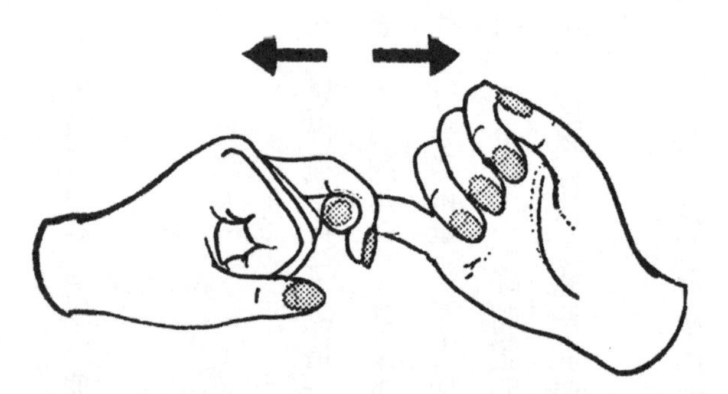

②為了事前防範暈車，雙手的小指像勾指頭一樣緊緊勾在一起，用力向左右拉。

圖30

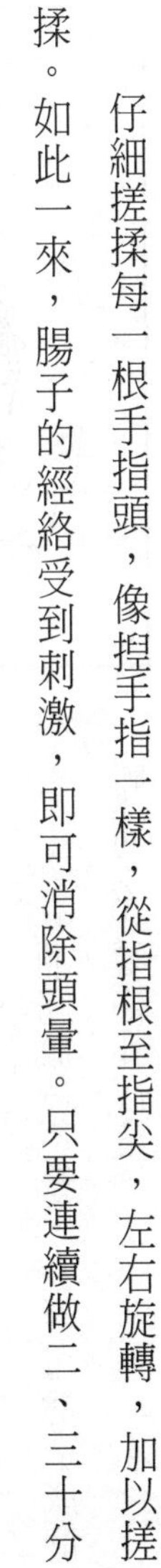

仔細搓揉每一根手指頭，像捏手指一樣，從指根至指尖，左右旋轉，加以搓揉。如此一來，腸子的經絡受到刺激，即可消除頭暈。只要連續做二、三十分鐘，鐵青的臉色可以恢復。

再者，此一揉手的行法也是長壽的秘訣。如果養成有空便做此行法的習慣，年老之後便可不必苦於疾病。此行法是值得鄭重向各位推薦的行法之一。

至於事先防範暈車，在上車之後雙手的小指互勾，像勾指頭一樣，用力向左右兩邊拉，如此坐在車上就不會暈車了。

31. 抽筋

抽筋是小腿肌肉失去平衡，收縮發生痙攣所引起的症狀。男女在成長期常有抽筋現象，尤其運動選手幾乎每一位都曾為抽筋感到苦惱。

關於人體肌肉，現代醫學不明白的地方仍多，因此對於抽筋的現象，只能採用按摩或伸腿的動作，使肌肉鬆弛，避免抽筋。

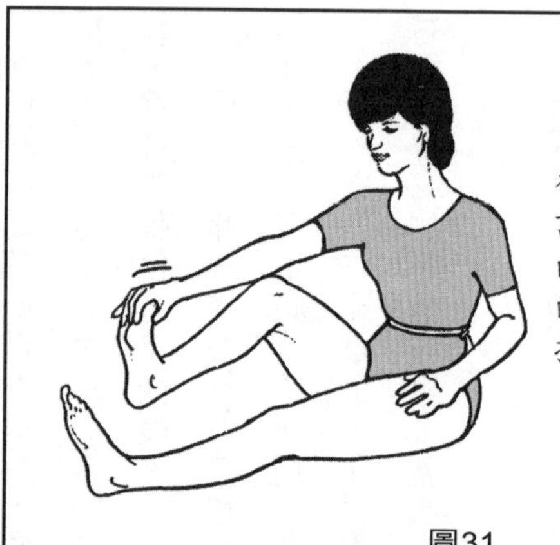

圖31

至於導引術呢？如果發生抽筋時，只要用手將該腳的大拇趾朝自己的方向扳，如此即可。萬一自己無法做，請旁邊的人代為幫忙。扳的時候，不要一下子用力，在不引起疼痛的範圍內，慢慢的扳。

想一想腳部的構造，便可明白此一治療方法是當然的方法。足部前側的脛部有動脈通過，而後側的腿肚則有靜脈通過。因此扳大拇趾，經路受刺激，靜脈便暢通，抽筋也就好了。

經常穿高跟鞋的婦女之所以容易發生抽筋，是由於靜脈的運動完全被抑制。再者，容易抽筋放任不管，甚至可能造成靜脈瘤，必須格外留意。

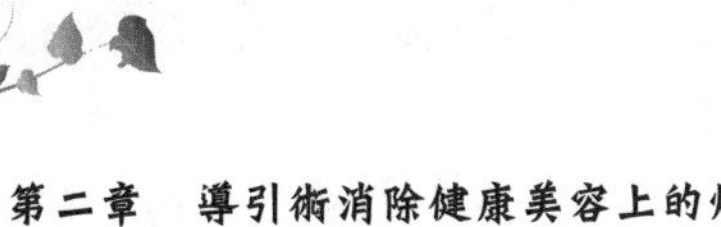

腳常發生抽筋的人，平日不妨常搓揉腳趾，便可減少抽筋。

如果在游泳的時候發生抽筋怎麼辦呢？此時男性可以拉動自己的陰莖，女性則拉動兩邊的乳房，抽筋立即停止，效果非常靈驗，因為陰莖與乳房均有氣與腳部的大拇趾相通。

32. 咬牙、打鼾、夢囈

一般不被當做疾病的症狀，從導引醫學的觀點來看，很少不是疾病；打鼾便是其中之一。即使平常不打鼾的人，只要稍微勞累，一般都會打鼾。根據觀察，幾乎每個人都會打鼾，只是程度的差別而已，其中有少數人相當嚴重。

打鼾的根本原因是蓄膿症，因此要治療打鼾，只要洗淨鼻子，去除蓄膿即可（參照五十八頁）。

睡覺會咬牙的人往往以神經質的人比較多，這是一種疾病，是頸椎的副脫臼。咬牙會損害牙齒，至於要治療頸椎的副脫臼，必須做消除四十肩、五十肩的脖子痠痛的行法（參照七十八頁）與治療腦震盪的行法（參照一〇六頁），兩種行法合起來做，只要做十天，咬牙便好了。

從導引醫學來看，睡覺說夢話也是一種疾病。那是沒有熟睡的證據，身體想睡，但大腦卻不睡。由於當天重大的事件浮現在腦海中，腦部並未休息，亦即一種變形的失眠症。

前面談醫治失眠症的地方介紹過「龍的睡眠法」（參照一〇一頁），只要採取此種方法，達到身心協調即可。

打鼾、咬牙、說夢話均干擾別人，因此覺得身體太累的時候，不妨事前做以下的行法。因為身體疲倦時，比較容易出現前述的症狀。

①盤坐或坐在椅子上均可，雙手抱住後頭部。

②用力緩緩仰頭與低頭，仰頭時徐徐將體內的濁氣自口吐出。

③低頭時，緩緩自鼻吸氣。如此一上一下為一次，只要做三到五次便可消除疲勞，並能防止上述的症狀。

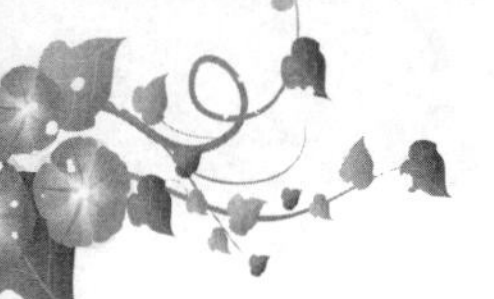

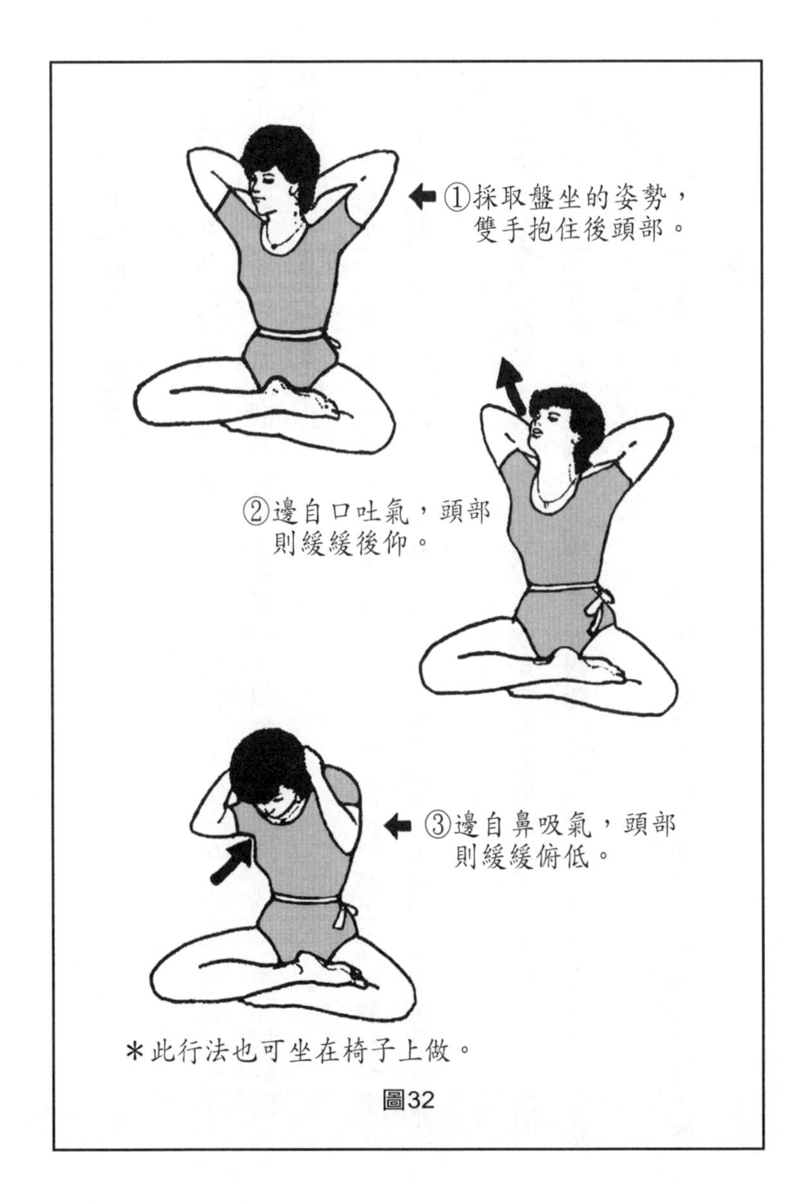
①採取盤坐的姿勢，
雙手抱住後頭部。
②邊自口吐氣，頭部
則緩緩後仰。
③邊自鼻吸氣，頭部
則緩緩俯低。
＊此行法也可坐在椅子上做。

圖32

33.香港腳、雞眼

整天坐在辦公室的人，赤腳接觸空氣的時間非常少。早上出門到夜晚回家，通常十小時，多則十五小時穿著鞋子與襪子，偶爾在公司脫掉鞋子換穿拖鞋的人似乎不少，但仍然穿著襪子。

而且腳似乎總在動著，實際上並不那麼常動，即使再怎麼走動，腳趾幾乎是不動的。因此，腳部的氣血流通不好，甚至皮膚趨於死亡。其結果便是香港腳或雞眼。

從導引醫學的觀點來看，香港腳或雞眼是由於氣血流通不佳，細胞死亡所引起的。假設整個腳底長滿雞眼，那個人等於跟死亡差不多了。至於香港腳，化膿之後肉陷下去，腳趾有如掉落一般。

無論何等嚴重的香港腳或雞眼，只要做活動腳趾使氣血流通順暢的行法，便可治好，不必操心。

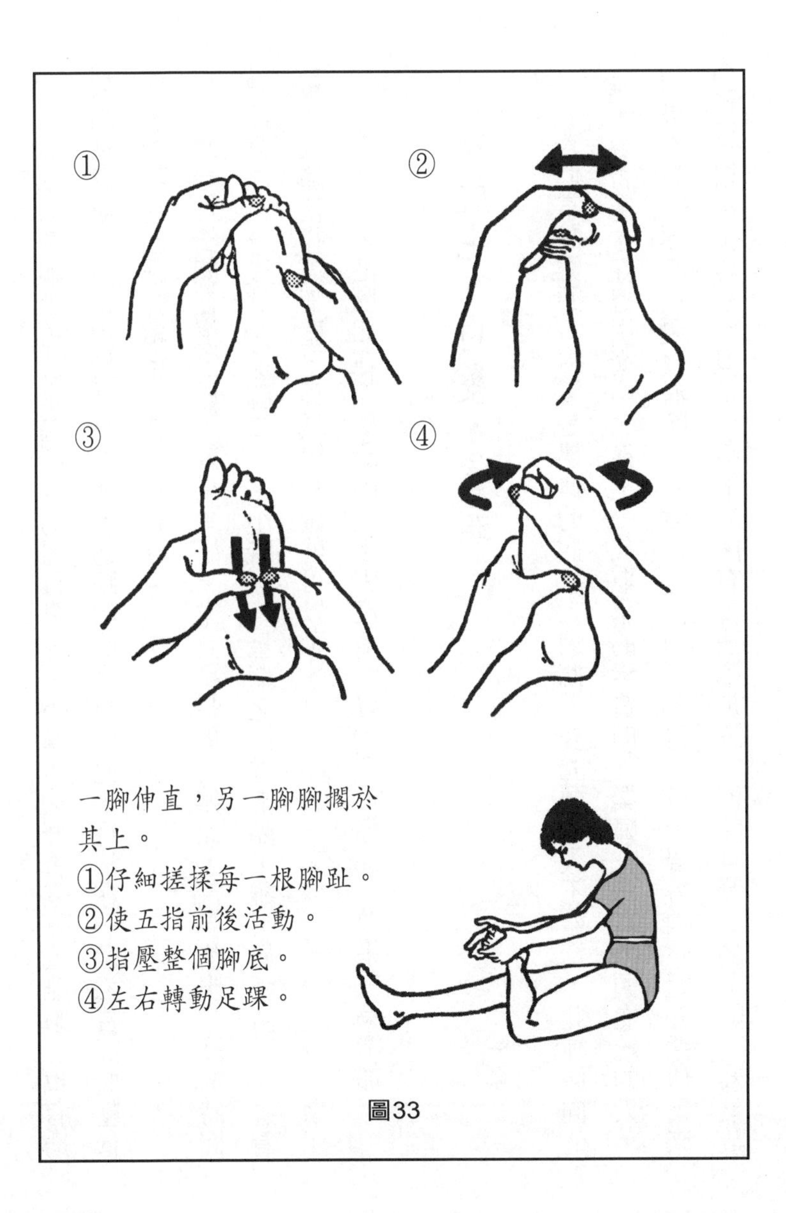

圖33

而且活動腳趾可使末端部分的血行良好，不僅可治好香港腳或雞眼，也有助於增進健康；這是由於全身氣血流通順暢的緣故。此一行法在一〇三頁高血壓低血壓的項目已經介紹過，請參閱該處。

此一行法如在浴室做，效果更好，尤其雞眼更是如此，每天騰出少許的時間做此行法，一天總共揉腳二、三小時，一星期之內香港腳、雞眼便痊癒了。邊看電視或隨便靠著牆壁，輕輕鬆鬆做就可以了。

再者，香港腳如在加酸醋的溫水中浸泡一會，再行搓揉，效果更為增加。

34. 脫毛、白髮、禿頭

人們常說禿頭、白髮是遺傳的症狀，因此很多禿頭的人不醫治，此種傾向的確不容否認。在導引術中，從上一代繼承的素質叫「業障」。有禿頭血統的人，如果不想禿頭，只要做消除該業障的行法即可。也許有人覺得消除祖先遺傳下來的業障相當不容易，但是導引術的所有行法都是讓人消除身體上的業障。邪氣最

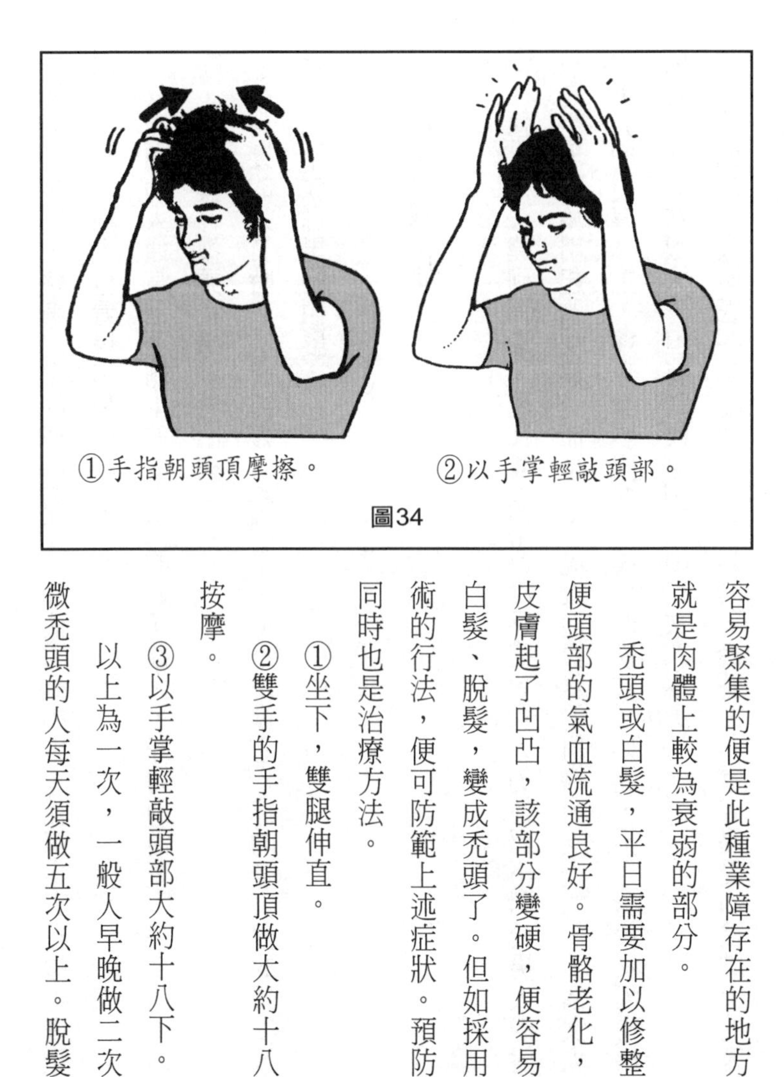
①手指朝頭頂摩擦。　②以手掌輕敲頭部。

圖34

容易聚集的便是此種業障存在的地方，也就是肉體上較為衰弱的部分。

禿頭或白髮，平日需要加以修整，以便頭部的氣血流通良好。骨骼老化，頭部皮膚起了凹凸，該部分變硬，便容易長出白髮、脫髮，變成禿頭了。但如採用導引術的行法，便可防範上述症狀。預防方法同時也是治療方法。

①坐下，雙腿伸直。

②雙手的手指朝頭頂做大約十八次的按摩。

③以手掌輕敲頭部大約十八下。

以上為一次，一般人早晚做二次，略微禿頭的人每天須做五次以上。脫髮、白髮經過一星期，逐漸出現好轉的徵兆，即使禿頭的人，從第十天起發生變化，經過二個月，別人也看得出長出頭髮了。

禿頭的人通常沿著側↓前↓中央的順序擴大，好轉則沿著中央↓前↓側的順序，用手摸一摸頭也感覺得出來。

白髮的人有時一次會掉幾十根頭髮，但不用擔心。掉的是衰弱的頭髮，以後會長出柔軟烏黑的頭髮。

35.冷感症

性交無法達到高潮，現代醫學稱為冷感症。女人的性感不同於男人的射精，只是生理現象引起的快感，而是由更高度而複雜的組織所支配的。一個女人以經由男人的引導為主，逐漸發展出個人獨特的模式。如此，男人對於女人得冷感症所負責任實在很大，但有時候原因也出在女人本身。

那就是女人徹底的認為做愛是被動的，冷感症非常容易受到精神上的因素所

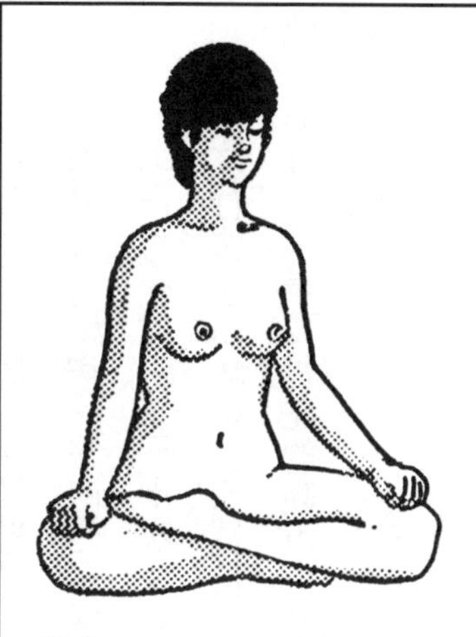

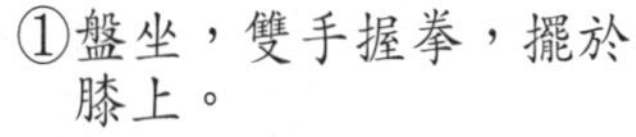

①盤坐，雙手握拳，擺於膝上。

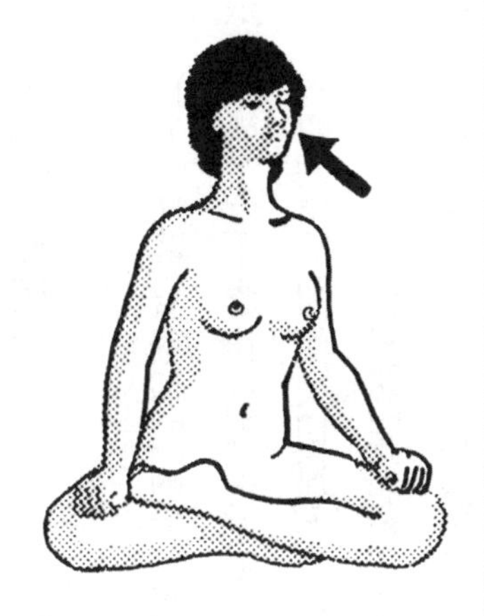

②邊以鼻吸氣，向著月光伸直腰，讓月光普照全身。難忍時自口吐氣。

圖35

影響，往往只因對方的一句話，原來並非冷感症的女人，症狀卻大為加強。尤其是比較被動的消極型女性，此種傾向更大，變成自怨自艾，陷入煩惱的深淵。男女必須認真考慮此種女人的個性，善加引導。

不過，最根本的治療法是改變此種女人的消極性，培養對性採取積極參與的態度。不妨做一做以下的導引術，此法必須全身暴露在月光下做。

①盤坐，雙手握拳，擺於膝上。

②向著月光伸腰，讓月光普照全身，此時以鼻吸氣。

③難忍時，緩緩將體內的污氣吐出。

以上為一次，須做三十次左右。

做此行法必須特別選擇日期，在滿月前兩天和後兩天，連做五天，否則無效，而且必須是有月亮的晚上。身上不穿衣服，赤裸裸連做五天，一定可以獲得不同於前的性感。

36. 增強精力

精力和性慾有密切的關係。男人的性慾在二十五歲時最強，其前後五年內也很強。過了三十歲後就漸漸減退。

蜥蜴的尾巴即使被切掉還會再生，這是由於其體內精氣飽滿的緣故。人體也因部位的不同，精氣飽滿的程度也有差別，至於人類精氣最飽滿的部位在哪裏呢？那就是性器，這不是開玩笑，而是嚴正的事實。

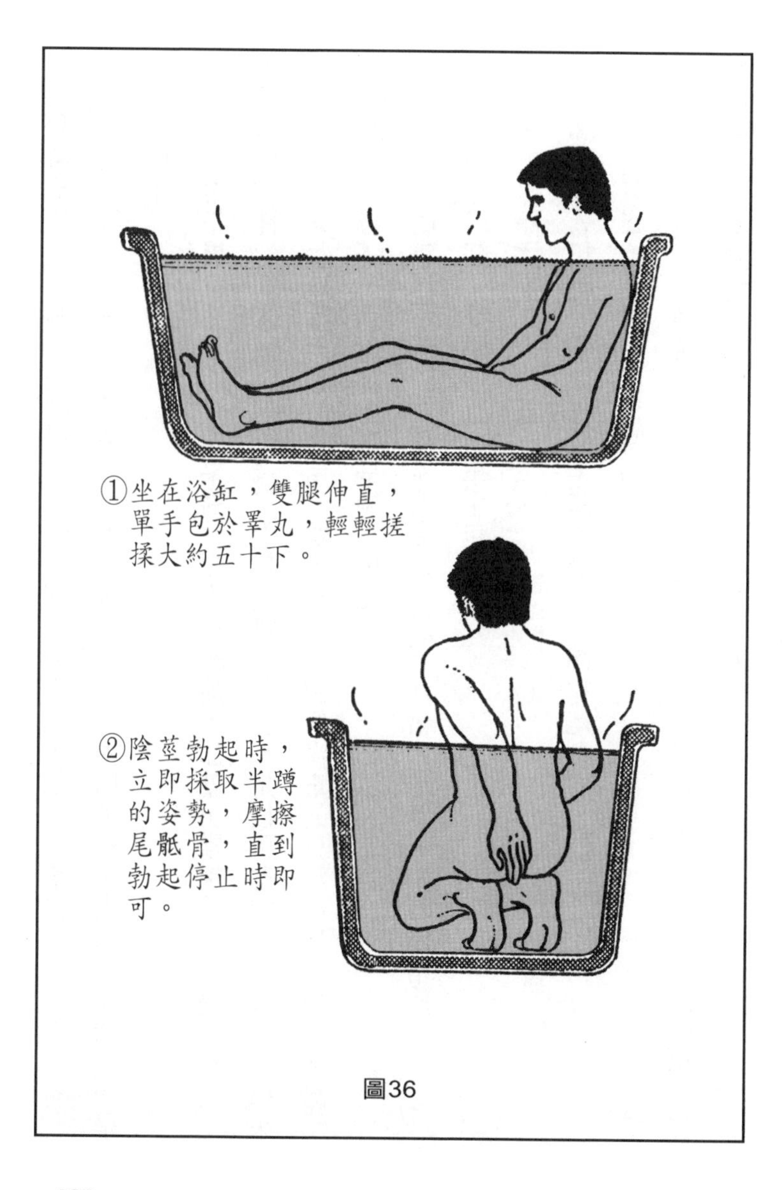
①坐在浴缸，雙腿伸直，
單手包於睪丸，輕輕搓
揉大約五十下。
②陰莖勃起時，
立即採取半蹲
的姿勢，摩擦
尾骶骨，直到
勃起停止時即
可。

圖36

我甚至知道有個人在戰場上陰部中彈失掉陰莖，但後來卻再度長出來。有一位女性因為得了子宮瘤，手術取掉子宮後，不久又生出子宮。人的性器精氣便是如此的充實。

不少中年男性性無能，如果對性愛不感興趣，那就另當別論，但是，男人一生總是懷有性愛的念頭，如果過了中年便無能，實在是很可悲的。從導引醫學來看，男人的陰莖無論再怎麼使用，雖不至於做到像汽車的分解修理，但只要給予適當的「保養」，到死為止都是能夠做愛的。

為了幫助年輕便苦於性無能的男人，以下介紹一則導引術的強精法。

①坐在浴缸，雙腿伸直，單手包於睪丸。

②輕輕搓揉睪丸大約五十下。

③陰莖勃起時，即刻採取半蹲的姿勢，摩擦尾骶骨。

④繼續摩擦至勃起停止時即可。

此行法只要每晚做一次，不僅精力增強，對於增進健康也有極大的效果。以後在妻子溫柔的協助下，一定可以享受豐富的性生活。

37.消除腹部肥肉

由於目前物質生活的進步，不少婦女與中年男士為肥胖感到煩惱。一般認為過食是肥胖的原因，想減肥的人大多嘗試節食。但從導引術的觀點來看，節食未必就沒有問題。

一位婦女一天只吃一碗飯以便減肥，而減肥的目的確實達到了，但開始節食一個月，卻因貧血而昏倒。如此，說是減肥，其實反使身體衰弱。

肥胖的原因在於身體機能衰退，排泄機能不再正常。因此如要減肥，使排泄機能恢復正常比節食更重要，一旦排泄機能恢復正常，體重便逐漸減輕，腹部的肥肉也會消除。

首先以按腹的行法（參照九十一頁）為基本，做完按腹之後：

①伸直雙膝，雙手重疊擺於頭下，再度立起雙膝。

②從此姿勢將腹部向上方舉起來（如圖）。此時徐徐自口吐氣，邊將腹部舉

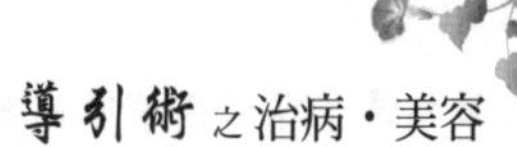

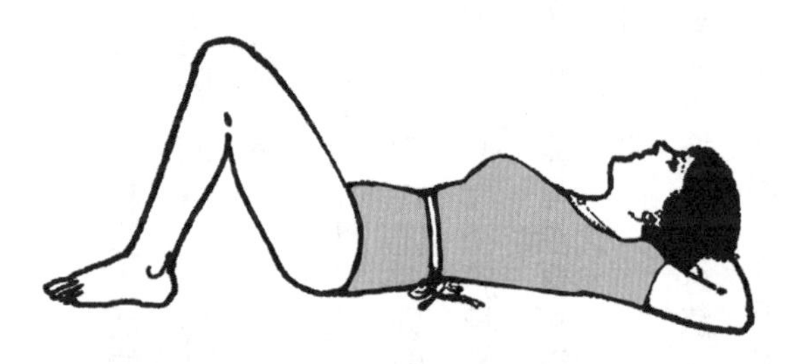

①做完按腹的行法之後，先伸雙膝。雙手重疊擺於頭下，再度立起雙膝。

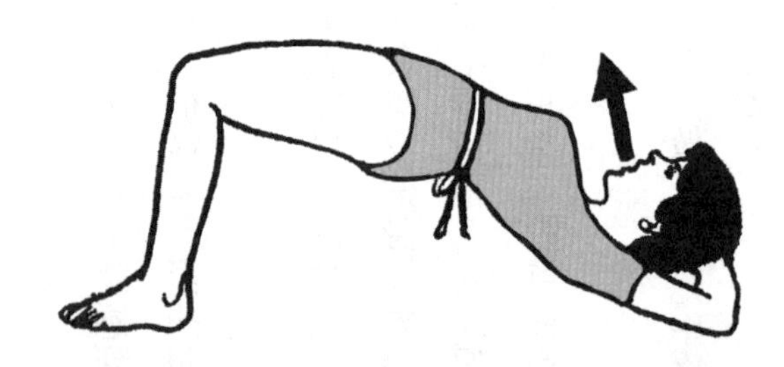

②徐徐自口吐氣，邊緩緩將腹部朝上方舉起來，氣吐畢之後，閉口徐徐地恢復原姿勢。

圖37

起來。氣吐畢之後，閉口徐徐恢復原姿勢。

此一行法每天早晚各做三次，大約從第五天起，腹部的肥肉即有顯著的減少。一個月後，男性將會嫌腰帶過長，女性則變成均勻對稱的身材。

此行法雖然簡單，但卻能刺激排泄機能。亦即經由此行法，腹部的肥肉將轉為新鮮的血液。

附帶一提的是，肥肉消除之後，最初腹部也許會產生皺紋，經過一段時間，皺紋自然消失，不用擔心。

38. 美　腿

對女性而言，腿部是一處審美的重點，擁有一雙健美的腿，對異性而言實在是很有吸引力的。最近東方女性的腿比較修長了，但為蘿蔔腿感到苦惱的人似乎不少。茲將美腿的行法介紹於下。

腿部為何粗大呢？這是水分聚集在腿部，只要將多餘的水分排出體外，腿部

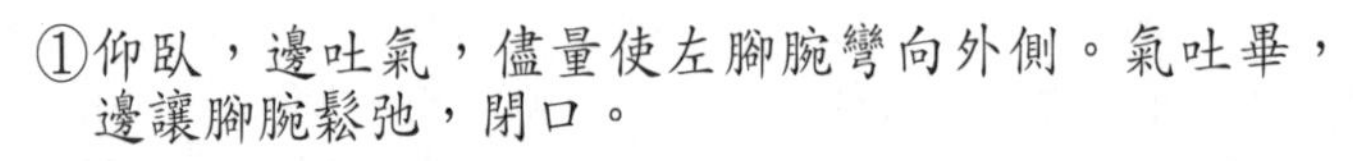

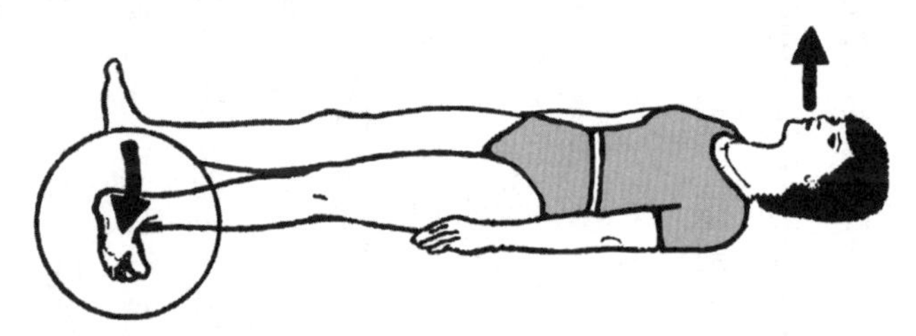

②以同樣的要領做右腳腕。

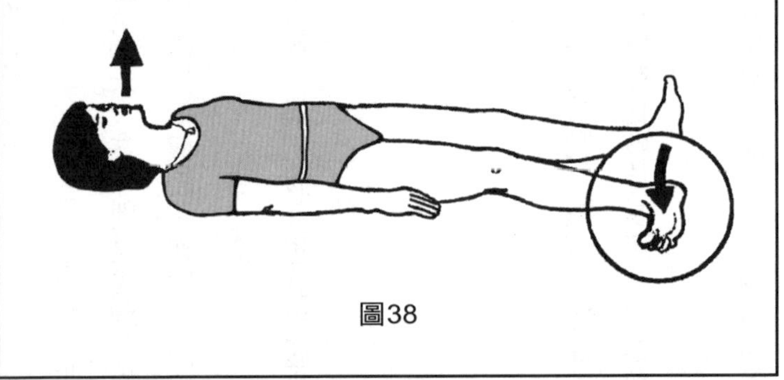

圖38

自然會苗條，為了做到這一點，不妨做揉腳的行法（參照一〇三、一二五頁）只要揉一星期，血液流通自然順暢，腿部的水分逐漸排出體外，腿部的溫度略微升高，但卻逐漸變苗條。

此一揉腳的行法對於消除中年婦女常見的靜脈瘤也相當有效，穿高跟鞋的中年婦女幾乎無法避免得靜脈瘤，倘若小腿有似青色的凝血，不妨做揉腳的行法。

除了揉腳的行法之外，另有縮緊腳脖子的行法，一併介紹如下：

①仰臥，邊吐氣儘量使左腳腕彎向外側。氣吐畢，邊讓腳腕鬆弛，閉口。

②以同樣的要領做右腳腕。

每天早晚左右腳腕交互各做三次。再者，步行過累時，回到家立刻做。此時左右各施行一次即可。

腳腕將逐漸緊縮，穿起高跟鞋必定輕鬆愉快。此行法與揉腳的行法一樣，對靜脈瘤也有效，尤其值得向中年婦女推薦。

39. 突　臀

臀部脂肪過多會下垂，令很多的女性煩惱。要解決這個問題，不僅要注意飲食，而且還要學會有效的運動方法。

電視廣告常出現為襯托臀部特別設計的內褲，對女性而言，臀部似乎是格外介意的地方。導引術有簡單的方法能使臀部突出，介紹如下：

①仰臥，立起兩膝。

②雙手伸至膝下，邊自口吐氣，將兩膝拉至胸前。此時腳尖要翹起。

③氣吐畢之後，閉口，放鬆兩手、兩膝、兩腳。

連做五、六次，要點是大腿要接觸胸部，腳腕儘量翹高。

大約經過一個月，下垂的臀部便突起，多餘的肥肉也逐漸消失。

東方女性大多臀部下垂，此一行法可說是每位婦女都值得一試的，同時也可矯正骨盆的傾斜。

再者，消除使臀部下垂的原因也有助於臀部突起，如便秘、痔瘡等，而婦女苦於上述隱疾的人似乎相當多。

另外不妨做按腹的行法（參照九十一頁），如果可能，也可以做臀部的按摩。

以上合起來做，本項所介紹的突臀行法，效果一定更為提高。

臀部下垂的原因往往在於意想不到的地方，此語也許驚人，但效果是可以保證的。

①仰臥，立起雙膝。

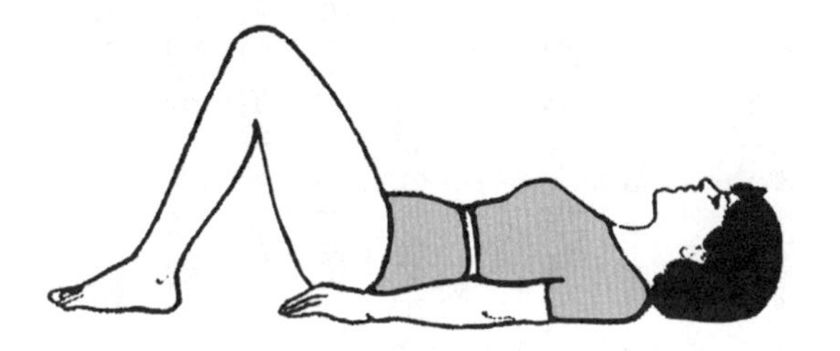

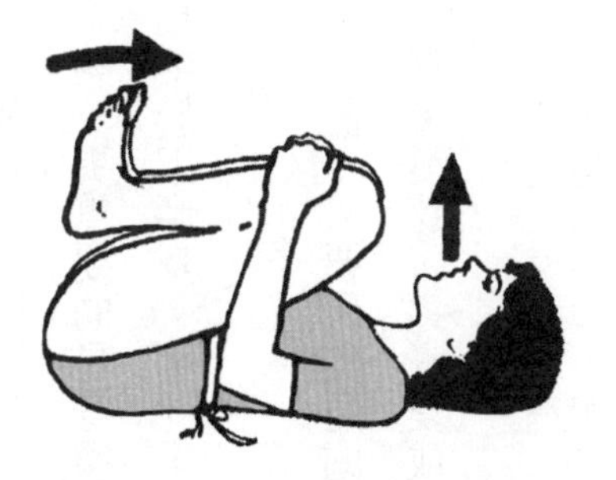

②抱緊雙膝，邊自口吐氣，使膝蓋接觸胸部。
此時翹起腳首。

圖39

40. 豐胸

提到女性美，一般人先聯想到的一定是胸部，乳房美好的女性自然而然散發一股魅力。關於胸部，大多數的人視豐滿為美，但東方人基於體形的構造，太大往往是體內聚集的水毒所引起的，此種人有苦於肩膀痠痛等失調的疾病。

然而，乳房太小，不僅是性傾訴力不夠，更重要的是身體發育不全，也是不好的現象。此種人可說女性荷爾蒙太過集中於下半身，因此，下半身比上半身肥胖而發達。

此種情況必須調整上半身與下半身的平衡，只要做美腿的行法（參照一三六頁）即可見其效果，一旦下半身苗條，乳房便發達，逐漸變成有如白人婦女一般均勻的身材。

至於好看的乳房，應該是小巧玲瓏，即使胸部再大，如果下垂，根本談不上魅力。導引術有經常維持乳房富有彈性的行法，此法可在浴室做。

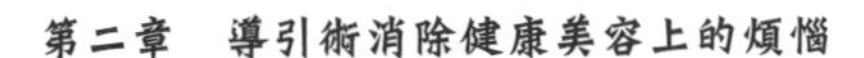

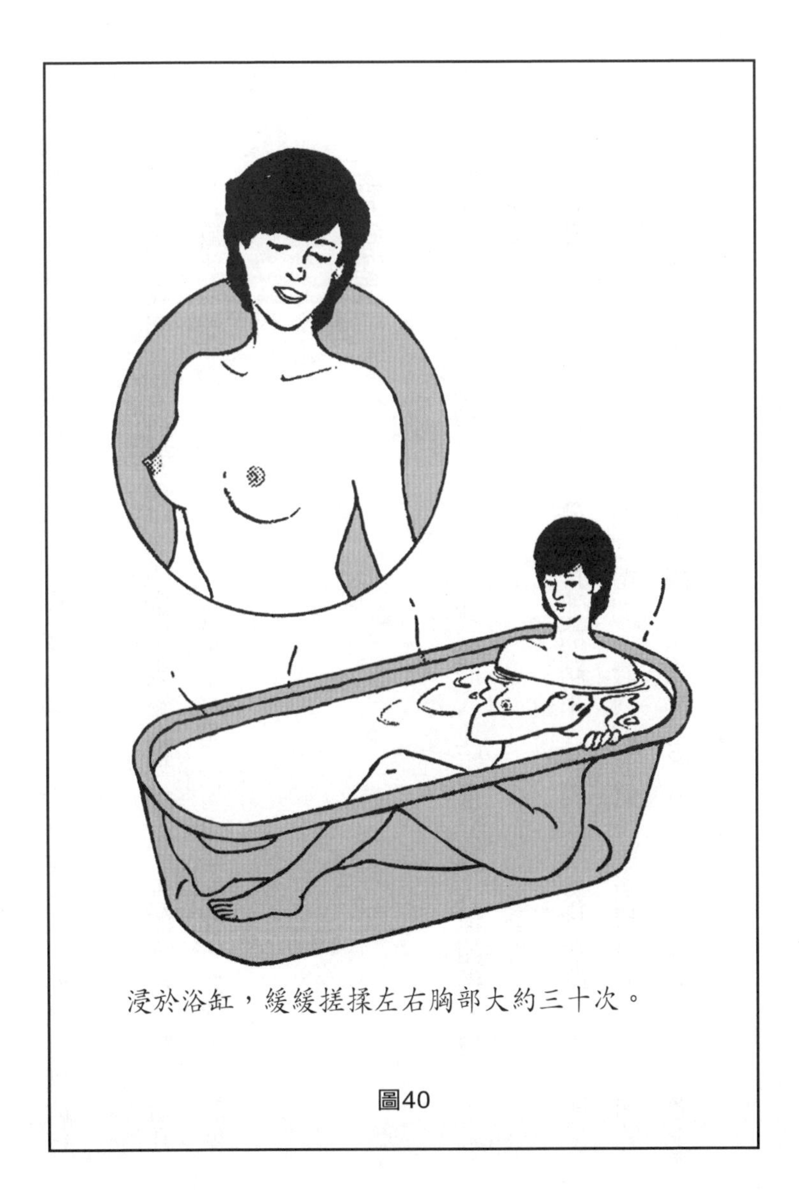

浸於浴缸，緩緩搓揉左右胸部大約三十次。

圖40

浸於浴缸內，緩緩搓揉胸部，左手搓揉右胸，右手搓揉左胸，左右分別約搓揉三十次。

經過大約一個月，大胸脯縮小，小胸脯則逐漸變大，下垂的乳房也將逐漸升起，女性的魅力一定大為增加。再者，乳房下垂常與胃下垂有關，此種人應該做八十八頁的行法。

41. 青春痘

一般常說青春痘是年輕的象徵，大多數的人並不很介意，但如過分嚴重，必定是女性在美容上的一大煩惱。

導引術認為青春痘是體內的邪氣排泄的結果，年輕人由於排泄能力強，所以僅止於青春痘的程度，但隨著年紀的增加，體內的邪氣將逐漸轉變成腰痠背痛等症狀；就是說，無論青春痘或腰痠背痛，原因都是邪氣，而其顯現方式卻有老少之別。

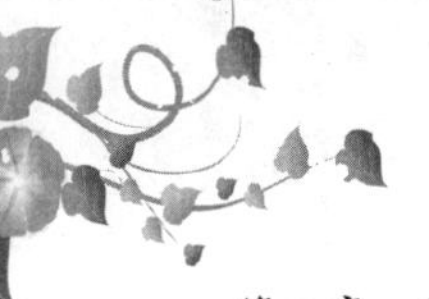

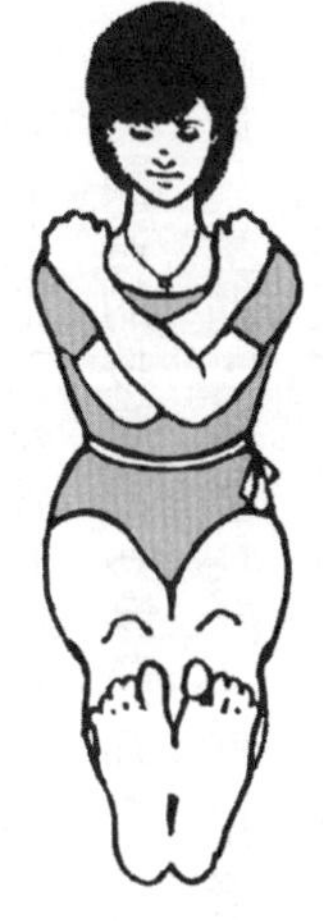

①雙腿伸直坐下，兩臂交叉，
壓住肩膀。

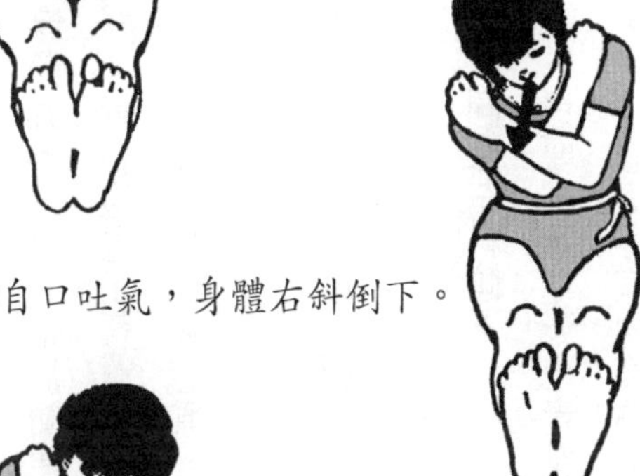

②自口吐氣，身體右斜倒下。

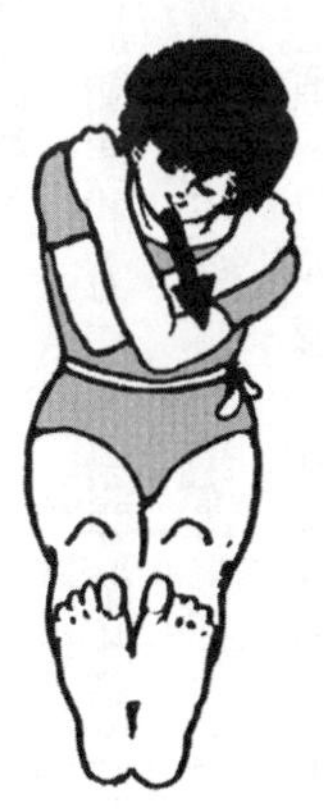

③氣吐畢，恢復原姿勢。再同
樣向左斜倒。

圖41

此時所謂的邪氣，不妨當它是附著於腸壁的宿便。宿便散發毒素，年輕人以青春痘的形態排泄出去，亦即青春痘是體內毒素的排泄物之一，因此如要消除青春痘，最有效的方法便是將毒素之源的宿便排出體外。

前面談過的按腹法（參照九十一頁）是最簡便的方法，只要做此行法，通常大約經過一星期，排便良好，青春痘也隨著消失，皮膚逐漸光滑。

消除青春痘除了根本上去除體內的邪氣之源，另外還有更便捷的方法，茲介紹如下：

①坐下，雙腿伸直，兩臂交叉，壓住肩膀。

②邊吐氣，身體邊向右倒。

③氣吐完，恢復原姿勢，同樣左斜傾下。

早晚左右交互各做三次，只要經過二天，青春痘自然消失。此時如更配合手掌療法（參照一五三頁），連生過青春痘的痕跡也會消失，是長青春痘的人值得一試的行法。

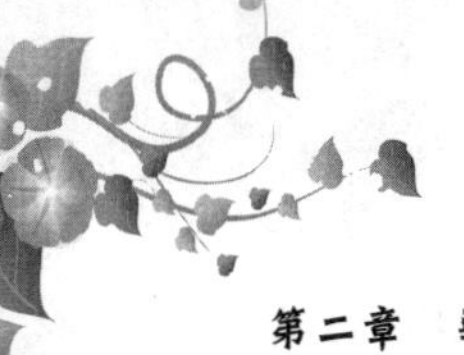

42. 斑　疹

如果說斑疹是一種癌，也許會令人吃驚，但在醫學上斑疹跟癌是同種的，都是細胞發生毛病而引起的。身體表皮長出異種的細胞是斑疹，如果發生在體內便是癌。

不管癌或斑疹，不妨當它是體內邪氣的作祟，導引術有消除斑疹的行法，介紹如下。

摘取無花果的果實，將有牛奶一般的白色汁液流出，將那白色的汁液塗在斑疹上，斑疹很快便消失。此一無花果的行法效果強烈。

長在手腳的斑疹大可採用前述的無花果行法，但如長在臉上，最好勿試，因為無花果太過強烈，稍有疏忽，恐將發生無法挽救的後果。因此，以下再介紹一則消除斑疹的行法，容易長斑疹的人也可做為預防方法。

①盤坐。

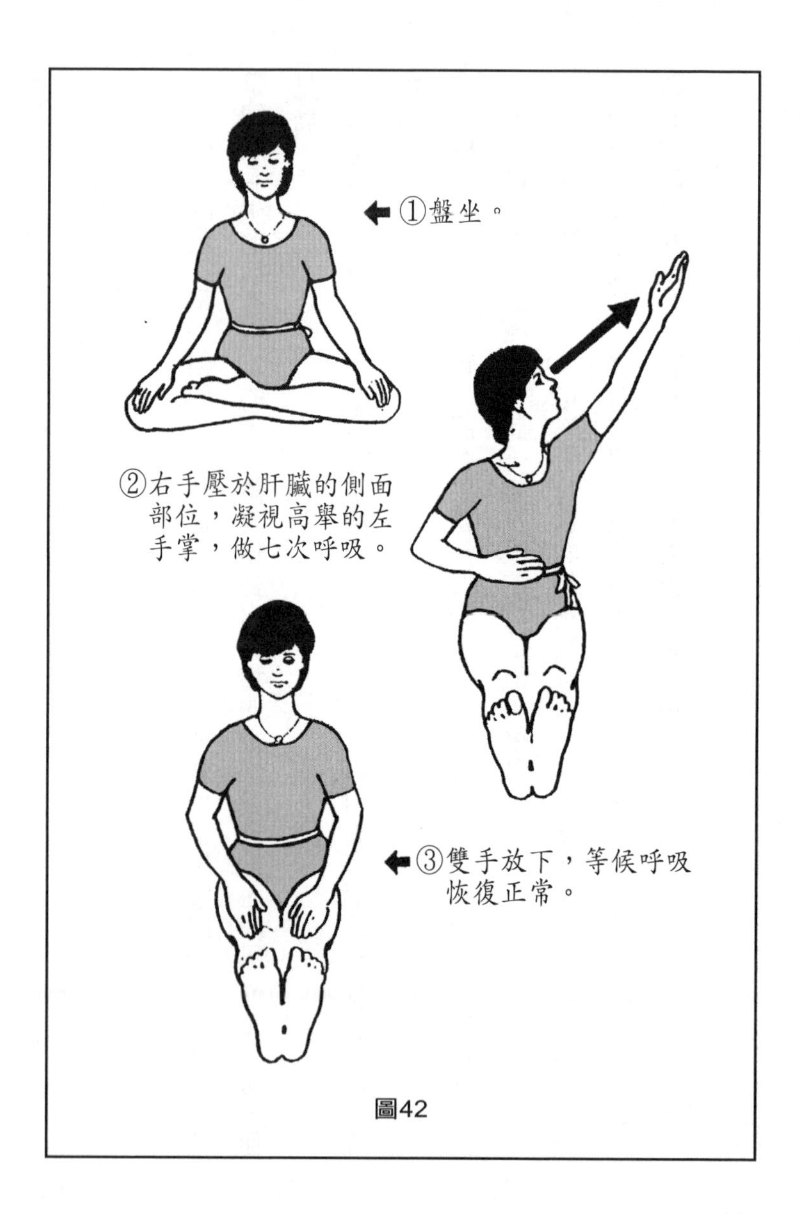

圖42

②雙腳前伸，左手用力舉高。

③右手壓於肝臟的側面部位，眼睛睜大，凝視左手掌，以此姿勢做七次呼吸。從鼻吸氣再止氣，難忍時從口吐出，以此做為一次。

④做完七次以後，身體仍維持雙腳前伸的姿勢，休息一會，等待呼吸恢復正常。

凝視手掌時，注意要近於目眥欲裂的凝視。此法乍看似乎簡單，實際上相當吃力。但早晚各做二次，經過一個月，斑疹的突起便減少而變小，再經過半個月便完全消除了，是一項具有即效性的行法。

43. 皺　紋

某化粧品公司的廣告有這樣的句子「烏鴉的腳印為何可怕」，想必大多數的婦女聽見這句話都會感到一陣心驚。女性的皮膚從二十歲開始便開始老化，因此過了二十歲的女性都受到日益增加的皺紋所威脅。

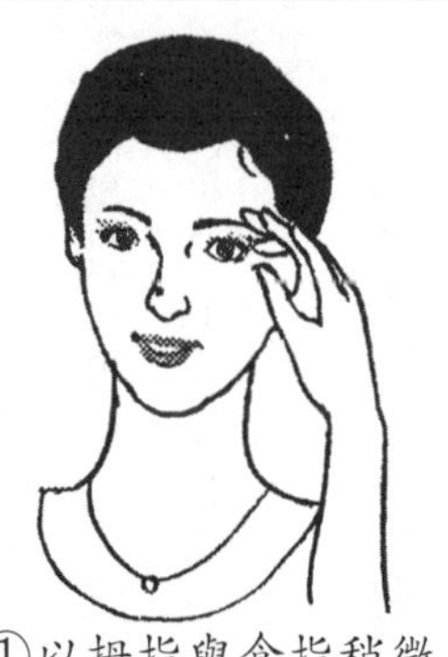

①以拇指與食指稍微用力捏起皺紋的部分。

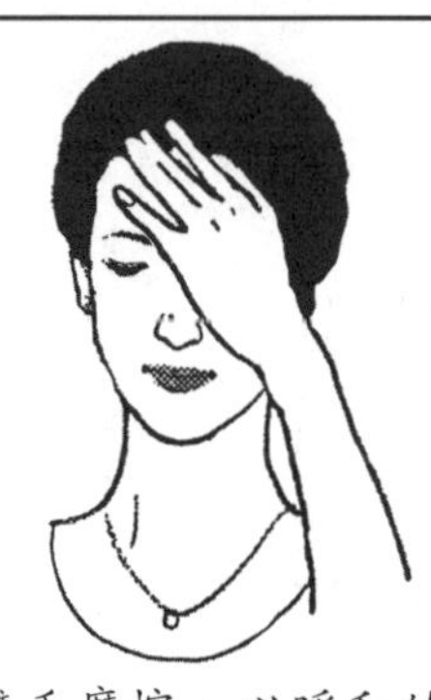

②雙手摩擦，以暖和的手掌覆蓋皺紋的部分。

圖43

毋庸置言的，所謂烏鴉的腳印便是眼角的小皺紋，此種小皺紋逐年增加，剛出現的幾條正像烏鴉的腳印。皺紋是細胞老化而產生的，而以下介紹的消除皺紋行法，換言之便是防止老化的行法。

①以拇指與食指捏一捏產生皺紋的部分，捏皮膚的手指略微用力，如折衣褶一般捏超產生皺紋的地方。

②捏完之後，雙手摩擦暖和，將手掌貼於皺紋的部分，略微用力摩擦三下。

此行法一天做大約一小時，當天便出現若干效果，繼續做下去，無論多麼深的皺紋，只要經過一個月，細胞便復甦，皺紋消失。

實際做自然就會明白，捏眼角時將有疼痛的感覺。這是因為該部分的細胞老化，逐漸的死亡。但只要做此行法二、三天後，由於細胞復甦，便不再疼痛，經過三個星期便發覺皺紋變淺。擔心產生皺紋的人，不妨趁皺紋未產生之前，在可能產生皺紋的地方做些行法。化粧品具有使皮膚老化的作用，儘量不要使用，平常用冷水洗臉，皺紋便難以產生。

此行法與一五一頁介紹的使皮膚變白的行法一起做，當可逐漸恢復光潔的皮膚。

44. 雀斑、皮膚黑

想必每一位女性都渴望永遠保持年輕的皮膚，然而實際上衰老卻悄悄的接近，每次照鏡子總難免嘆氣，其實這是人生必經的過程。

導引術也沒有完全防止肌膚老化的方法，但獲得與年齡相對應的美肌是十分可能的，那就是使皮膚變白的行法。

只要做此行法，任何人都可以像中國繪畫上的仙女一樣，散發出一股女性的魅力。有人說人分成北方系統跟南方系統，北方系統皮膚白，南方系統淺黑；但婦女們的皮膚本來都是白的，因為只要做導引術，每一位皮膚都會變白。

①首先採取站立的姿勢。

②如圖雙手重疊，手掌在上。

③逐漸舉高。

④攀至最高之後，凝視手背。

呼吸的方法為雙手逐漸舉高時吐氣，吐氣之後，閉口，雙手恢復原位。早晚各做二回，一回做三次。背部要伸直，上半身略微後仰，此為關鍵。最先也許做得不很標準，但只要經過二個月，皮膚一定變得有光澤，博得鄰居的讚美。

配合此行法，如果另外再做按腹（參照九十一頁），雀斑面皰也能消除，對於雀斑黑斑感到介意的人，不妨試一試下一項的手掌療法。

導引術在美容上具有非常驚人的效果，只要繼續不斷的做，即使到了六、七十歲，仍然是具有魅力的女人。

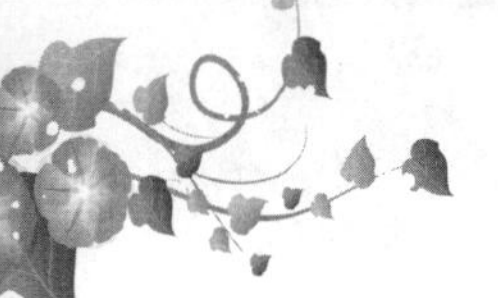

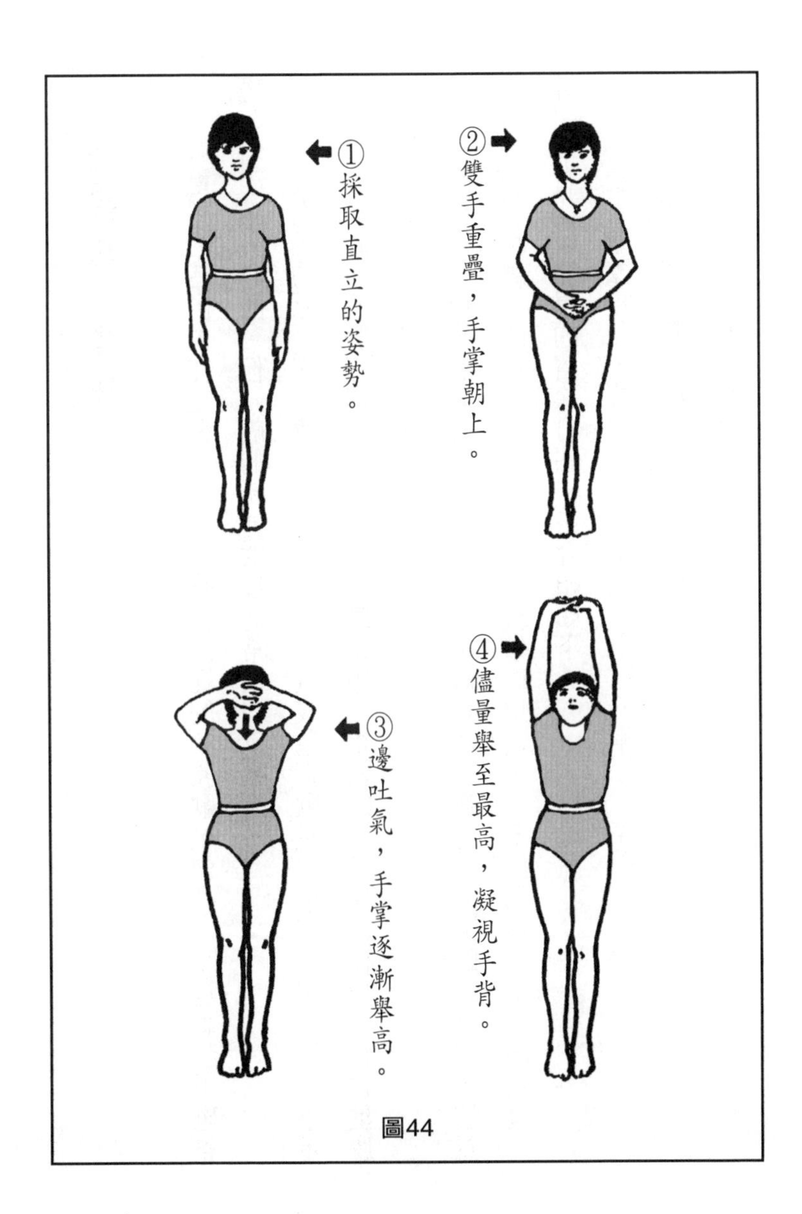

圖44

45. 黑斑、雀斑

看電視的時候，往往會看見一些時下走紅的美麗歌星曾幾何時竟滿臉黑斑雀斑，看了讓人心酸，但一般的新進歌星通常是細皮嫩肉。

黑斑雀斑的原因在於疲勞，也就是說一旦成為紅歌星，很容易由於睡眠不足或緊張的活動而疲勞困憊，導致滿臉黑斑雀斑。相對的，工作比較少的新歌星疲勞度輕，比較不容易長黑斑雀斑。

由此可知，預防黑斑雀斑的最佳方法是儘量消除疲勞，只要睡眠足夠，注意恢復身體與精神上的疲勞，就不必為黑斑雀斑煩惱了，至於已經長了黑斑雀斑，導引術有比較簡單的清除方法，茲介紹如下：

①雙手摩擦暖和，按照額頭↓臉頰↓下巴的順序，摩擦大約十八次。

②其次按照眼睛↓臉頰↓喉嚨的順序，摩擦十八次。

③另一邊臉孔也照樣做。

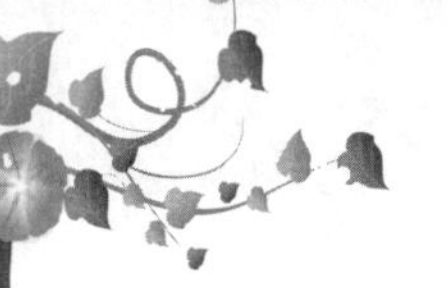

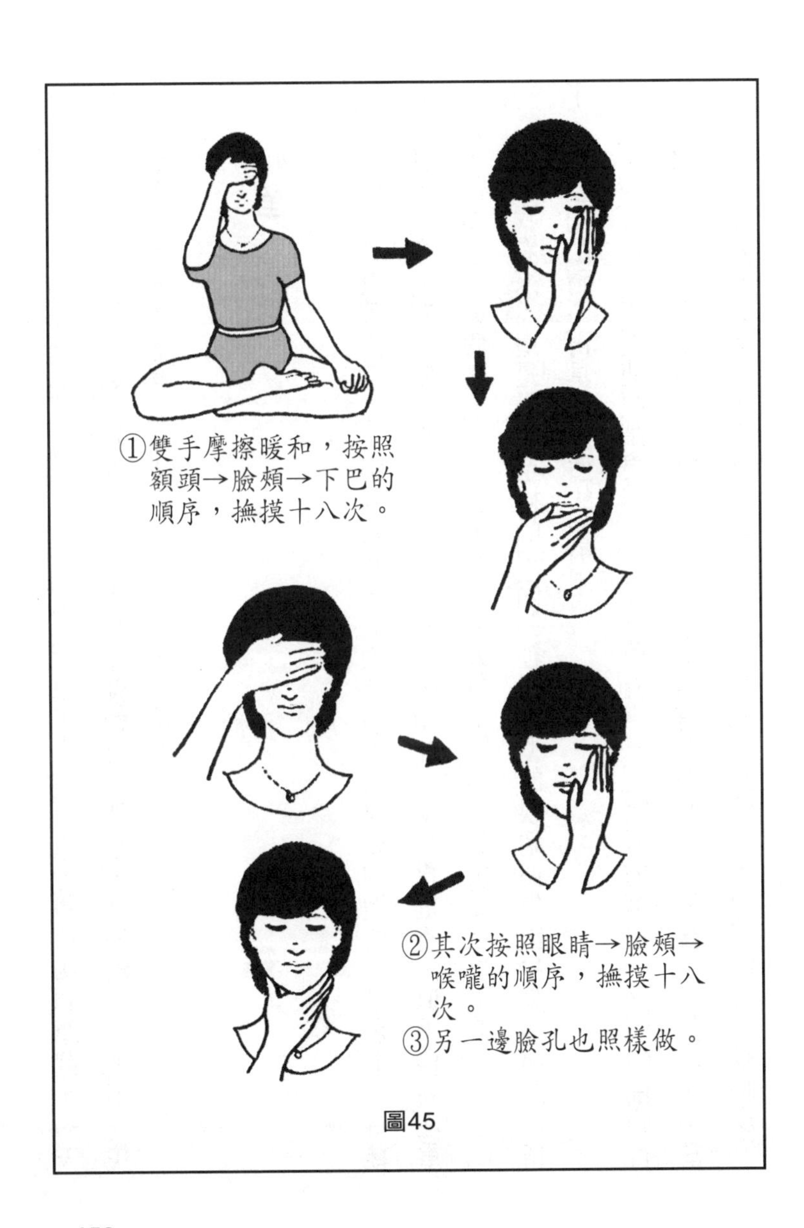
①雙手摩擦暖和，按照額頭→臉頰→下巴的順序，撫摸十八次。
②其次按照眼睛→臉頰→喉嚨的順序，撫摸十八次。
③另一邊臉孔也照樣做。

圖45

但眼睛↓臉頰勿操之過急，恐怕眼睛有下垂之虞，不妨往側面摩擦。一天做二～三次，大約經過一星期黑斑雀斑將逐漸轉淡，然後再度加濃，千萬不要灰心，繼續的做便逐漸變淡，只要經過一個月，可完全消除。

46. 美眼

「眼睛是靈魂之窗」，眼睛長在人的臉孔佔著很重要的地位。事實上，有魅力的臉孔大多具有一雙漂亮的眼睛，也許正因如此，女性化粧時，似乎格外注重眼睛，例如眼影或假睫毛等，甚至有許多人為了雙眼皮而接受整型手術。

但在我看來，這是愚蠢至極的，因為經過整型的眼睛便失去生動活潑的表情了。整型的眼睛不再具備自然的魅力。

不破壞自然美而使眼睛更美，首先推薦五十三頁因視力減退所介紹的洗眼行法。此時眼睛要上下左右眨動旋轉。所謂眼睛有魅力便是眼睛靈活，此行法相當有效，手掌療法也有效。兩法一起做，甚至可能加長睫毛，使單眼皮變雙眼皮。

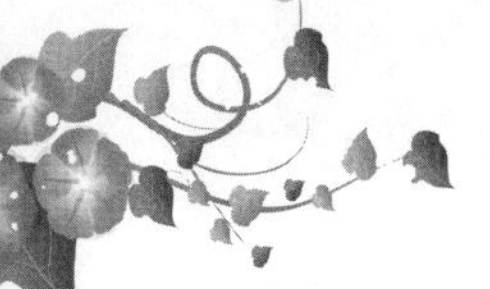

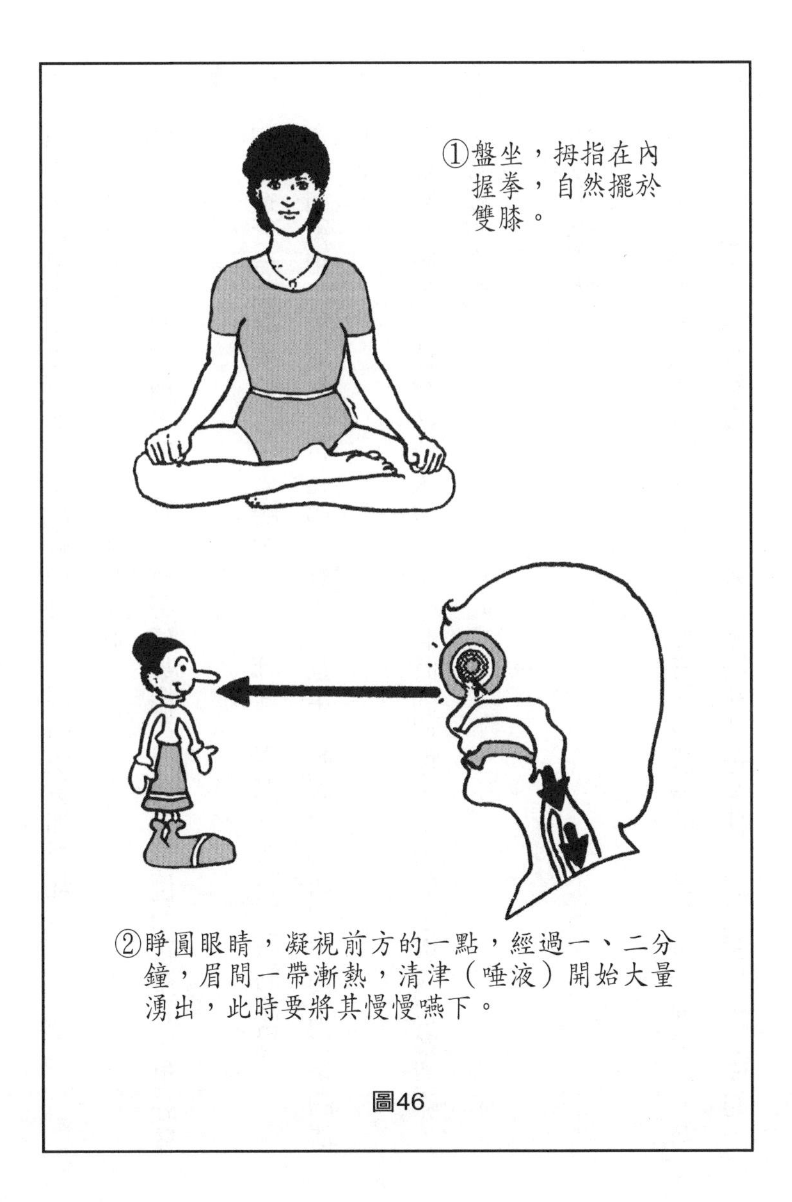
①盤坐，拇指在內握拳，自然擺於雙膝。
②睜圓眼睛，凝視前方的一點，經過一、二分鐘，眉間一帶漸熱，清津（唾液）開始大量湧出，此時要將其慢慢嚥下。

圖46

另外，如果再做以下的一點凝視的行法，眼睛便更加有魅力。

①盤坐，拇指在內握拳，自然擱於雙膝。

②睜大眼睛，凝視前方的一點。此時如果擺一件東西，例如花瓶等，也許會有幫助。

如此進行一點凝視的行法，經過一、二分鐘，眉間一帶將有熱的感覺。在導引術中，稱眉間一帶為第三眼，一旦第三眼漸熱，口中便湧出大量的清津（唾液）。

徐徐嚥下唾液。此行法一天做一次，有時間便做，眼角的小皺紋也會消除，眼睛逐漸變得有魅力。

47. 多毛症

俗語說「多毛的女人多情」，對女性而言，身體多毛未嘗不是一種煩惱。女性身體多毛也是一種身體發生異常，雖然原因往往是某種疾病或藥物所造成的，

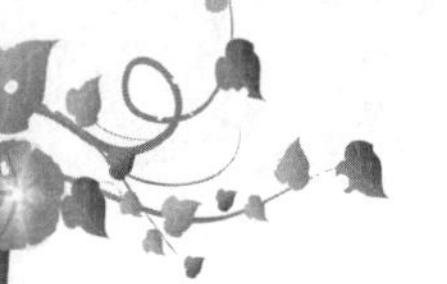

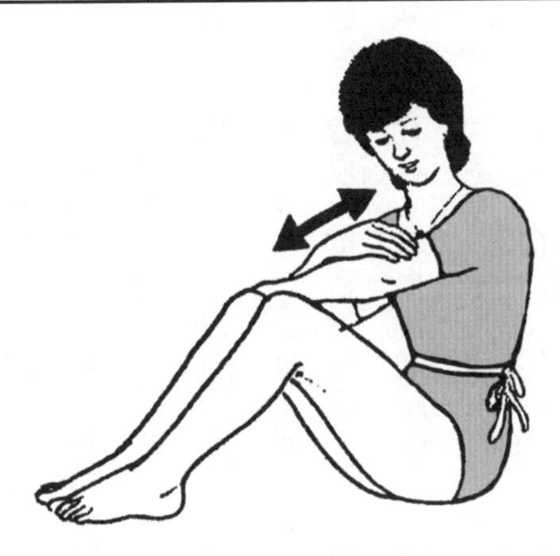

①以手掌摩擦多毛的手臂數百次。

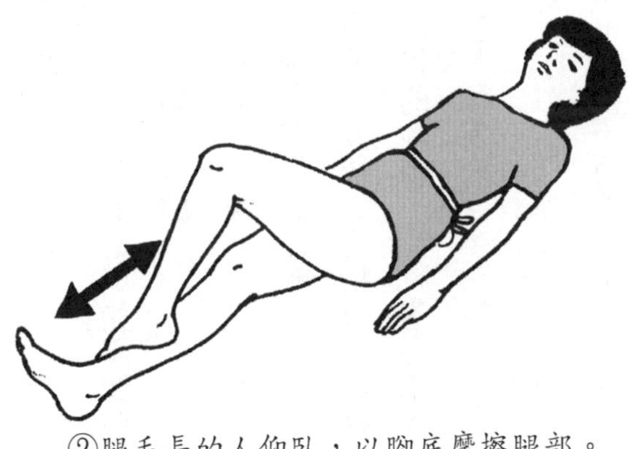

②腿毛長的人仰臥，以腳底摩擦腿部。

圖47

但最常見的是飲食上的問題。例如，歐美的婦女通常多毛，這是肉食的緣故，最近東方女性也因肉食而多毛，有心人不妨從改善飲食著手。

已經長了黑毛的人，摩擦的行法相當有效。

以手掌摩擦多毛的手臂數十次、數百次。腿毛長的人則如圖②仰臥，以腳底摩擦。當然必須以同樣的要領摩擦另一隻手或另一隻腳。

此一摩擦的行法一天做幾次完全看時間而定，如果一天做兩小時以上，效果非常明顯，甚至連以前不敢穿的迷你裙或無袖子的衣服都敢穿了。

至於脫毛的方式，有的人部分脫毛，有的人整體上變稀薄。毛脫掉時，早上醒來時發現床單到處是毛，甚至到了令人吃驚的地步。毛脫落意味著該部分的邪氣不復存在，氣血流通順暢了。因此，由於某種疾病而多毛的人，身體情況大為好轉，可說是一舉兩得的行法。

尤其風濕症的人大抵多毛，做此摩擦的行法，手腳變得格外乾淨，病痛也大為好轉。

第三章

恢復青春的導引術

◎配合各種行法效果更高

前面談過治療黑斑、皮膚粗黑的行法，不但能使肌膚變佳，又能治療容易疲勞的體質。導引術的一種做法對好幾種症狀均有效果，但若能配合多種行法來做，效果更佳。

本章將介紹消除各種無元氣症狀的行法。例如：按摩腎臟行法，橫跨各種症狀。故精通各種行法後，配合來做就可感到效果更好。

在做行法之前，必須遵守第二章十五點注意事項，為了使效果提高必須加以遵守，熟讀。

1. 睡醒清爽法

現代人，特別是公司的職員，早上均爬不起來。即使睡醒也感到難受，有此

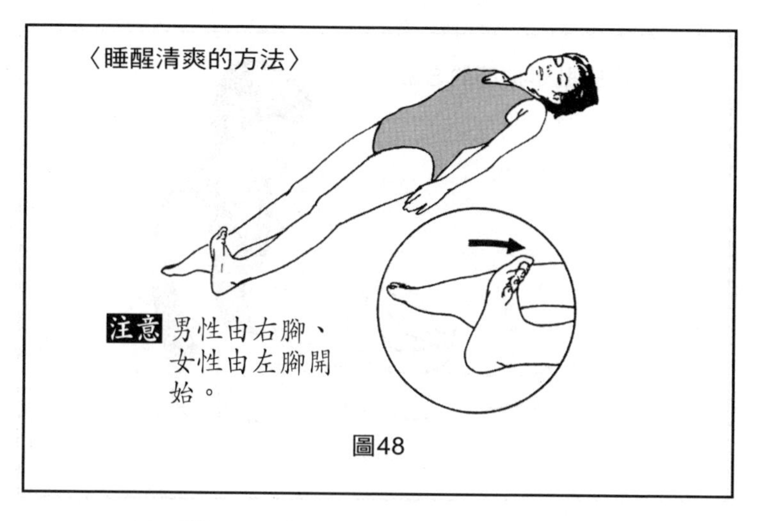

圖48

種困擾的人與日俱增。

原因之一為睡眠不足。若是睡眠充足，但是身體仍倦怠，睡醒時感覺不舒服，那是蓄積疲勞所致，昨日的疲勞仍殘存體內，所以早上起不來。

當天的疲勞，能當天消除當然是最理想的，在此介紹早晨睡醒清爽的方法。

還半醒時來做也沒關係，在床上做最好。兩腳伸直，僅腳趾彎曲即可。

此種方法因男女生理有別，故開始做時腳的順序也不一樣，可促進氣血流暢，使頭部清爽。

而且此法又可防止雙腳老化。

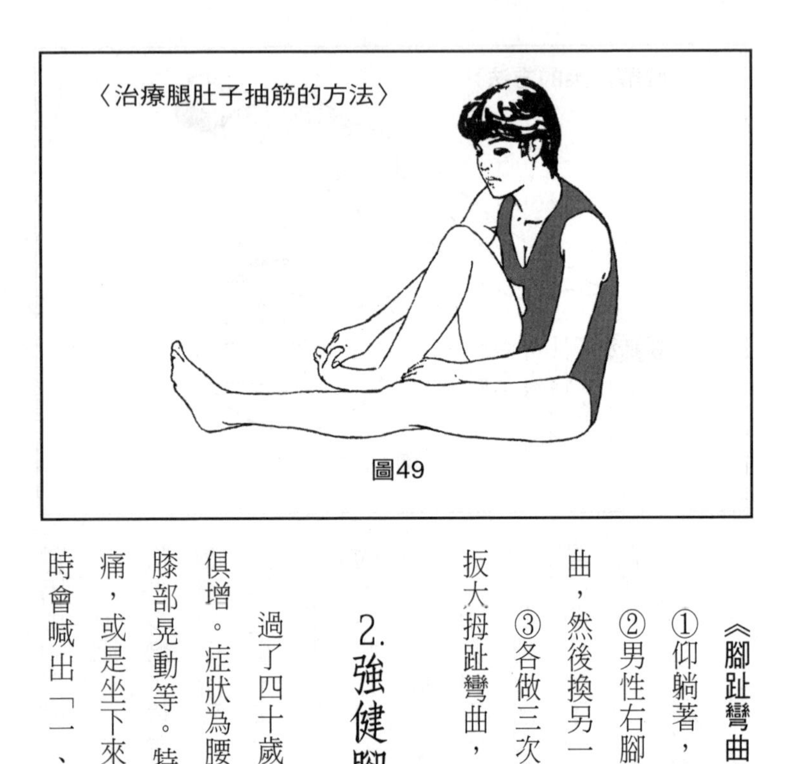

圖49

《腳趾彎曲做法》

①仰躺著，身體放鬆。

②男性右腳趾，女性左腳趾儘量向後彎曲，然後換另一腳動作相同。

③各做三次。若是腿肚子抽筋時，用手扳大拇趾彎曲，或用力壓。

2.強健腳、腰法

過了四十歲以後慨嘆腳、腰衰弱者與日俱增。症狀為腰痛、腰部搖晃、腳提不高、膝部晃動等。特別是上班爬樓梯時感到頭痛，或是坐下來後想再站起時感到困難。有時會喊出「一、二、三」自我加油的聲音時，即是腳、腰衰弱的證據，不可不承認老化了。

但是腳或腰、膝變衰弱，並非突然開始的，而是從年輕時即開始潛進的。長期間不注意，增加腳、腰的負擔。隨著身體老化，成為行動的障礙。本是四腳動物的人類，變成兩腳步行的結果是更加重負擔，導致如此。

腰部持續不良姿勢，或身體肥胖均為加重負擔的原因。上身彎下或拿重物時，當負擔太大不能忍耐時，就會造成椎間板疝氣、閃腰等骨骼異常。

腰部若感到衰弱，再加上容易老化的腳及膝部時，即使心情感到年輕，但身體已不行了。

歐美已有醫生專門看腳而已，稱為「腳醫生」。大概歐美人知道老化均從腳部開始。

導引術也知道為了健康長壽，必須使腳健固。這與歐美人的想法是相同的。當然導引術的效果已有長期的歷史證明。有關強固腳、腰的方法將在下一項介紹。此方法的效果在此省略，但做了此種方法後，腳、腰變得輕多了。

再配合彎曲腰部運動，可使足、腰健固。此為測定體力前屈，加上呼吸法運

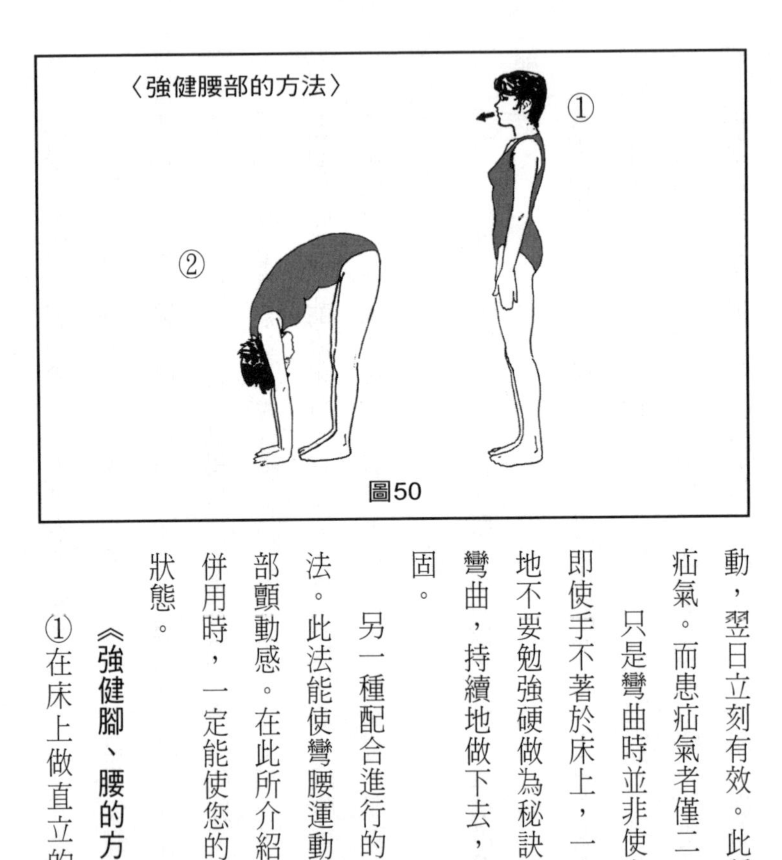

圖50

動，翌日立刻有效。此種方法能預防腰痛、疝氣。而患疝氣者僅二、三小時即可治好。

只是彎曲時並非使上身立刻返回原狀。即使手不著於床上，一定要配合呼吸，慢慢地不要勉強硬做為秘訣。很快地將上身儘量彎曲，持續地做下去，自然能使腳及腰部健固。

另一種配合進行的是用拳頭敲膝部的方法。此法能使彎腰運動容易做，又能消除膝部顫動感。在此所介紹的各種方法皆能配合併用時，一定能使您的身體返回生氣蓬勃的狀態。

《強健腳、腰的方法》

①在床上做直立的姿勢，膝部不要彎

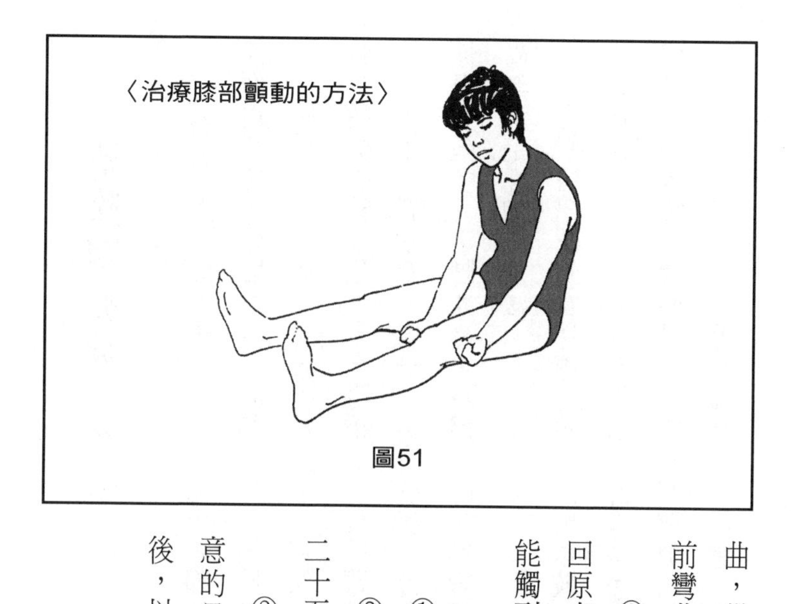

圖51

曲，從口中一邊吐氣，一邊慢慢地將上身向前彎曲。

②彎到能彎的程度為止。閉口，然後返回原來直立姿勢。這樣反覆地做，做到兩手能觸到床面時，腰部就漸漸強化了。

《治療膝部顫動的方法》

①坐著，兩腳伸向前方。

②兩手作握拳狀，輕輕地敲膝部兩邊各二十至三十下。

③同樣地輕敲另一隻腳的膝部。但要注意的是不要直接敲在膝蓋。用拳頭輕敲之後，以手掌按摩。

3. 消除腳疲勞、發熱法

人身體各部的不適，發生病端，起因於由四腳步行轉為二腳步行頗多。此點前面也談過。而腳疲勞、發熱也是歸因於二腳步行的影響。

通常發生這種症狀時容易被認為腳的毛病，但事實上卻是身體全身疲勞所致，疲勞蓄積在足部。全身倦怠、疲勞蓄積時，均是身體老化之因。

此外手腳冰冷，也是一種冷感症。冷感症、月經不順、貧血、低血壓等，女性患者頗多。手腳冰冷，身體哆嗦，從腰部到下腹部感到冰冷等症狀，現代醫藥尚無決定性的治療法。

導引醫學認為女性患冷感症之所以較多，是因女性多一個膣部穴（通常男女共通有九個穴），故為女性命中註定常患之病，容易導致性冷感、不孕症等。冷感進入體內後，就像風濕神經痛來襲似的。

要如何來治？先說明腳發熱、倦怠。這些症狀可行導引術按揉腳部方法。疲勞之所以會蓄積，是因氣血亂流，邪氣停滯於體內。而按揉腳，可使氣血流動旺盛，解消全身倦怠感。

有人一定會存有疑問，認為僅這樣做就這麼有效嗎？但這就是導引術具有驚異效果之處。腳具有身體全部器官必通的經絡。按揉腳部不但能促進氣血流動，同時又能使全身器官因疲勞而老化的血管恢復年輕。因此，與此種方法似無關連的疾病，也有驚異的效果。白內障、重聽、腳癬、高血壓、低血壓，均可藉此治療。

做此運動法的要訣在於何時、何地，均可抽空，輕鬆地做。一天合計最低要做一小時以上。洗澡時在澡盆內做效果更佳。最初可能感到麻煩，但想到「老化是從腳開始」這句良言，就要努力地做了。

手腳冰冷時做「洗腳法」效果不錯，每晚就寢前均可做，只是在擦拭時，腳趾間均要擦乾淨。殘留的水分，會造成冷感，要注意。

做「洗腳法」後，睡覺時，半夜全身會流汗，這是邪氣跑出，可用乾毛巾擦乾淨。這樣繼續一週，就能治好冷感症。配合按揉腳部方法進行，效果更好。特

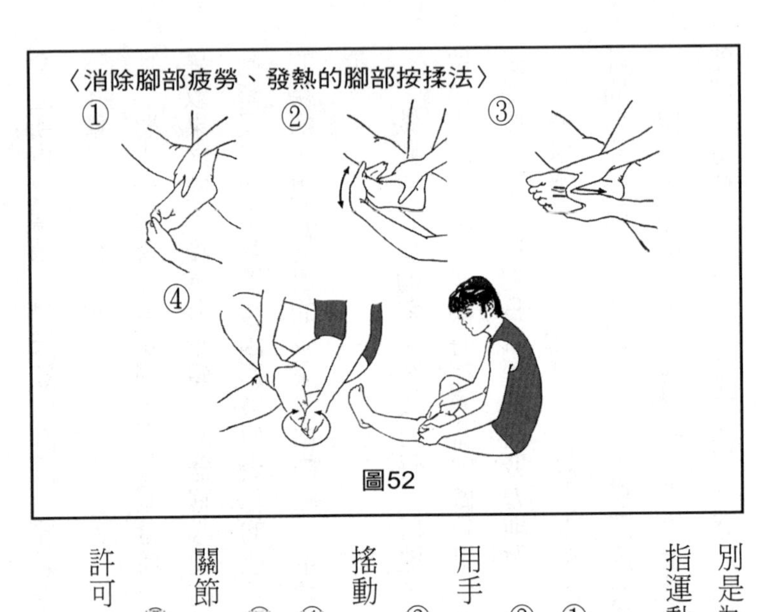

圖52

別是為手部冰冷煩惱的人，按揉腳部也是手指運動，故效果迅速。

《按揉腳的方法》

①坐著伸開一腳，而另一腳放於其上。

②放於上面的腳，由腳拇趾至小趾，均用手一趾一趾地按揉。

③按揉完了之後，手放於五趾上，前後搖動。

④再用兩手手指充分指壓腳內側。

⑤腳踝向右彎動，然後向左彎動，按揉關節。

⑥一腳做完後，另一腳也要做，如時間許可，反覆地做。

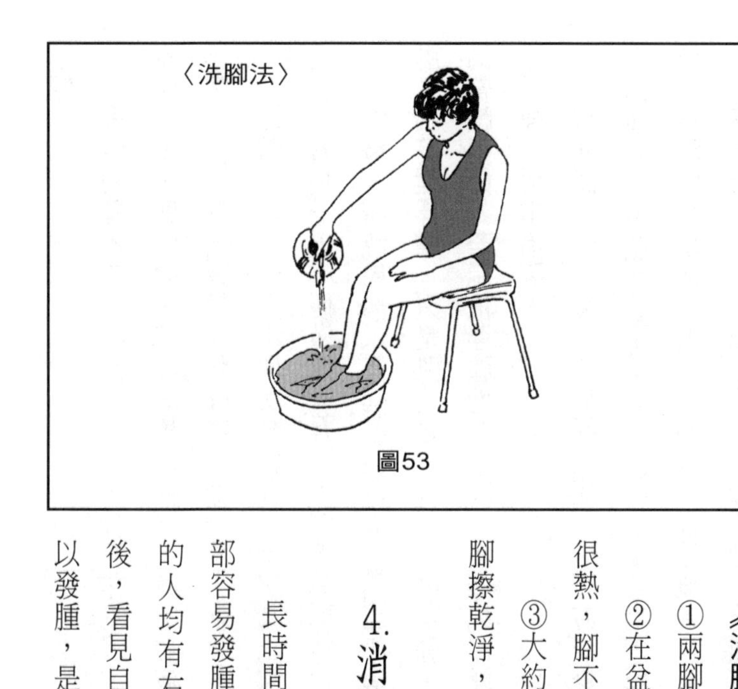

圖53

《洗腳法》

①兩腳放入裝溫水的盆內。

②在盆內，一點一點地加入熱水，加到很熱，腳不能忍受為止。

③大約經十五分鐘後，伸出腳，然後將腳擦乾淨，立刻上床休息。

4.消除腳及臉浮腫法

長時間站著談話，或坐在椅子上時，腳部容易發腫。特別是過了中年後，幾乎所有的人均有右腳發腫的經驗。或是早上起床後，看見自己的臉突然發腫了。臉或腳之所以發腫，是因疲勞所致，但很多人卻對此漠不關心。

疲勞的確容易引起發腫。但疲勞並非主因，導引醫學認為浮腫為體內蓄積水毒所產生，即腎臟、膀胱的機能低下，故引發疲勞的導火線，而出現浮腫。若對浮腫放任不管則腎臟或膀胱將漸漸變壞，就有危險了。

通常一般人一天小便次數約九～十次為正常，而浮腫的人則小便次數比一般人少，若是一天小便僅四～五次，即腎臟或膀胱的機能衰退了。

腎臟或膀胱機能不佳時，尿排泄就困難，而廢物沈於體內，變成水毒。使腳、臉等變浮腫，只是雖同是浮腫，但腳浮腫主要是膀胱機能低下，臉浮腫是因為腎臟不好。若能依浮腫地方不同，使造成浮腫之因的內臟機能變旺盛，就能消除浮腫，根本治療。

首先談談腳浮腫，要治好此症，最好方法是做摩擦與膀胱系統有關的大腿根上部運動。做此運動後，心情輕鬆，那是因為膀胱機能變旺盛了。膀胱機能變佳，長時間坐車或坐著，腳部也不會浮睡。

臉部變浮腫，可施行按摩腎臟運動。此種方法，一九七頁有介紹，詳情請參照。若是臉部浮腫很嚴重時，不僅要做按摩運動，且要兼用次項的推拿方法，效果更好。

不管上述那一種方法做了之後，當天小便次數就會增加。而且剛開始做此運動時尿可能變黃，或是茶褐色。這是已將所積聚的水毒排泄，不必擔心。

雖然這樣說明，但未做過導引術的人，可能不會相信只是按摩動作就有如此的效果，有關按摩動作的功效，在此舉一位女性實業家的例子。

她為了腳毛太多而煩惱，我僅教她按摩腳部方法，由於方法太過於簡單，她有點半信半疑。這位女性頭腦動得很快，她僅以左腳試做看看，效果顯著。翌日左腳的毛脫掉了，過了一星期，腳毛脫得乾乾淨淨。她被此法所感動，特地將多毛的右腳與無毛的左腳給人看，以證明導引術驚人的效果。按摩動作為旺盛氣血流動，去除邪氣的極佳方法。

《消除腳腫的方法》

①仰躺時，兩手摩擦，使之溫暖後，用手掌反覆地摩擦大腿根上部幾遍。

②側臥時，與①同樣地先溫暖雙手，摩擦上腿根上部，再改變橫躺方向，摩

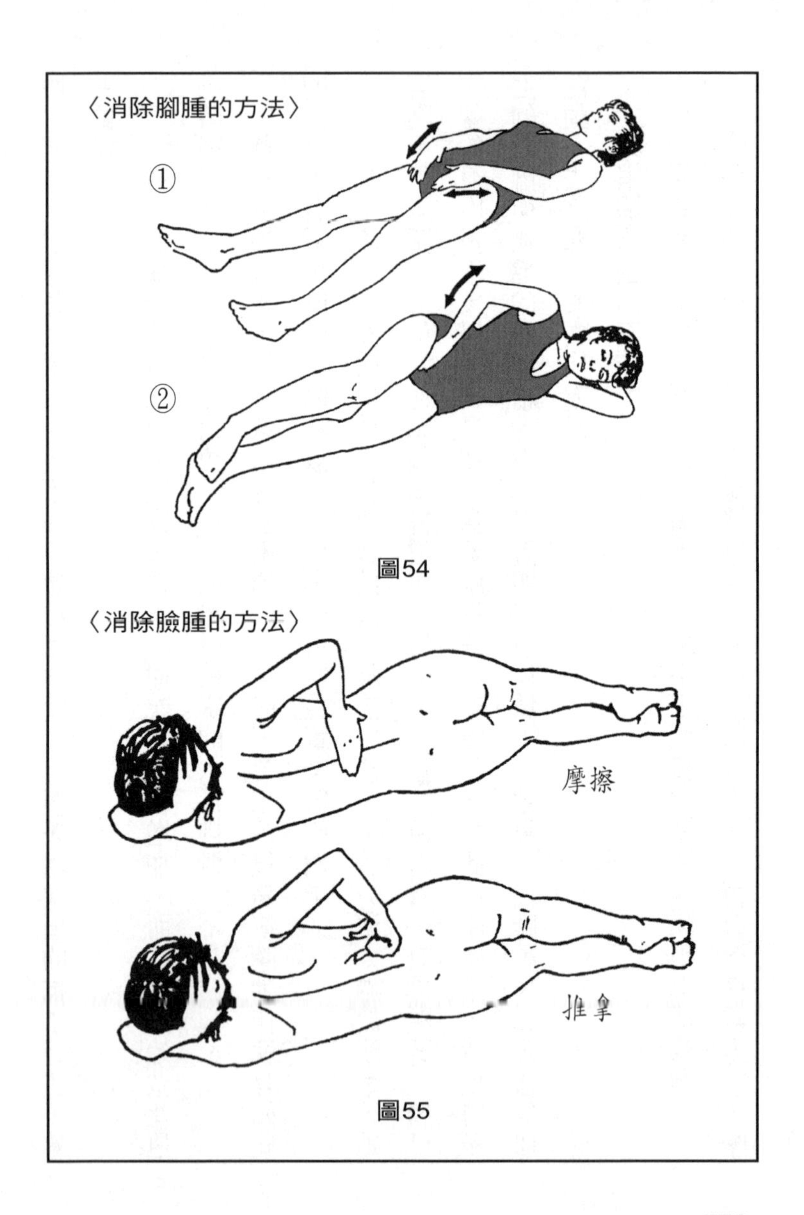

圖54

圖55

擦另一側腿。

側臥時，位於下側的腳要伸直，上側的腳彎成く字形。位於下面的手腕貼於頭部。此為自然彎曲成形，位於上面的手伸縮摩擦自如。

膀胱系統的摩擦，選擇仰躺或側臥姿勢進行均可，只要覺得舒適即可。摩擦後心情愉快，次數儘量多些。

5.消除黑眼圈法

飲酒過量，睡眠不足，疲勞過度時，即會出現黑眼圈，此為腎臟機能不正常所引起。

腎臟為處理人體內廢物的一種過濾器官。功能遲鈍時，邪氣會蓄積體內，血液變濁，更嚴重時全身皮膚變黑。

而最顯著的症狀即出現黑眼圈，這即是腎臟的警戒信號。要消除黑眼圈，可做使腎臟機能旺盛的推拿法。

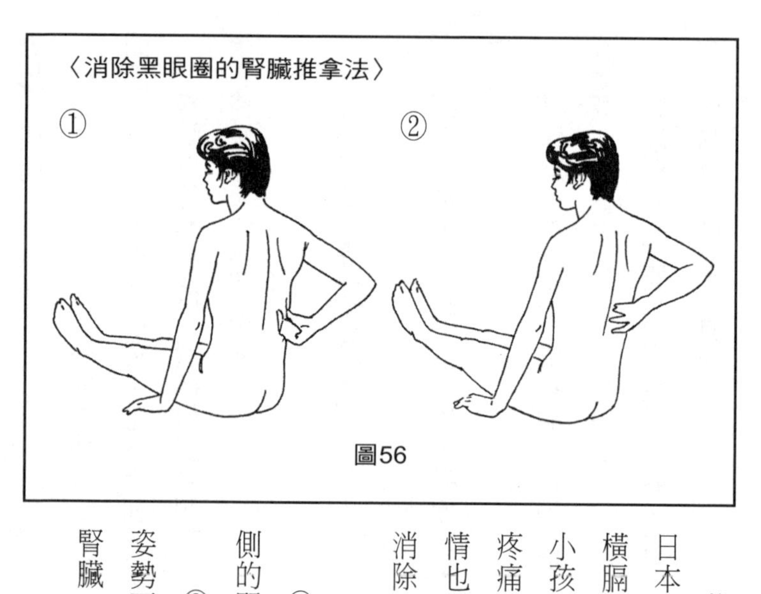

圖56

推拿即中國導引術的「搓揉」療法，與日本的按摩很相似。腎臟在人體背骨左右的橫膈膜下方各有一個，大小約有十二、三歲小孩的拳頭般大，將之搓揉即可。最初感到疼痛時為腎臟衰弱，漸漸疼痛立刻消除，心情也變得輕鬆。做此運動後，黑眼圈不僅能消除，也可恢復疲勞。

《腎臟推拿法》

①坐著，兩腳伸向前方，用右手搓揉同側的腎臟二十～三十次。

②另一側也同樣地做。搓揉之後，同樣姿勢不動，兩手相互摩擦溫暖後各左右按摩腎臟。

6.治療眼睛疲勞、充血法

電視常常出現眼藥水的廣告，由此可見為眼睛疲勞所困惱的人不少。

的確現代人是過度使用眼睛，學生時代為了升學考試，在狹小的房間內，埋首苦讀於那些堆積如山的參考書，晚上開夜車至深夜。等到踏入社會之後，又生活在新聞、雜誌等環境內。開車、伏案工作均使用眼睛過度，在家休息時也看電視，這樣當然會使眼睛疲勞。

眼部疲勞時會出現眼睛疼痛，或像被刺激時的疼痛、看物吃力、模糊不清、充血等症狀。而這些眼睛疲勞的症狀，當然為造成近視、遠視等視力衰退的原因。因此消除眼部疲勞雖然重要，但保養眼睛也是不可忽略的。

有些人不認為近視為身體有異的一種症狀。戴眼鏡的人常說「我身體並沒有什麼不好，非常有元氣呀！」這實在是謬論。因為眼睛能正確地看見東西才是正常。

導引術對於因工作過度使用眼睛及因長時間讀書、開車的眼睛疲勞，均有獨特的恢復方法。而且簡單易行，效果迅速，充血也好了，疲勞立刻消失。

在此介紹兩種方法，若繼續併用時，能預防視力衰退，恢復正常的視力。對於充血等症，遠視、亂視的人恢復正常較快，近視者二、三個月內會有清楚可見徵兆出現。

關於治療方面，令我感到欽佩的是從前的鐘錶修理師傅。鐘錶修理為極精細的工作，使用眼睛也使用神經。修理完了之後，修理師傅一定要擦揉眼部，兩手按按太陽穴。

這也可說是導引術的一種，即經驗所累積的智慧。像這樣，人在不知不覺中做了導引術以恢復疲勞。這種智慧誰都可辦到，這就是導引術的效果。

在此所介紹的眼部運動法，也具有美目效果。不必經過整型手術自然使眼睛變得美麗。「眼睛為靈魂之窗」，也是女性的魅力點，故即使眼睛沒毛病，也建議做此運動。

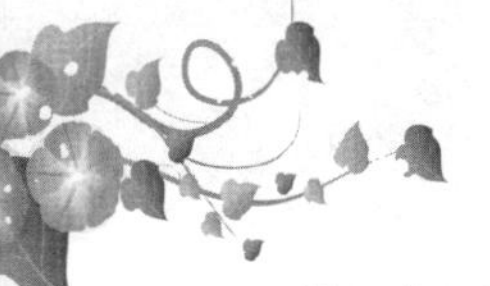

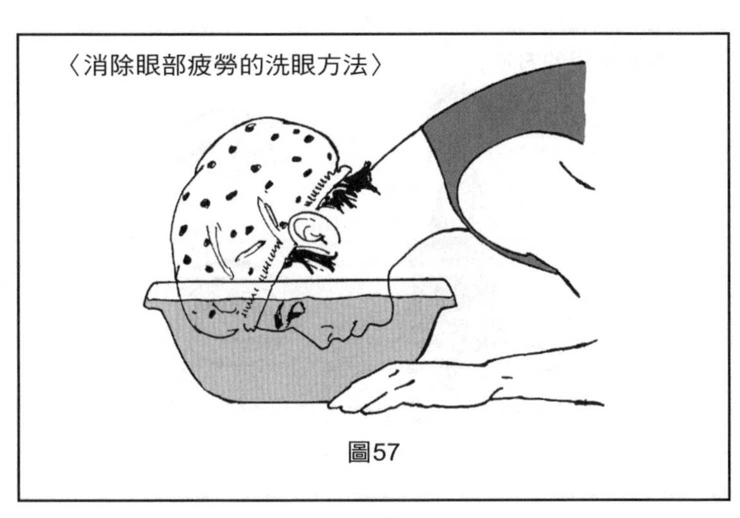

圖57

《洗眼的方法》

①在臉盆中裝滿水，將眼張開，臉部浸入水中。

②在水中，將眼皮反覆三次閉住、張開。

③然後在水中將眼張開，眼珠向右、左各轉三次。適度地反覆做幾次。

《手掌按眼的方法》

①將兩手互相摩擦使之溫暖，然後兩手掌貼於兩眼上。此時的姿勢，坐在椅子上或伸直腿均可。

②手掌按於眼睛，然後眼球各上下轉動三次，左右亦轉動三次，再左右各旋轉三圈。以上的動作為一回。最少要反覆做三

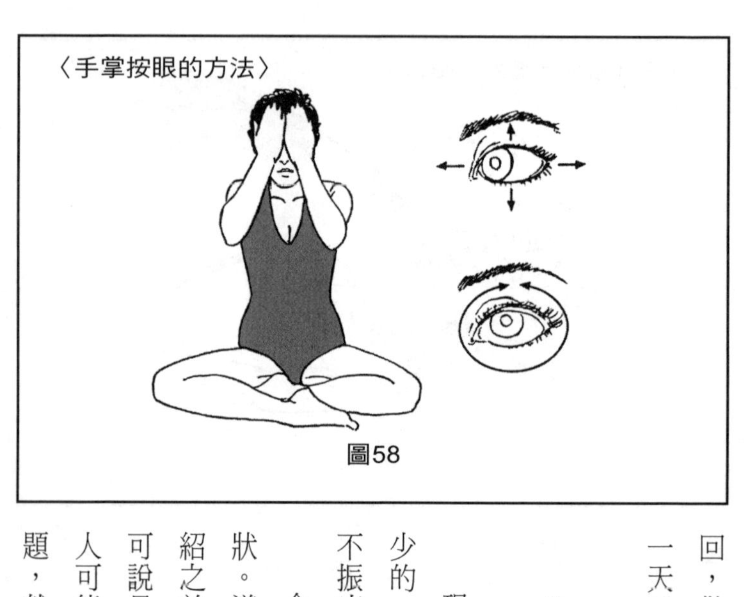

圖58

回，做此運動時早上、中午、晚上各一次，一天三回。

7. 增進食慾法

現代人患食慾不振者頗多。不管老的、少的，或是成長中的國中、高中學生患食慾不振症，並非稀奇之事。

食慾不振一般說來是無元氣時的一種症狀。導引術也有治療食慾不振的方法，在介紹之前，先談談過食現象。過食與食慾不振可說是相反的問題，為什麼要提及此，有些人可能感到疑惑不解。但是若不了解過食問題，就無法知道為什麼會造成食慾不振。

現代人幾乎有過食的傾向。動物中除了一天三餐外，又吃零食及宵夜的只有人類而已。現代人因過著家家有冰箱的生活，食物觸手可及，故即使肚子不餓，還是照吃不誤，給予腸胃極大的負擔。結果造成胃部膨脹，變成擴張現象，而呈下垂狀態。

胃下垂時，本來已吃十分飽，裝不下了，因想再吃，還是填充下去。這樣無節制地吃下東西，胃漸漸擴張下垂，從此不良循環開始了。同時這樣不斷的過食，腸胃的活力衰退，排泄機能變壞。身體廢物蓄積，健康受損了。

像這樣過食使內臟下垂，因而引起食慾不振。食慾不振是因胃下垂時，感到進食困難，胃對進食提出了抗議。

野生動物卻無食慾不振的現象。野生動物僅在空腹感時為了尋找食物而引起行動，因此並無內臟下垂現象。

故食慾不振發生時，不需要無節制地進食，可等肚子餓時再吃即可。在吃飯時刻，不想吃而勉強吃下時，反而會引起食慾不振。

在此教給那些不能像野生動物一樣控制自己，發生食慾不振的人一種有效方法。將兩手向上舉，使內臟恢復正常的位置，這種方法與第四章「易筋經」坐行法配合施行較好。而症狀嚴重時可併用一六八頁所介紹的擦揉腳部方法，效果更佳。一天做三十分鐘至一小時（不連續做下去亦可），擦揉腳部能使內臟的基本活力變高昂。

剛開始做導引術時，食量會減少，這是因以前吃過多了。當然做了之後不會再食慾不振，身體變得更健康。

《治療內臟下垂的方法》

①背伸直站立，兩手放於腹前，手掌向上，如圖所示。

②口中慢慢地吐氣，手掌轉向外側往上舉。此時上身稍微向後彎，此為重點。

③儘量將手舉高，閉氣，凝視手指甲。

④閉口，用鼻吸氣，兩手放回原處，早晚各做二次，一次要反覆做三回。

做此運動後一週，會嘔吐，或呈想吐又吐不出的狀態。這是胃下垂漸漸恢復正常，是胃開始向上移動，不必擔心，繼續下去才是重要的。若感到痛苦，休息

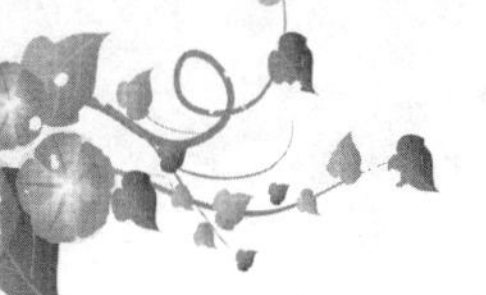

〈治療食慾不振的方法（治療內臟下垂的方法）〉

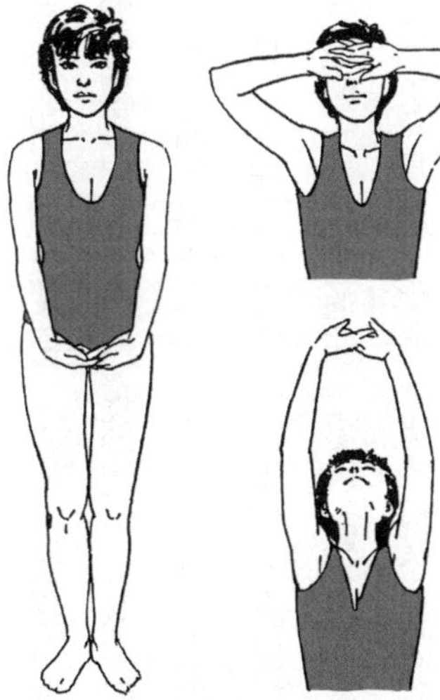

圖59

〈使內臟活力高昂的搓揉腳部方法〉

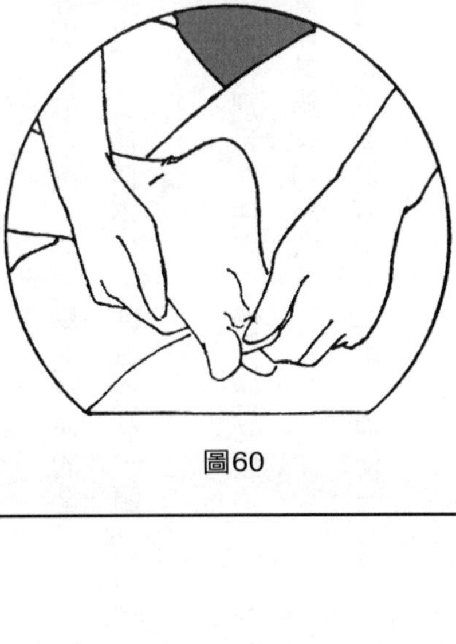

圖60

一下，至嘔吐症狀變輕時再繼續做。

8.通便良好法

俗語說「快食快便」，通便順暢是健康良好與否的象徵。每天早上該通的全部順暢地排出去，自然食慾湧現，氣力充足。反之，若通便不佳，則無食慾，頭部感到疼痛、無氣力。是造成痔瘡的原因。

排便不佳有許多原因，現代人患便秘的不少。特別是女性患了慢性便秘症，也有人兩、三天不通便。還自認為很正常，這實在是錯誤的觀念。

疲勞為身體老化所引起的現象，因此，身體老化就容易疲勞。其中「通便」也是促使全身老化的元凶。

本來便秘是腸胃機能不正常所引起的。更清楚地說即腸胃老化而引起的。腸胃排泄能力變弱時，排泄不良之便，就黏於腸內。此稱為「宿便」，而「宿便」的毒素（邪氣）會使身體老化。

年輕時，二、三天便秘後，青春痘、腫疱等就會出現。蓄積腸部的便所生出的毒素，想排出體外而顯現於青春痘上。

以導引術的觀點看來，當然不希望身體長出青春痘，但現代人卻認為在長青春痘的期間還不錯，等進入老化後，青春痘就長不出來了。故毒素蓄積體內，引起頭痛、肩痠等各種症狀，身體也漸老化了。

總之，大便順暢是保持身體年輕、維持身體健康的基本條件。若排便正常，稍微疲勞也能立刻恢復。排便不正常，則恢復力弱，疲勞一直殘存體內。

在此介紹使您身體能「快便」按腹法。做按腹動作時，在廁所中也可以做搓揉腹部方法，大便就可順暢排出，腸內臭氣也能排出。以後就不會因放臭屁而感到羞恥了。

按腹時最初會有黑色血塊般的便排出，此為長時間積於腸內的宿便。宿便順暢排出後，慢性肩痠因而治好的人不少，變得有元氣多了。

特別是女性禁便的人很多，這是不好的。進廁所的時刻及次數，一般均以早餐後一日一次為佳，但也不必拘泥於此，想排出時隨時去廁所，不要勉強地忍耐

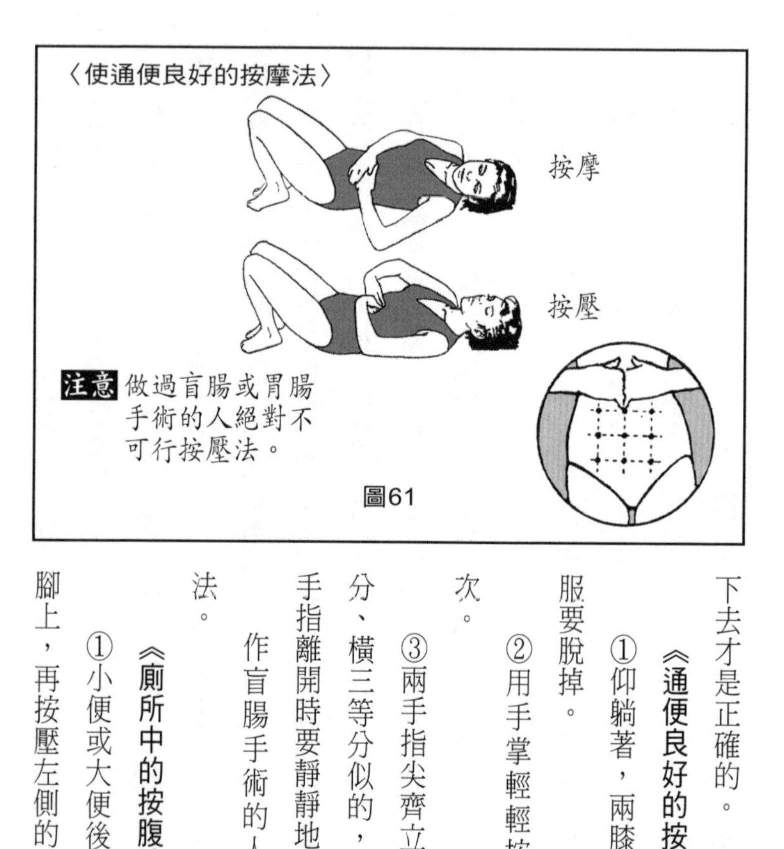

圖61

下去才是正確的。

《通便良好的按腹法》

①仰躺著，兩膝直立，此時腹部的衣服要脫掉。

②用手掌輕輕按揉腹部二十～三十次。

③兩手指尖齊立，將腹部分成縱三等分、橫三等分似的，由下至上按壓，此時手指離開時要靜靜地吐氣。

作盲腸手術的人絕對不可做③的方法。

《廁所中的按腹法》

①小便或大便後，先全身重量置於右腳上，再按壓左側的小腹數次。

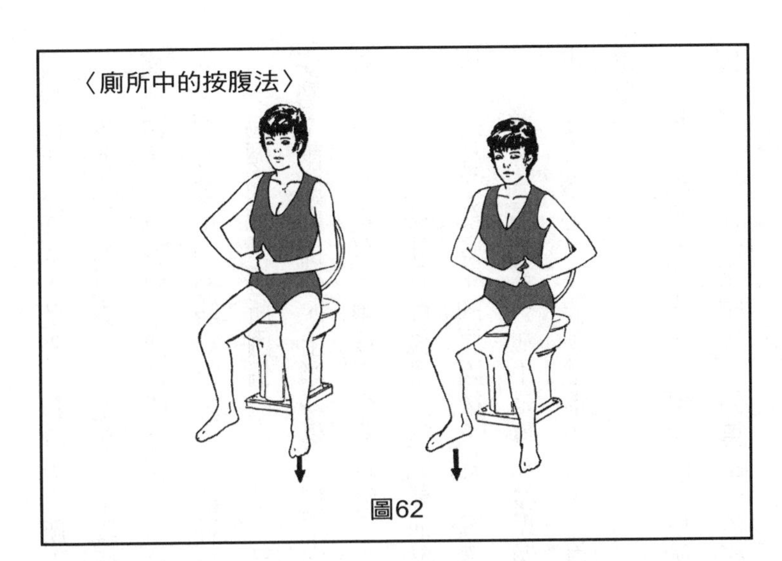

圖62

②同樣地，全身重量置於左腳上，按壓右側的下腹。呼吸和前述按腹法一樣，在手離開時吐氣。按腹時，可能有硬塊，此為宿便，在此處搓揉數次，大便就通暢排出來。

9.消除頭痛、頭重法

全心盡力地工作時或煩惱時，突然感到頭重、頭痛，有此經驗的人一定不少。但頭痛、頭重發生的原因是多且複雜的。

例如：肩痠、頭痛所引起的頭痛，或鼻蓄膿症所引起的頭痛，以及便秘、眼疾、女性月經不順等原因所引起的頭痛。

其原因因人而異，此外，精神方面所引起的也不少。

因此若沒看見本人，是無法了解原因的，治療方法也因人而異。但要消除頭痛或頭重，先請做第四章所介紹「易筋經」坐行法，使全身氣血循環良好是必須的。而且做了「易筋經」之後，就可知道頭痛的原因在那裏了。

為頭痛或頭重所困惱的人，做「易筋經」時，會覺得很困難。例如，盤坐的姿勢：兩腳向前伸，上半身慢慢倒下在腳底前，兩手交差的第三段等。在十二種做法中，一定有一兩種不容易做到。

有些人感覺很難做到，是因氣血循環部分不良。這也是造成頭痛、頭重的原因。這樣了解真正的原因後，就可選擇適合此症狀的導引術來做。

當然「易筋經」並不是專為發現頭痛等原因而設的，對於難以做到的動作，也不要太擔心，不要勉強地去做。在自己能做到的範圍內繼續做「易筋經」才是重要的。

每天繼續做下去，不但能使全身氣血流暢，同時不能做到的運動，漸漸也能做到了。這樣一來頭痛、頭重就能治好，而且使身體恢復年輕。每天做導引術成

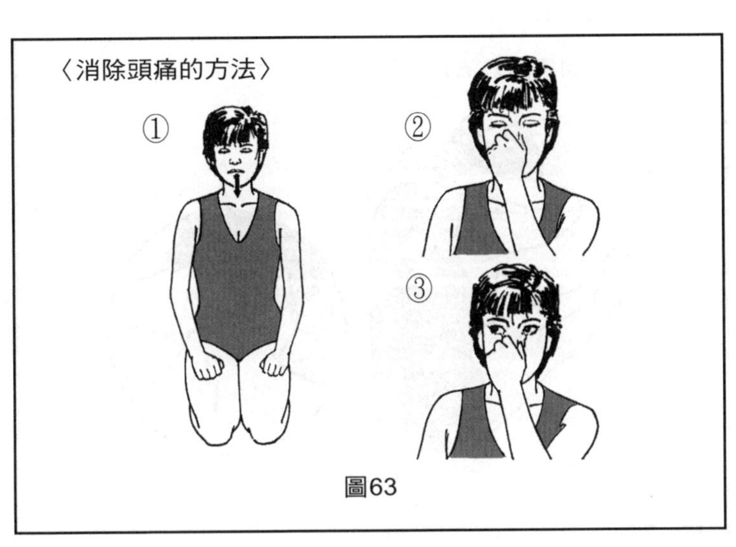

圖63

為快樂的一件事。

但「易筋經」並非速效法。現在給立刻想消除頭痛、頭重的人介紹一種立刻見效的方法：將眼球左右轉動，即可使頭部變輕鬆，但這並非治療的根本方法。時常為頭痛、頭重煩惱的人還是一定要做「易筋經」來根治。

此外，為偏頭痛困惱者也不少，在此介紹的行法中，只要將頭部按摩數次，疼痛自會消失。

《消除頭痛、頭重的方法》

①端正跪坐、閉目，從口中慢慢地吐氣。

②然後由鼻孔大大地吸氣，用右手捏

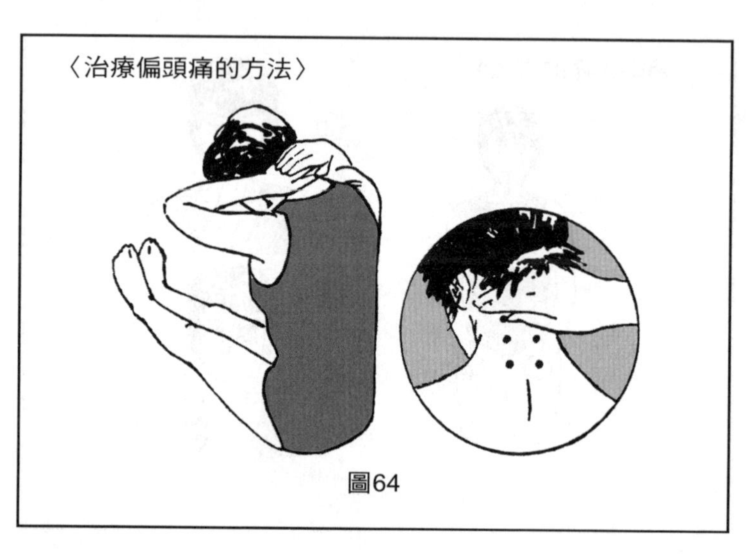

圖64

著鼻子。

③仍捏著鼻子，眼球向左轉，再向右轉。眼球向左右轉動時，停止吸氣的時間與眼球左右轉動時要配合。

④感到痛苦時，將手放下，由口至鼻用力吐氣。

以上反覆做五～七次。眼球左右轉動時，要做到使視力混亂，流眼淚為止，此為秘訣。藉此影響視覺神經。

《治偏頭痛的方法》

①坐著，兩腳伸直，閉目。

②頭部輕輕地向前傾，兩手抱於頭部後面，右手放在左手上。

③然後，像握住頭部似的，由下而

上，搓揉頭部，此時將頭部分為三等分，以下、中、上的順序來搓揉，搓揉至不感到疼痛為止。

呼吸方面無特別注意之處，只是搓揉時自然地呼氣即可。

10.使耳朵聽得更清晰法

隨著年齡的增加，煩惱也就越多。耳朵漸漸聽不太清楚，或是重聽等聽覺異常。年輕人患金屬聲壓迫鼓膜的耳鳴者也不少。特別是年紀一大，此現象尤其顯著。

上述這些症狀均是老化現象。耳部是身體中容易老化之處。因為耳部較少活動，所以二十歲、三十歲以後容易蓄積邪氣，開始發生耳鳴、聽不清楚的症狀。

挖耳朵、清掃耳部，並不能防止耳部老化。而且隨著年齡增長，腎臟機能變衰弱，導致耳部老化更趨嚴重。

中國醫學自古以來即知耳部為通往身體各部穴道的集中處。其中耳朵與腎臟更有密切關係。耳部疾病可說是因腎臟機能衰弱所引起的，事實上是腎臟不好的人，耳部容易萎縮。

此外有些人服用心臟病的藥，而使耳朵聽不清楚、重聽，此為受副作用的影響。現代醫學，雖對患部有效，但卻易在體內各處散播毒素。

總之，要防止耳部老化，必須使腎臟機能變旺盛，做耳部的運動，就可以將長年蓄積的邪氣驅除，使氣血能暢通。同時將西藥毒素排出，自然能夠消除耳鳴，使聽覺變佳。

失去左耳鼓膜的人，做了導引術一週後，鼓膜即恢復並非稀奇之例。人類的生命力實在是非常強韌的，自己的身體自己可以治療。

要想驅除邪氣，使衰退的耳朵恢復正常，最好先做治療耳鳴運動。經過一星期至十天後耳鳴消失，心情也愉快了。若突然引起耳鳴症，當場做立刻能使病狀消失。

耳朵聽不清楚要怎麼辦才好?方法比治耳鳴更簡單，當然繼續做治耳鳴方法也有效。在此教您秘傳中之秘法——伏在地上，耳朵附於地即可。

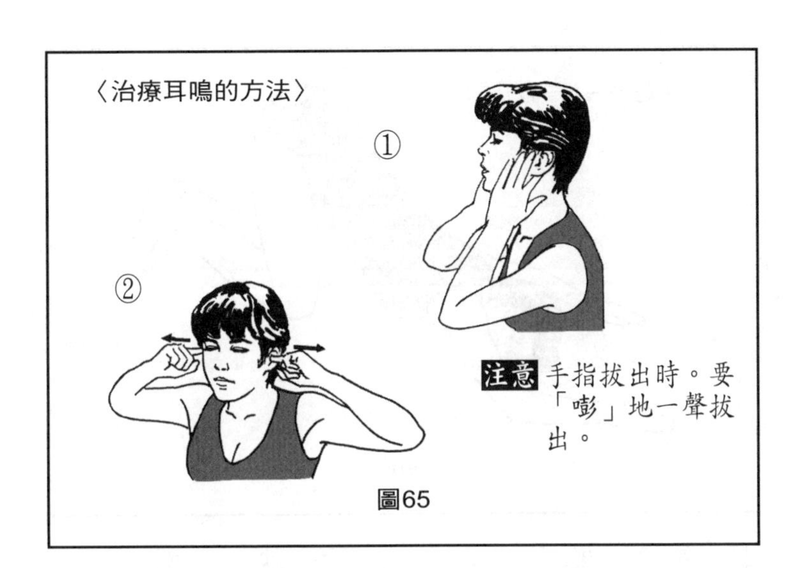

圖65

真的有效嗎？可能有些人會發笑！雖然是土法，但卻隱藏著超能力。效果如何？做看看立刻可知。此外，耳朵不好的人，前面提過是因腎臟機能不好，配合腎臟導引術效果不錯。有關此法請參照一九四頁「消除牙齦發炎及口臭的法」。

《治療耳鳴的方法》

①坐著，兩腳伸直，用食指和中指夾住耳部，然後上下摩擦耳腋，上下來回為一次，一共做十八次。

②兩手食指左右各塞入耳內，稍用力地壓迫。經二、三秒後，兩指同時拔出。此時像「嘭！」地發出聲音拔出，反覆做三次。此法一天至少做二～三次。

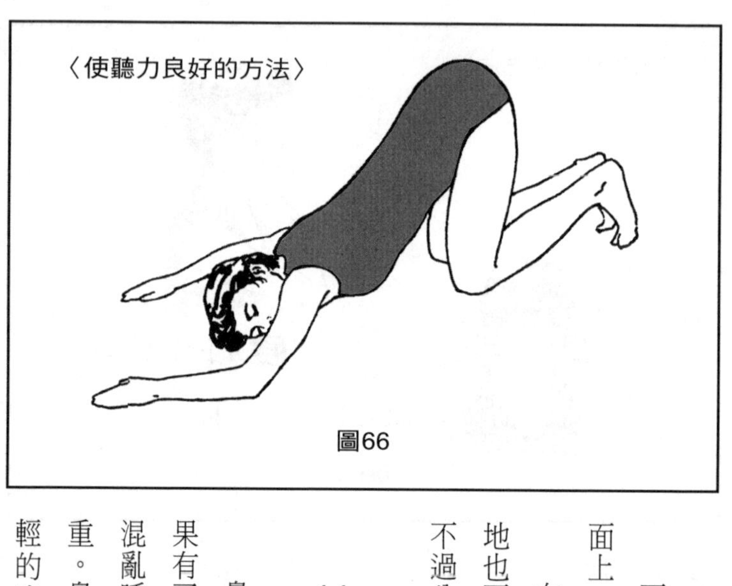

圖66

《使聽力良好的方法》

兩手伏於地，耳朵聽不清的一方附於地面上。

在下霜等寒冷時期避免施行，耳朵附於地也要選心情良好時來做。呼吸要自然，以不過分驅使身體為原則。

11. 治療鼻塞、鼻竇炎法

鼻子為掌管呼吸，幫助發聲的器官。如果有了毛病必令人感到不快。鼻塞時不但會混亂呼吸，又容易分散集中力，心情也變沈重。鼻塞一般均是在感冒時引起的，算是較輕的症狀。可做搓揉鼻部運動來消除，做

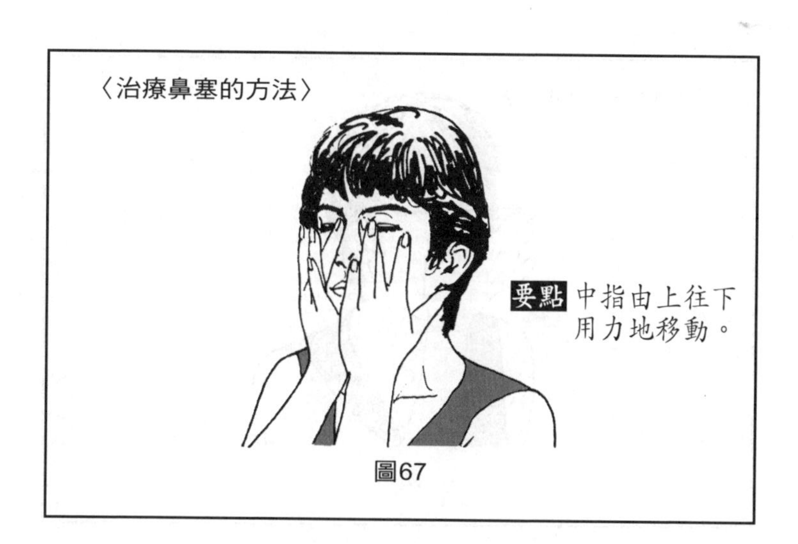

圖67

四、五次之後就可完全治好。

鼻子的毛病有鼻竇炎，此為鼻部黏膜的莖部產生腫瘍。即使手術切除還是治不好，會引起鼻部閉塞，嗅覺不良障礙，是較麻煩的疾病。而發生鼻竇炎的原因，現代醫學尚未察明確定，導引醫學認為是因呼吸混亂使鼻內鼻骨異常所致。可做手指伸入鼻孔內運動來治療。鼻子健康，自然能吸入新鮮空氣，全身氣力也充足。

《鼻子摩擦法》

①兩手手指攤開，中指附於鼻子兩側，上下摩擦十八次以上。

此時指尖要伸到額部中央為止，上下來回摩擦為秘訣。

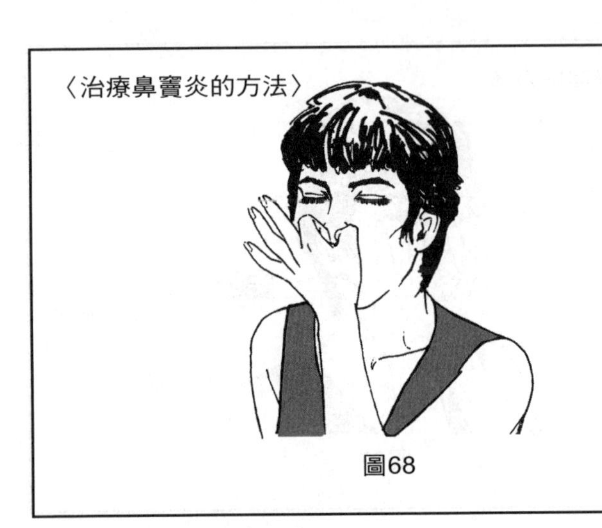

圖68

《手指伸入鼻孔運動法》

①坐著，兩腳伸直。

②用一隻手的大拇指及食指伸入鼻孔內，然後左右轉動二十次。

12.消除牙齦發炎及口臭法

在我們日常生活中常會發生牙齦發炎或口臭的現象。牙齦發炎時，發炎的牙齦四周變熱、顎部變痛、倦怠，心情也變焦躁。口臭雖對自己影響不大，但卻影響到他人，使周圍的人露出不悅之色，與人交談時漸感害怕而逃避。

像這些口腔的煩惱，結果演變成心情焦

慮不安，對生活有極大影響，使我們不能健康有活力地過日子。

牙齦發炎、口臭，此兩種症狀，一般人可能認為是不同原因引起的，但事實上，都是齒槽膿漏症所引起的。齒槽膿漏在自己不知不覺下，漸漸在牙齦皮下進行。本來牙齦是呈漂亮的粉紅色，若患了齒槽膿漏，察覺時已完全變成紫色。

牙齦通常因不注意保養，使得氣血流動不良，容易蓄積邪氣，是易老化的部分。齒槽膿漏為蓄積牙齦邪氣侵犯神經，以致變腐生膿的疾病。因此牙齦變腫，牙齦發炎時臭膿即使刷牙也無法使臭味消失，故造成發生口臭。齒槽膿漏若放任不管則牙齦變弱，牙齒搖動脫落，甚至會使牙床下面的顎骨腐壞。

我們雖常刷牙，但卻忽視牙齦的保養。事實上牙齦的保養很簡單，要想抑制齒槽膿漏，可用粗鹽來刷牙即可。

但是已經牙齦發炎，口臭強烈時，僅靠粗鹽是無法消除症狀，根治齒槽膿漏。前面提過腎臟機能衰弱時身體就會蓄積邪氣也是腎臟有問題，因此要治療齒槽膿漏，先要做使腎臟機能旺盛的運動。

在此所介紹腎臟搓揉法做了之後，腳心會出汗，此為身體邪氣已被排出的證

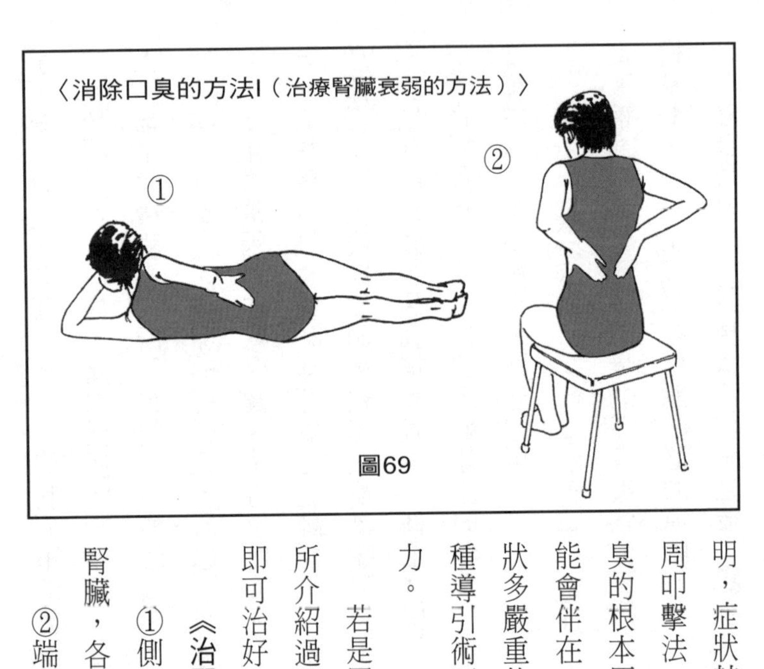

圖69

明，症狀較輕時即可治好。若同時做口腔四周叩擊法，就可治好牙齦引起發炎、強烈口臭的根本原因——齒槽膿漏。此時血和膿可能會伴在一起，但忍耐下去，三週後不管症狀多嚴重的人，牙齦顏色即可恢復正常。此種導引術不但有助於美容，又使口部更具魅力。

若是胃部不好所引起的口臭，可做前面所介紹過的「通便良好的方法」按腹運動，即可治好。

《治腎臟衰弱的方法》

①側臥著做時。輕輕閉目，背部兩邊的腎臟，各用手掌由背部至臀部摩擦。

②端坐著做時。與①同樣地，坐在椅子

〈消除口臭的方法II（治療齒槽膿漏的方法）〉

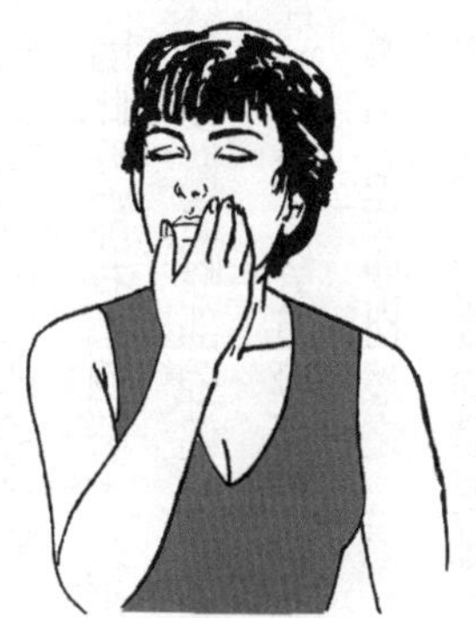

圖70

上，用手各摩擦兩邊腎臟，此法適合無法側臥時做。

《敲叩口腔周圍運動》

①手指併攏，用指尖輕輕地敲叩口腔周圍，敲叩的強弱依症狀輕重而定。

②口腔周圍均要敲叩，最少敲叩三圈，每天早上、中午、晚上各三次。

13.消除喉部不適法

喉嚨感到乾燥，口中感到口渴，是剛感冒時常見的症狀，但此症的慢性化患者最近也不少。這些患者共通點為性急。即吃飯快速者常患此症。

吃東西時應該和唾液一塊吞下，這才是進食之道，道家也如此主張。但吃飯快速者，進餐時性急，食物沒咀嚼就吞下，故和唾液一起吞下的時間也沒有，因此喉部沒有潤澤。喉部變乾、口渴，而慢性化了。

導引醫學認為這些症狀均與唾液（清津）有關。對人體來說唾液是極重要的，狗和貓舔傷口即可痊癒。由此可見唾液對人來說是多麼重要。

因此喉部若不適時，必須做生津運動，同時因為喉部較弱才會發生此症狀，所以還要做使喉部強健的運動。早上起來時立刻做，就寢前也做。這樣喉部就能生津，喉乾、聲音嘶啞的症狀也消失了。

導引術能使自然之「氣」流動旺盛，而治療疾病。急躁地進食，過度使用喉部，使「氣」的流動變混亂，結果變成慢性症狀，可能有生喉頭癌的危險。

做生津運動以及喉部強健運動，刺激平時不常活動的部分，使血液循環良好，因而氣流暢通。

做了生津運動，不但心情舒暢，對於頑固的氣喘也有極大效果。喉部強健運動，對於治療甲狀腺亢進症也有效。做了這些運動之後，喉部極端衰弱的人，

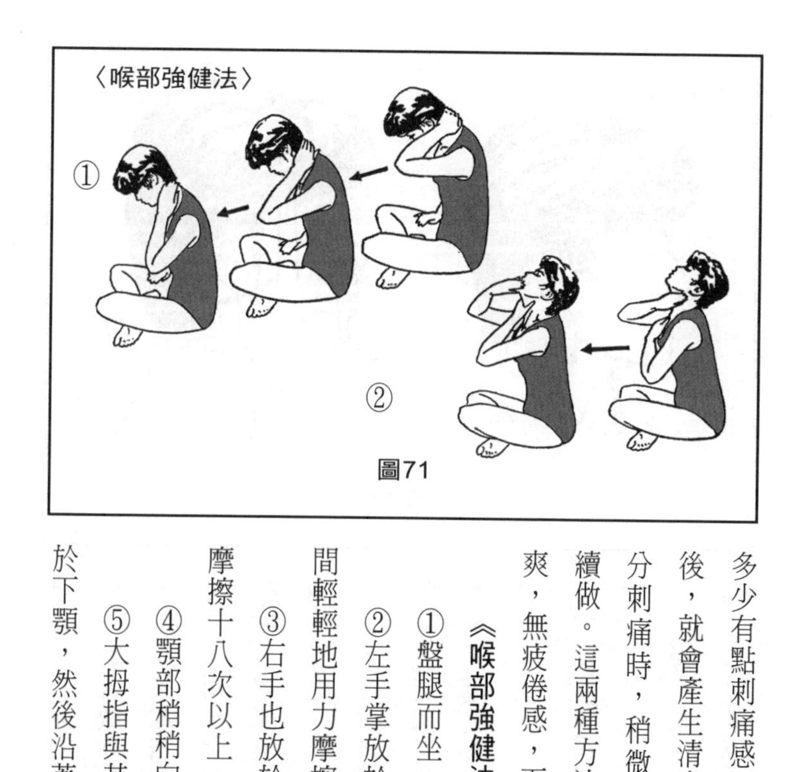

圖71

多少有點刺痛感，但不必擔心，過了這階段後，就會產生清爽感，喉部變強健了。若過分刺痛時，稍微休息一下，等不痛時再繼續做。這兩種方法併用時自然能使喉部變清爽，無疲倦感，而且不再容易感冒。

《喉部強健法》

①盤腿而坐，輕輕閉目。

②左手掌放於腦後，由腦後部至喉部中間輕輕地用力摩擦。

③右手也放於右側腦後，這樣左右交互摩擦十八次以上。

④顎部稍稍向上，作突出顎部姿勢。

⑤大拇指與其他四隻指頭成V字型，附於下顎，然後沿著喉部至髮根為止由上而下

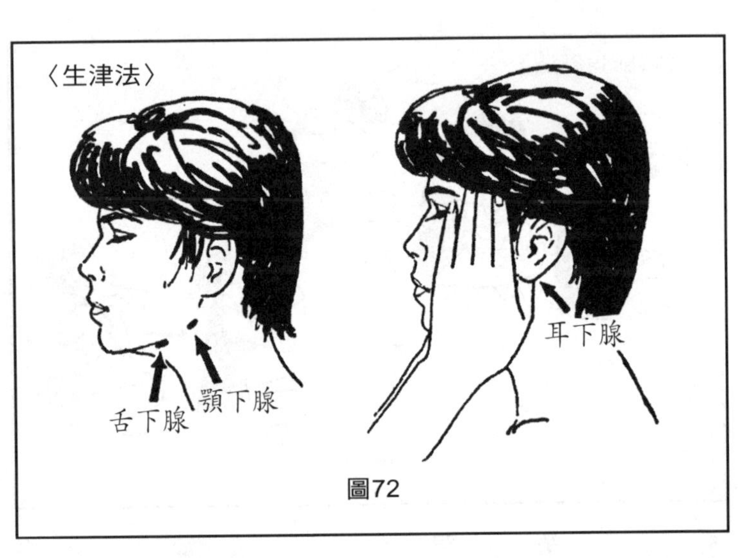

圖72

摩擦。這也是兩手交互做十八次以上，早、晚各做兩次。

《生津法》

①用兩手大拇指按壓兩側耳下（耳下腺）、顎部根（顎下腺）、顎部下（舌下腺）三處。此三處為唾液出處的穴道。

②口中充滿唾液後，一點一點地嚥下。此時兩手托腮唾液較易生出。此運動法一天可做數次。

14. 背骨伸直法

過了二十歲後，為了健康，大家均有矯正背骨的必要，我這樣說可能不少人會吃驚吧！這並非只是姿勢好壞問題。

任何人從兒童時代開始，即受長輩訓示，要「保持良好姿勢」這句話可能已聽厭了。醫生也常要人注意姿勢，背脊若伸直對健康有益。

但老實說，有關姿勢方面還是稍微彎曲較好，當然不能明顯地彎得像貓背一樣。為什麼稍微彎曲較好呢？理由很簡單，背脊若伸直走路，腳部的振動會傳到頭部，若您不信，可試試看。

背脊若稍微彎曲即可吸收振動，頭部就不會響動了，就像汽車坐墊一樣的功效，因此，熊或貓等動物的背脊均彎曲著。

這樣說就可理解矯正背骨並非僅使背脊伸直為目的，背骨之所以要矯正，實在是因為人類為二腳步行的動物。

動物中兩腳直立步行的只有人類。猴子跑跳時前後腳均使用。但並非表示人類能用二腳步行是很好的。

例如人類的脊髓，還呈四足步行動物的狀態，因為中間高而腰至臀部低。像這樣的脊髓當然適合匍匐，導引術也有此種運動法。

人類除了嬰兒時期外，都是立著走路過一生。在此種狀態下當然也是造成疾病、老化之因。對脊髓來說，如果繼續直立步行生活下去，左側會副脫臼（變凹凸），右側變彎曲。而骨盆也變歪曲。所以過了二十歲，大家都要矯正背骨。

但是矯正脊髓，不可直接動手來處理脊髓，這是很危險的，導引術也無此做法。中國在數千年前就醫學發達，但對於直接處理脊髓也是嚴禁的。

導引術卻有另一套方法來矯正，而不直接動手處理脊髓。脊髓或骨盆歪曲若能矯正，當然對健康有益。姿勢不良者也可藉此矯正，而且對女性而言，又能使臀部變高身材好看。

《背骨伸直法Ⅰ》

①仰躺，兩膝立著。

②兩手握住膝下，口中一邊呼氣，一邊使膝部接觸胸部。此時兩腳趾要彎曲。

③呼氣後，閉口，兩手、兩膝、兩腳慢慢收回。

這樣反覆做五、六次，要訣在於使大腿部著胸，使腳趾儘量彎曲。但最初以

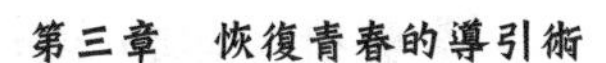

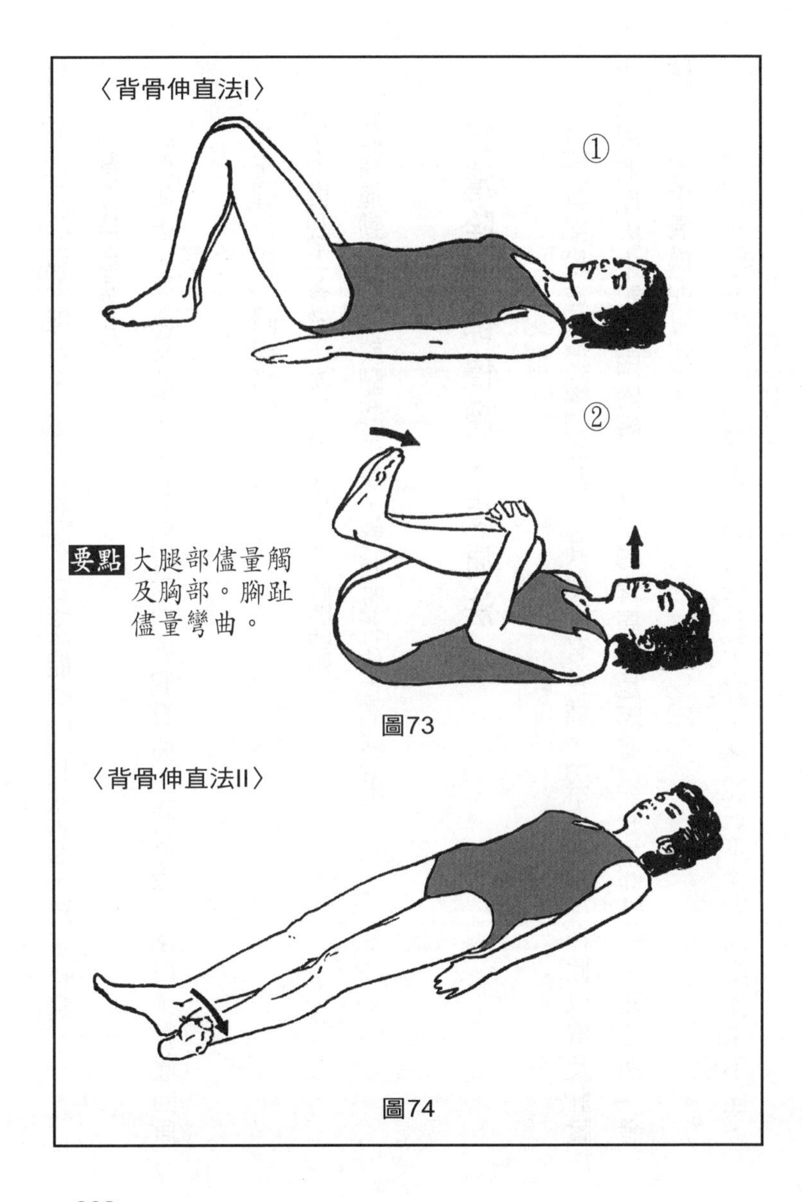

圖73

圖74

自己能做到的範圍即可，不必太勉強，此法能消除骨盆歪曲，矯正脊髓。

《背骨伸直法Ⅱ》

①仰躺著，一邊呼氣，左腳趾儘量向外側彎曲，呼氣後，閉口，腳收回原地。

②左腳也和①同樣要領來做。

早上與晚上各做三次，男女均從左腳開始。

此種運動法，對於腳底至腰，脊髓肌有伸直的效果。

15.清除背部僵硬、痠痛法

有關背部痠痛、僵硬的症狀，其原因有多種，因人而異，在此以胃及肝臟所引起的原因來說。由內臟所發生的背痛，是因背部有「邪骨」，邪骨即「發硬」，用手觸摸即可知道。

背部若生「邪骨」，一般都是胃或肝臟不好，機能低下。即內臟作用不佳，以致使身體蓄積「邪氣」，而「邪氣」變成「邪骨」，背部終於疼痛了。

但胃部不好與肝臟衰弱的人，「邪骨」所出現的地方也不一樣，在此解釋簡單的分辨法，來判斷胃或肝臟不好。

當胃不好時，胃的正後面或脊髓兩側會疼痛，即「邪骨」出現之處。

而肝臟不好時，其疼痛在右側背部，即「邪骨」之處。許多人均認為肝臟病至病發倒下為止，還無法發現早期症狀，這是不能令人同意的，因為肝臟不好時，背部會出現疼痛。

要治好背部僵硬、疼痛，最好的方法是用手指按壓背部，但這自己無法做到。導引術運動法大多是不必借他人之手自己親自來做即可，只有此例外。臉朝下躺著，請旁邊的人幫忙來做。

在邪骨或疼痛部分壓下，發硬或疼痛的症狀就可消除，心情也舒暢多了。

但若是旁邊沒有人幫助時將如何呢？此時就無法有按壓背部立即見效的效果，先治好疼痛之因——胃及肝臟衰弱症，使之強健為先決條件。在此所介紹的運動法，早、晚各做兩次。一週後，胃痛及肝臟的煩惱均可消除。若是感到疼痛

〈消除背部疼痛、僵硬的方法〉
要點
頭儘量轉向後面，斜視前方時，眼要睜大。

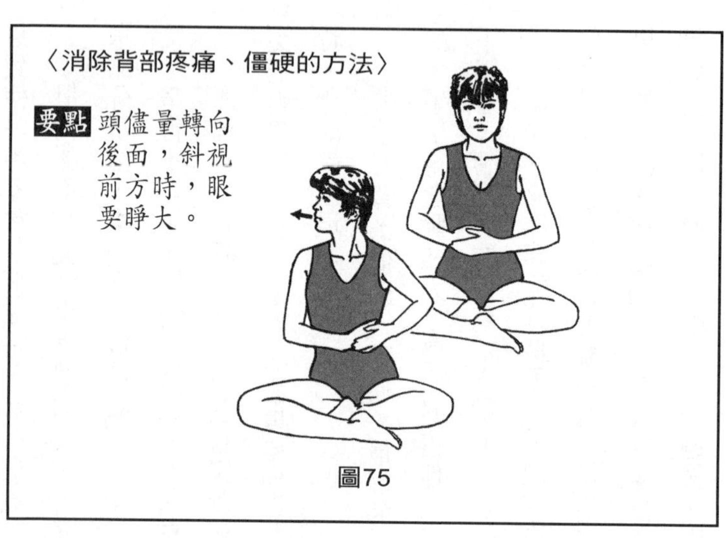

圖75

時，在自己可行範圍內用此法，就可消除。

此外在「增進食慾」這項裏，曾介紹治療內臟下垂法，此運動對胃下垂也很有效，可一起併用，胃潰瘍等也可藉此法治療。

做這些運動法使胃或肝臟強健，那麼，因胃弱而煩惱的問題可以一掃而光，自然地恢復元氣，在日常生活中變得更有朝氣。

《治療背部疼痛、僵硬的方法》

①盤腿而坐，兩手掌交疊在一起按於胸部下方。

②頭部慢慢地向右，一邊呼氣，同時

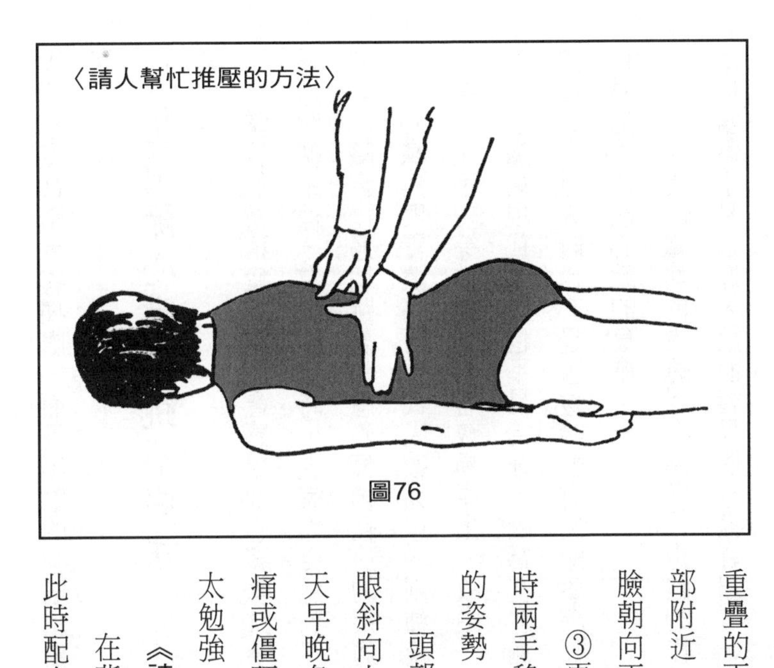

圖76

重疊的兩手，仍附於身體，自然地移至胃部附近。此時，眼斜向上方，呼氣閉口，臉朝向正面，兩手返回胸部下方。

③再做同樣動作，頭部轉向左邊，這時兩手移至右邊肝臟附近。呼氣後返回①的姿勢。

頭部轉動時，儘可能轉向後面，此外眼斜向上方時，眼要張大，此為重點。每天早晚各做二次，做此法時若感到背部疼痛或僵硬時不要太勉強，頭部轉動也不要太勉強。

《請人幫忙推壓法》

在背部疼痛之處，請人用手指推壓，此時配合推壓來呼氣亦可。特別是施壓的人要注意被壓者疼痛處，而且壓勁的強弱也要配合被壓者的反應，此為要點。

16.消除心臟急跳不安法

當我們蓄積疲勞時，會感覺到心臟急跳不停。稍微跑步、爬樓梯，心臟就撲通地跳個不停，有此症狀時，大家均會感到不安。另一方面也有些人感到急促不安時心臟會撲通地跳著，患心臟神經症的疾病。

心臟病與胃潰瘍是現代人較易患的兩種疾病。它們的共通點為：無自信、時常擔心、不安等神經衰弱者較易產生。故由「氣」的疾病發生者頗多。

心臟病現代醫學也不易治好，因為在客滿的車內站著說話，容易引起心悸不安或與人見面時擔心是否會給對方壞印象等，日常生活上的不安，心臟病患者，更易加重自己心臟的負擔。

而且患心臟病的人急躁者頗多。走路時慌慌張張，講話時也是快速度的，像這樣當然不易治好，反而容易使心臟衰弱。

此種急躁型的人患呼吸困難，氣喘如牛的症狀者也不少。氣喘在醫學上是屬肺部疾病，但心臟與肺具有密切關係，心臟容易引起心悸的人，也容易引發氣喘症。心悸、氣喘此二種症狀將對其他循環器官有不良的影響。

心臟心悸不安的心臟神經症患者若想使心臟健壯，首先要排除精神緊張症，使生活步伐穩定，心情悠閒舒暢最重要。導引術對此症狀亦具效果，現在介紹治療心臟病有效的心臟服氣法。

前面曾提過心臟與肺有緊密的關係，而此種服氣法，也考慮到此。首先治療肺部，使呼吸法正常而恢復心臟機能。

對於治療心臟心悸、不安、氣喘等效果迅速，若能持續下去，身體狀況會越來越佳。但是不要做得太過分。

與此法必須合併施行的是手搓揉法，此不限時間、場所，有空時均可做。

手指分佈著經路，各手指均與身體各處相通，對於維持身體健康，消除緊張，有極大關係。故做此運動法後，焦躁也消除了，面部變得祥和。剛開始做時手指發硬，不易回轉，但等氣血流動旺盛後，手指、指甲均變好看多了，此法可說是長生的秘訣。

《心臟服氣法》

①身體側臥，頭靠枕頭，左側在下。由口中慢慢吐出體內污濁氣。

②閉口，從鼻中慢慢吸入新鮮空氣，左腳慢慢地升高。

③感覺難受時，升高的左腳恢復原位，慢慢地呼氣，這樣連續做三次。還有心臟感到撲通地跳著，氣喘時，隨時均可做。但月經期間不要做。

《手指搓揉法》

①用大拇指及食指抓住另一隻手的大拇指尖端，回轉。

②然後回轉另一方向數次，做完後再抓住指根，反覆做同樣回轉運動。

③抓住食指，按照順序至小指為止。

④一隻手做完後，再換另一隻手。

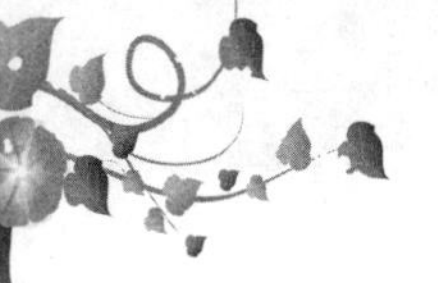

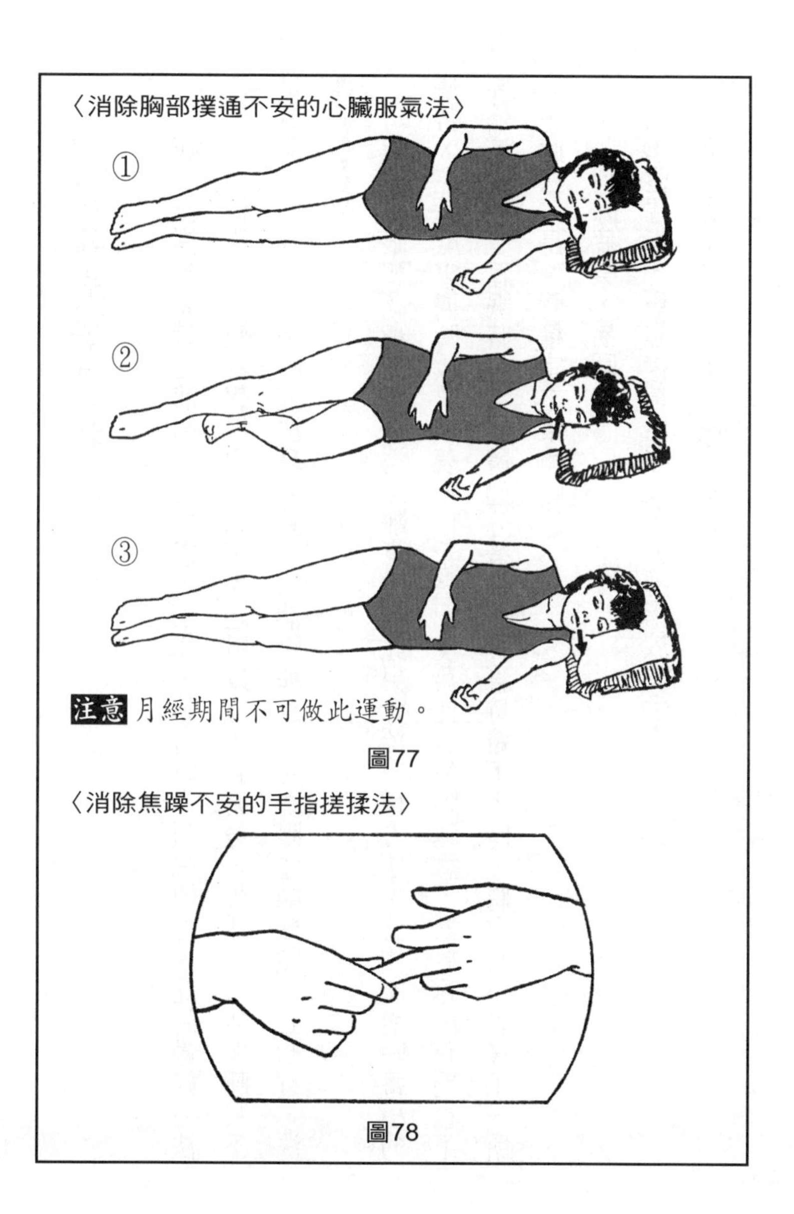

圖77

圖78

17. 消除疲勞易睏法

在工作尚未完成之前卻精疲力盡，工作、讀書時常呵欠連連，此時最好方法當然是小睡片刻，使身體得到休息，人之所以會感到疲勞、想睡，當然與睡眠不足有關，此時可做洗眼或洗鼻運動，以消除睡意。（洗眼運動參照一七七頁，洗鼻運動參照二一八頁）

若是洗眼和洗鼻還無法消除睡意，在此另介紹一種方法。此法能消除蓄積的疲勞，在睡魔來襲時效果顯著。但希望即使藉此能消除睡意，對於睡眠時間也不要縮減。減少睡眠時間，身體過分勞累，一直持續下去時，將會有不良後果，所以，此法只是一時權宜之策。

《消除疲勞、易睏法》

①盤腿坐，輕輕握拳而呼吸。大拇指放於手中。

②用鼻子吸氣，兩手高高舉起。

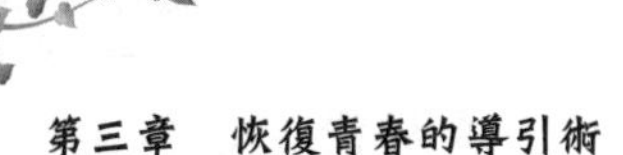

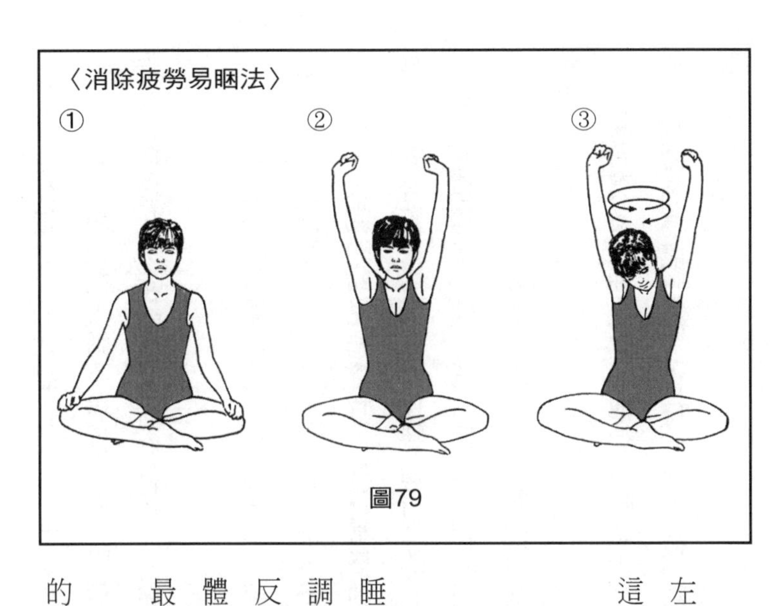

圖79

③停止吸氣，頸部慢慢地、大大地向左轉三次，口中呼氣。然後再用鼻吸氣，這一次向右轉動三次，吐氣後兩手放下。

18. 熟睡、快眠法

睡眠對健康、美容是很有益處的。酣睡起床後，精神爽快，食慾也增加。恢復調整身體狀況，快眠可說是最好方法了。反之，若睡眠不足，翌日會食慾不振，身體倦怠，而且思考力遲鈍，身體狀況會變最惡狀態。

睡眠具備有排除日間活動蓄積體內的「邪氣」、驅除疲勞以及補給新鮮之

「氣」，存積活力的功能。例如：雖是短時間的睡眠，若能入眠，氣力就充實。

但是，現代的人睡不著覺，患失眠症者頗多。這是一種精神緊張，而影響睡眠。這種症狀，在醫學上尚無對策，只好依賴酒或安眠藥，對身體造成不良影響。

失眠症要如何醫治呢？導引醫學上認為能使身體返回自然狀態，就能立即入眠。例如：睡姿若能自然，就很快進入夢鄉。在此舉小孩的睡姿來說。

二、三歲的幼兒睡覺時，身體常移動，此為無意識地做了導引術。做了各種移動，對身體來說等於是保持極自然的狀態。幼兒從不為失眠症而煩惱，大人若能實行此種睡法，就可消除無法入睡的煩惱。

在此介紹正確的「睡法」與時間睡眠充足法。此法能使各位熟睡，名叫「陳希夷龍眠法」。

陳希夷為八仙之一，他一旦睡著，常一睡就是二、三個月。其睡姿與龍很相似，故命名為龍眠法。實行此法之後即使是三、四小時的睡眠，也能充分地熟睡。

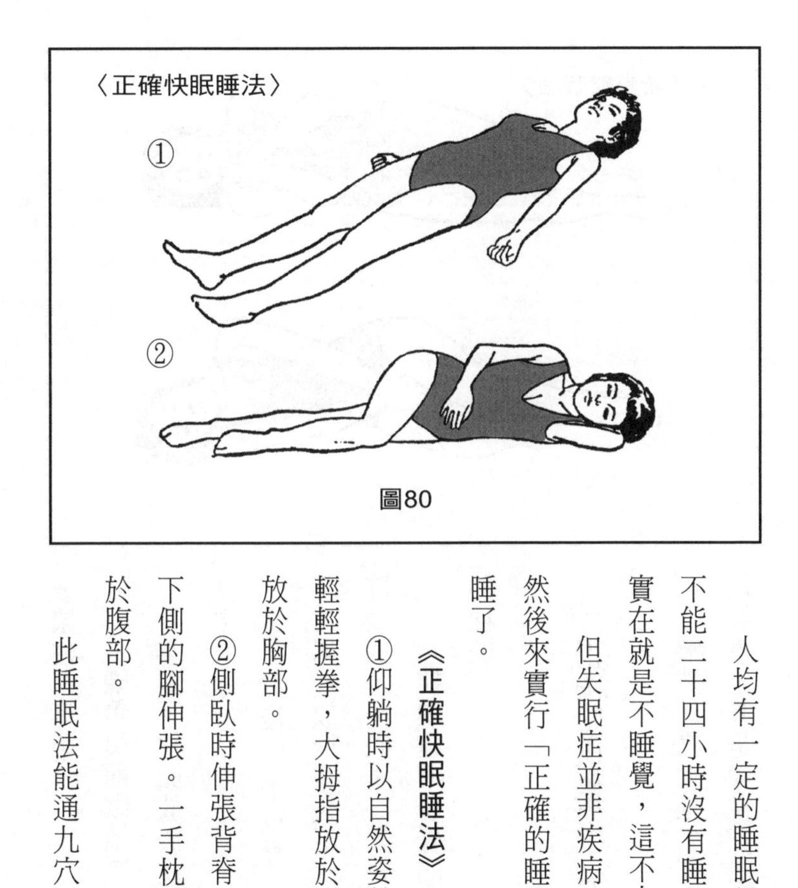

圖80

人均有一定的睡眠量，從早到晚，是不能二十四小時沒有睡覺的。不能入睡，實在就是不睡覺，這不太好。

但失眠症並非疾病，先要有此觀念，然後來實行「正確的睡法」，立刻就能酣睡了。

《正確快眠睡法》

①仰躺時以自然姿勢伸張手、腳。手輕輕握拳，大拇指放於手中。絕不能將手放於胸部。

②側臥時伸張背脊，上面的腳彎曲，下側的腳伸張。一手枕著頭部，另一手按於腹部。

此睡眠法能通九穴，頭部下面的手不

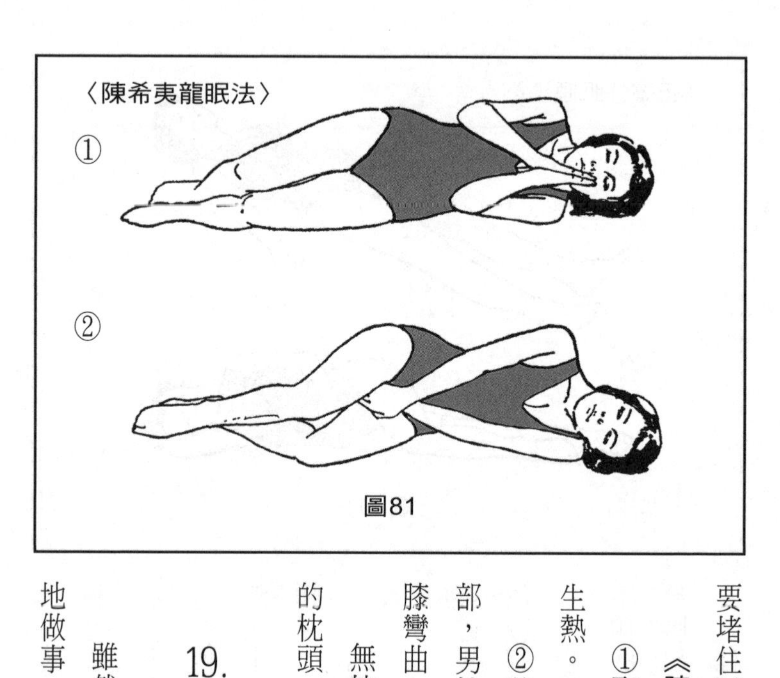

圖81

要堵住了耳朵。

《陳希夷龍眠法》

①取下枕頭放於左腋腹下，兩手摩擦生熱。

②然後兩手重疊，女性將手放於陰部，男性放於睪丸下，兩腿夾緊。此時兩膝彎曲，呼吸不必要特別調整。

無枕頭睡不著覺的人，儘量用低一點的枕頭。

19. 恢復集中力法

雖然想盡力地工作，但無法心無旁騖地做事，或是讀書無法專心，為此煩惱者不少。工作提不起興趣，讀書也不起勁，如果起初即無此意向，無話可說，但大多人雖然很想做，可是卻無法集中精神地做好，這種身體或腦筋不合作的例子很多。

此為無耐性、不沈著、缺乏集中力的狀態，但又不知其原因，本人也就自我解嘲為自己性格使然，而自暴自棄。但是，這樣地不抱著好轉的希望，終會造成精神焦躁而無法過著生氣蓬勃的生活。

缺乏集中力是何原因呢？理由很簡單，那是鼻子不好。無耐性、不沈著，缺乏集中力的人，即使無自覺症狀，但鼻子不好，患蓄膿症的人頗多。蓄膿症嚴重時，不僅只有鼻子，或蔓延眼下、眼部深處為止，更嚴重時將會侵入額部。此時因生膿而心情不佳、頭痛、氣力衰退，對於事物毫不熱衷，心情散漫。在旁觀者看來，予人無耐性，不沈著之感。當然思考力、記憶力也漸低下了。

要恢復集中力，必須先治好蓄膿症，將蓄積的膿排出即可。

從鼻子將水吸入，由口吐出，是洗鼻的最好方法，剛開始時可能不太習慣，但漸漸地不洗時鼻子就會癢癢的，心情也變不好，藉此方法將膿排出，工作也變得起勁了，讀書也能專心，所讀的東西均能裝進腦裏，當然集中力也變佳。此法又能治療過敏性鼻炎、消除鼾聲，可說是最好方法。

有一點要注意的，做了此運動集中力變佳之後，做事或讀書都不可過度，忘了時間。例如：長時間步行或讀書時較長的動作或不動，對身體都是不好的。因此不要忘了有時要打開窗戶看看外面景色，或離開椅子稍微散步一下，這也是變化一下氣氛的方法，能提高工作或讀書效率。

依狀況而異，不能洗鼻子時，可做消除鬱悶、疲勞的方法以恢復集中力。坐在椅子上或盤坐的姿勢均可。在工作或讀書休息時做此行法，就可消除疲勞，精神大振，注意力集中，而且在睡前做，可消除說夢話、咬牙的毛病。

《治療蓄膿症法》

①在鼻子的兩翼側，用中指上下摩擦十八次，使膿容易流出。

②在鼻子左側用手指壓住，以右手掌盛水，使水從鼻子右孔流入，由口中吐出。鼻孔通水時，吸入，同時臉朝上，使水容易流入。

③同樣要領由左鼻孔通水，由口中吐出，這樣左右各三次，早晚各做二次。

〈注意力集中的方法（治療蓄膿症的方法）〉
要點 吸水時，臉向上使水容易吸入。

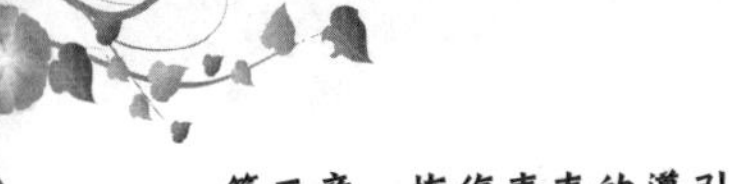

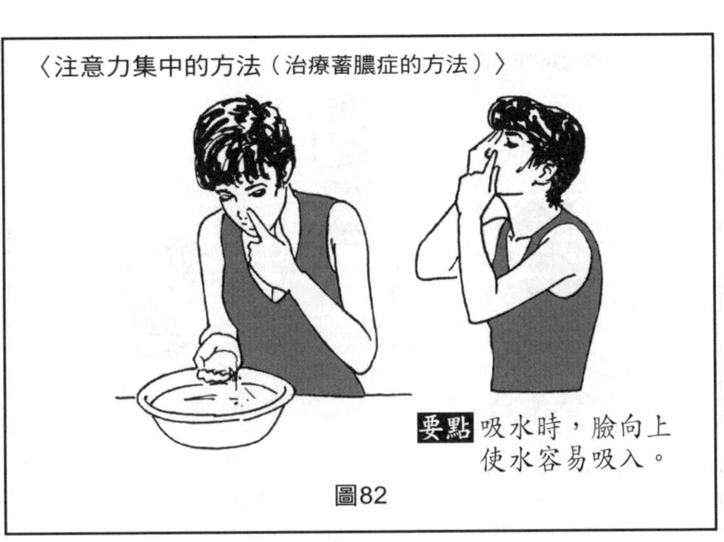

圖82

《消除疲勞鬱悶法》

①盤腿而坐，或坐在椅子上，兩手抱於後腦部。

②由口深深地吐氣，頭慢慢用力向後彎。

③閉口，鼻子一邊吸氣，這次反方向，頭慢慢地用力向前方傾斜。

此運動，頭向前、後算一次，做三～五次即可。

20. 消除緊張焦躁法

在「考試第一」、「就職困難」等諷刺語氾濫的今日社會，很多人因精神緊

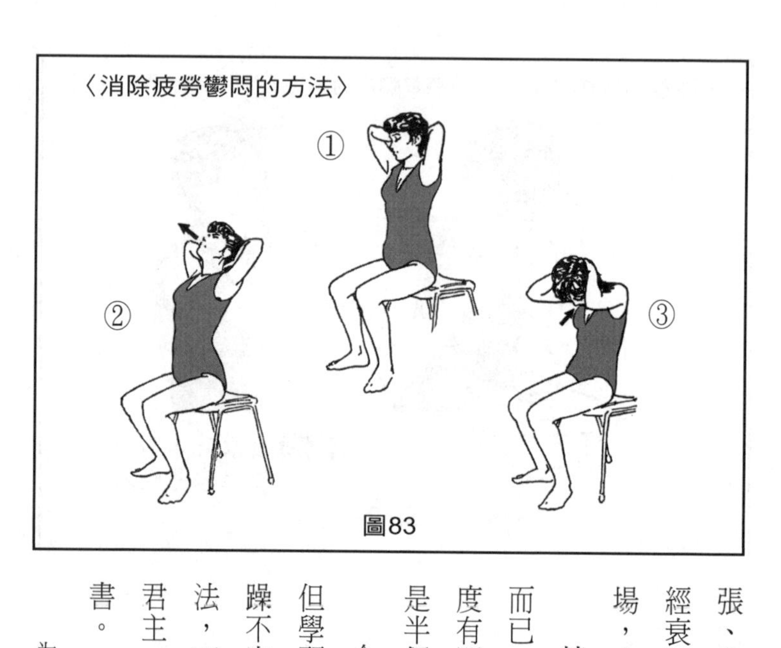

圖83

張、焦躁不安而煩惱。雖然還沒有搞成神經衰弱，但在別人面前總是容易慌亂、怯場，人際關係也不好。

精神緊張或焦慮不安，並非精神方面而已，對身體也有不良影響，它與抽菸過度有關，更對健康造成損害，現代人說他是半個病人也不過言。

今日社會雖是競爭激烈，生存不易，但學習導引術倒是件樂事。精神緊張、焦躁不安，現代醫學對此還沒有決定性的療法，而在紀元前一二三年，漢代淮南的君主，整理了老莊之術完成《淮南子》一書。

為什麼會精神緊張、焦躁不安?吸菸

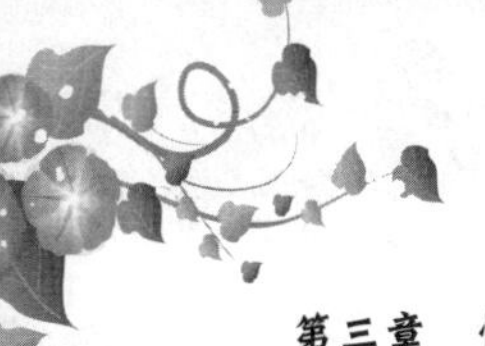

過多的原因為何？在此教一種導引術秘法——用簡單的工具敲頭部運動法。

此種運動法看似愚蠢可笑，但卻治好了一位公司職員的神經緊張。

為什麼「敲頭運動法」不錯，因為能使環繞於腦部的血管正常化。於是具有真正的判斷力，而不會精神緊張或焦躁不安了。

但是敲頭法不適合在別人面前做，因焦躁而抽菸過多、在別人面前容易怯場的人，在此介紹一種簡單的方法，即二二一頁的手指搓揉法。

前面提過中國醫學認為手指是與身體各部相通的。例如，大拇指通頭腦、食指通胃，中指與血液循環的心臟及血管有關。

因此，若能給予手指刺激，就是給予全身刺激。當然西洋醫學不認為如此，中國醫學積長久之經驗而認為如此。

搓揉十指自然心情會變穩定，腹部也發出「咕咕」的聲音，心情好多了。若是頭部因焦躁而不適時，可用左手指搓揉右手指做雙倍的搓揉，這樣心情就變柔和，工作或家庭均能順利。

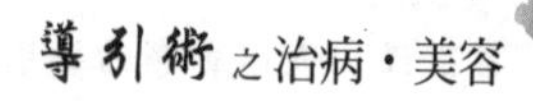

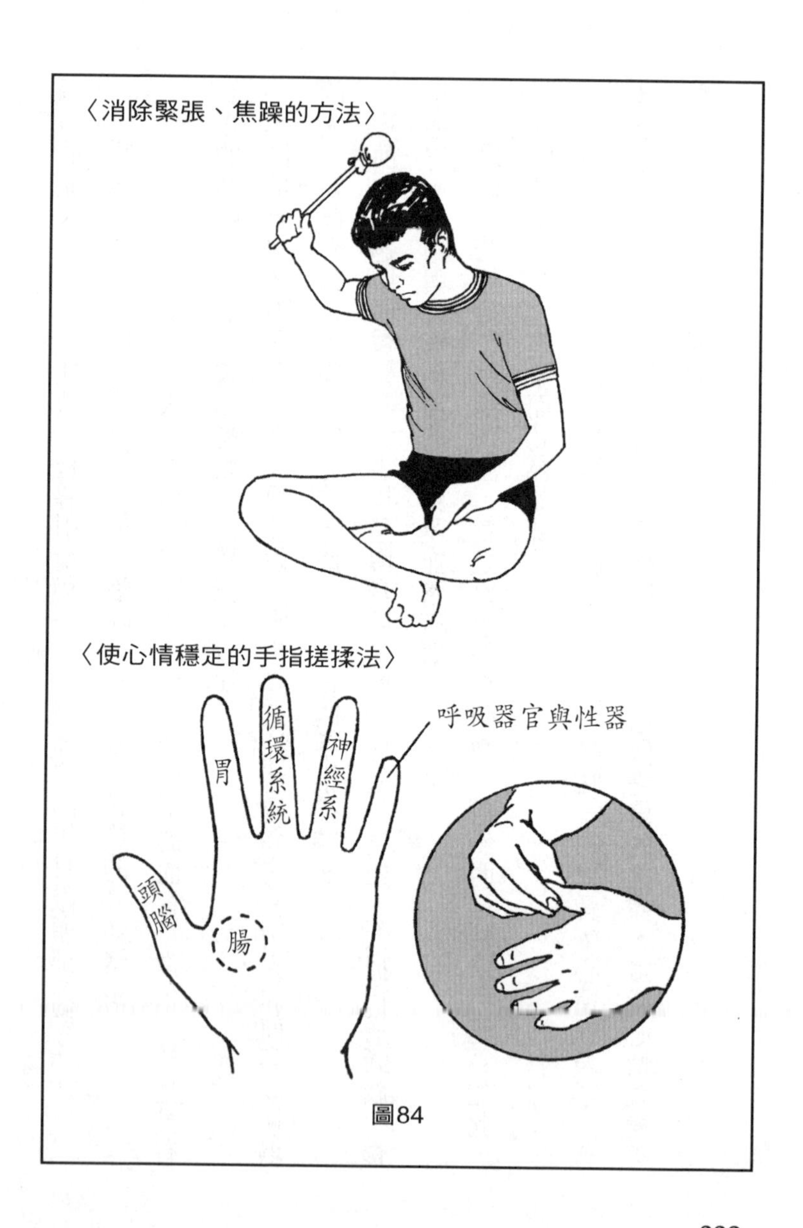

圖84

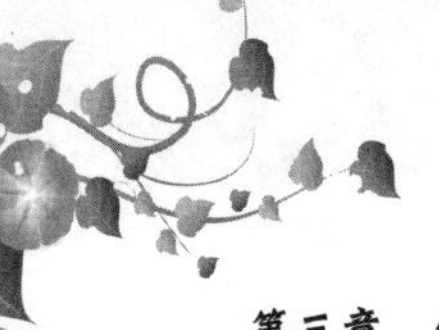

《敲頭法》

①準備長五寸（約十五公分）的圓棒，在一端用絲綿包好，然後再裹著棉布，用線綁好即可。

②用此棒敲頭部二、三百次至千次。一天最少做二回。

21. 預防傷風感冒法

「感冒為萬病之源」，的確如此，像風濕症等由感冒引起的疾病不少，故對感冒不可忽視，要加以預防，如果已發生時，請趕快治療。

頭部注意不要讓風吹襲，此為基本預防原則。因頭部受風吹襲著涼而引起傷風頗多。中國醫書《諸病源候論》對此有說明，認為風吹時碰撞到牆壁，撞回人體頸部的風池穴，這說明了傷風感冒的原因。睡覺時著涼，也是因頭部受風侵入。

〈感冒預防法〉

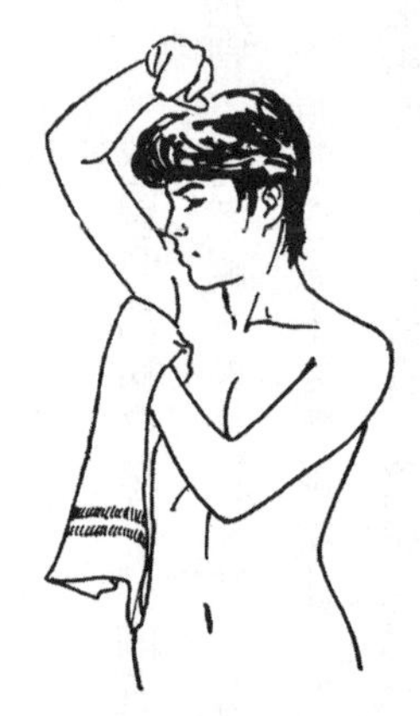

注意 洗完澡後，身體長毛部分不擦乾時，是易造成感冒的原因。

圖85

《感冒預防法》

剛洗完澡時，身體有毛部分，即頭髮、腋下（腋毛）、陰部，均要擦乾，去除水氣，這是預防感冒必做之事。水氣殘存時，會變成冷氣侵入身體，而造成感冒。人的身體有冷感時易患感冒，因此感到寒氣侵入背部時，可用溫水泡腳，已感冒時，用溫水泡腳也可治療。

《治療感冒的泡腳法》

①兩腳放入盛熱水的盆內，熱水可一點一點地注入，浸到因太熱不能忍耐為止。

②浸泡約十五分鐘後，用毛巾將腳趾擦乾，不要殘留水氣。而且因為全身流

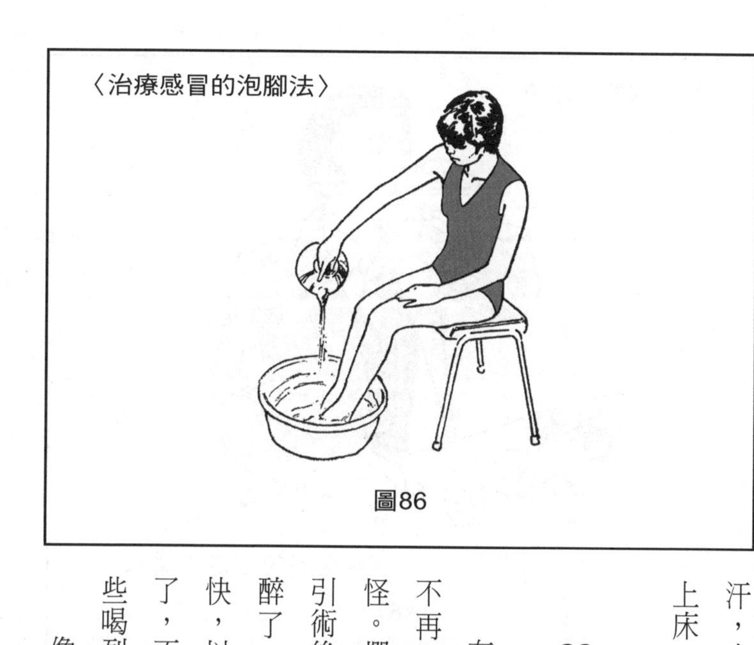

圖86

汗，也要將汗擦乾，穿上乾淨睡衣，立刻上床。

22. 預防爛醉、宿醉法

有些人學習導引術後，吃驚地說喝酒不再爛醉如泥了，但這並非值得大驚小怪。爛醉為血液循環不好所引起的，學導引術後能使血液循環良好，當然不會再爛醉了。而且血液循環良好，酒精發作也快，以前大量喝酒的人，現在喝很少便醉了，不再多喝，這並非酒量不好，而比那些喝烈酒不醉，損害身體者好多了。

像這樣喝酒後心情暢快地醉了，當然

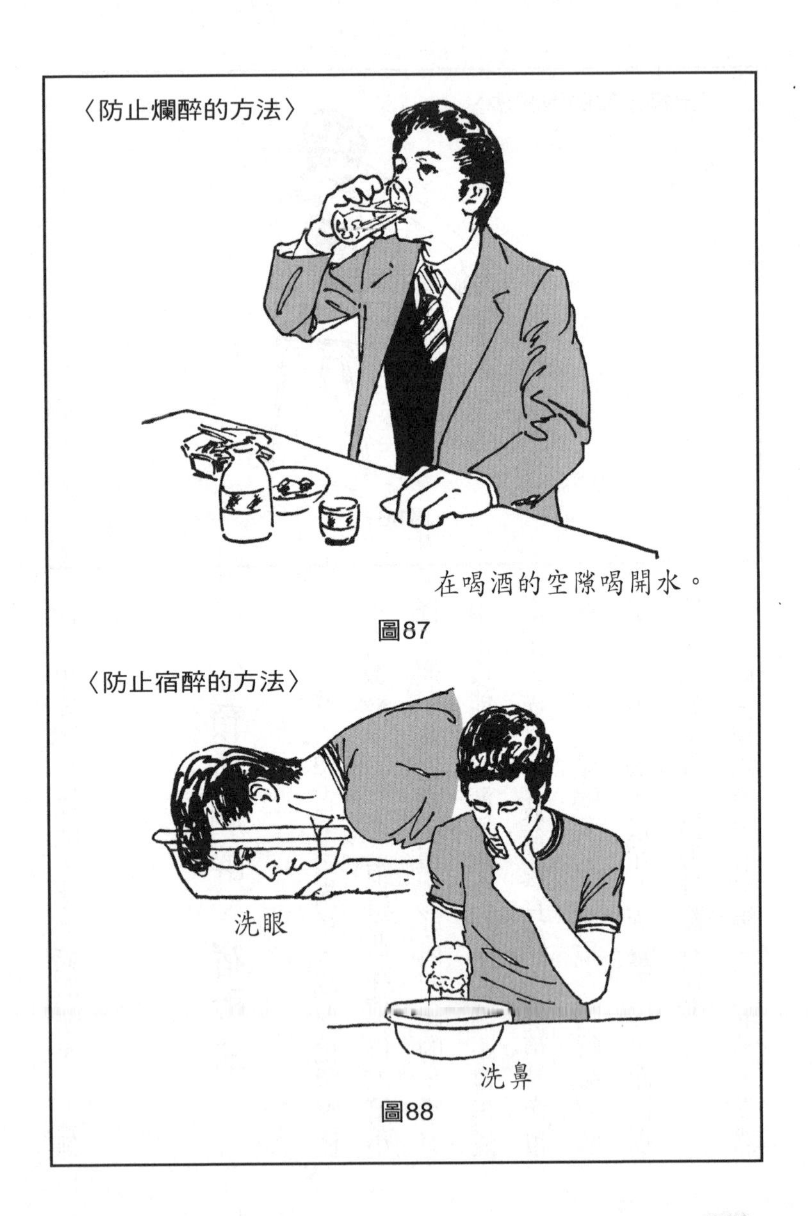

圖87

圖88

是好的，但對那些沒做過導引術的人，在此介紹一種防止爛醉的應急方法，即在喝烈酒或啤酒等含酒精類成分的飲料時，另外再準備一個杯子盛滿白開水，以備在喝酒的空檔來喝。此法不但可防止爛醉，且喝酒不易醉。在招待客人本身不能醉的場合用此法來應急不錯。而容易爛醉的人多是因胃腸、腎臟、肝臟衰弱，通常可做按腹法（參照一八四頁）。

《防止宿醉的導引術》

喝酒回家後，可做洗眼、鼻法（參照一七七頁及二一八頁），這樣就可防止宿醉之苦。

23. 增強性能力法

人類本能慾望之一，眾所周知，即性慾。年紀輕輕就患陽痿的男性或患性冷感的女性實在是一大悲劇，生存下去的希望也被削減了，這與人身體的元氣息息相關。人身體中，蓄積精氣之處為性器。精力減退或陽痿、性冷感，就是喪失了飽滿的精氣。這樣的人就過著無元氣的生活，而身心充滿緊張，無元氣的人因精力衰退者亦不少。

因此若想勃起力高昂，恢復性慾，即要使身體恢復元氣，充實氣力，道家秘傳「房中術」正適合此「工程」。「房中術」即閨房術，更簡單地說即性的技巧，但並非僅是技巧而已，而是以維持健康為目的。

「房中術」究竟是什麼呢？為了使讀者能了解，稍微談到中國醫術系譜。中國最初的醫術即導引醫學。導引術不需藉他人之手，只要自己一個人就可治病。不久借他人之手的針灸術興盛起來，但針灸術會疼痛、會熱，因此藉藥物治療的中藥誕生了。中藥當然不痛不熱。

但「良藥苦口」，所以更進一步研究好吃又能使身體健康的食物療法。當然中華料理是增進健康之源。但人類的慾望是無止境的，於是又研究出「性的健康法」即「房中術」。

「房中術」是以「不患性病，增強勃起力，迅速恢復性能力，使膣部緊縮」為目的，當然是以增強精力為基本。但是現今許多流派，以房中術之名，來介紹

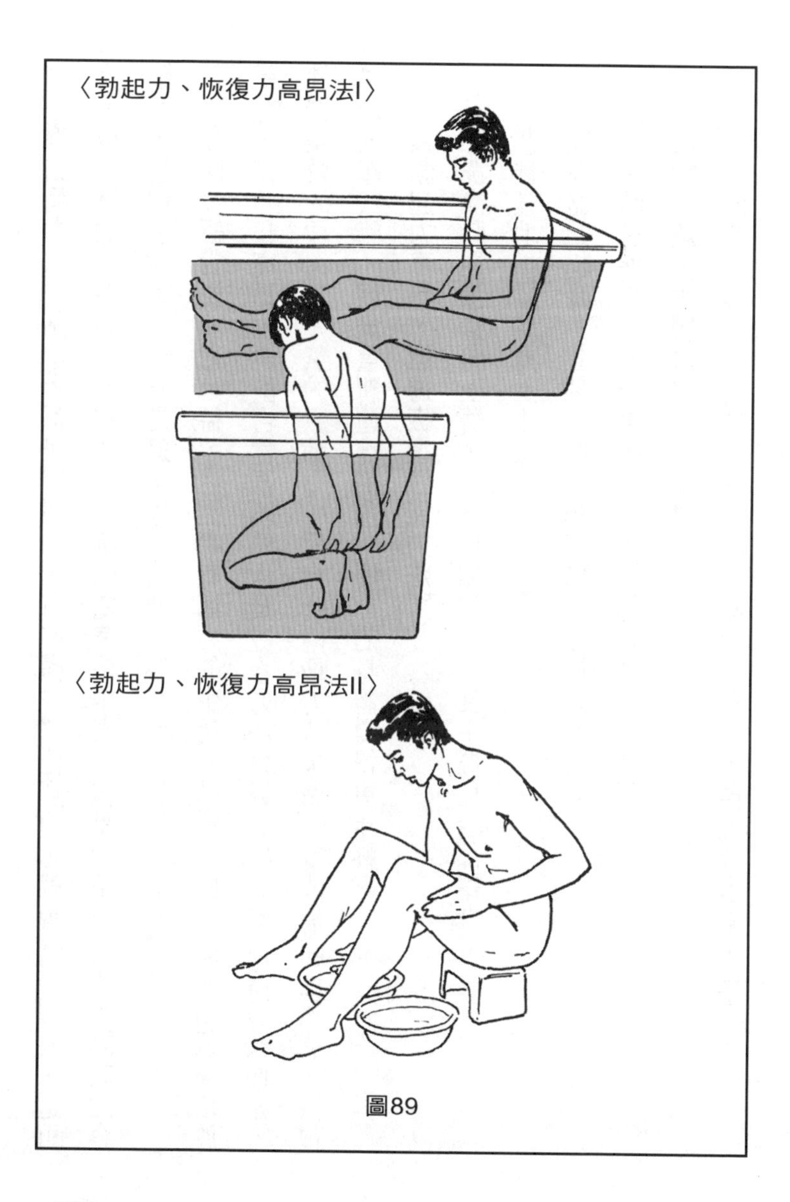

圖89

增強精力法，基本上都是錯誤的，有些僅是體位解說，就說是房中術，這可真是很遺憾的。在此我雖想傳播正確的道家房中術，但是卻不能公開，因為內容繁多，且均是性事，若光是追求性的快樂，容易沈溺於此，而有弊害。

在此介紹對性能力有益，且能過有活力的生活運動法。此法能使精氣蓄積於睪丸，使勃起高昂，再配合性器澆熱水及冷水方法效果更好。使性器皺紋伸縮，性器皺紋的伸縮為元氣的原動力。配合此兩種方法來做，就能消除性無能，恢復早晨勃起狀態，精氣重新運轉體內，使你的身體變得更年輕。

《勃起力高昂、迅速恢復性能力法》

①洗澡時在澡盆內坐著，伸直打開腳。一隻手握住全部睪丸。

②輕輕地壓揉睪丸五十次。

③性器勃起時，立刻採取半蹲姿勢，摩擦尾骶骨。

④在勃起停止之前繼續摩擦，此法每晚做一次即可。

《性器澆熱水與冷水的方法》

①準備熱水與冷水，先用熱水澆性器兩、三次，再澆冷水兩、三次。

②在性交時可適時反覆地做。

24.膣部緊縮法

有一次我遇到了一位以前學導引術的女性，她說生了三個孩子後身體不太好，現在氣色好多了，判若兩人，充滿朝氣。她坦白地說：「開始學導引術後，我先生不再拈花惹草了。」

原因是學了導引術不久，有次和先生行房事後，她先生吃驚地說：「妳的身體變得年輕多了。」本來生了三個小孩後膣部鬆弛了，不能像新婚時一樣地緊縮良好，而先生因作建築生意，交際廣闊，一直拈花惹草。但自此以後，卻收斂起來，她先生說：「沒有比妳更好的女人了。」

女性的膣部（陰道）因生產時變大，很難再縮回原樣，這是女性煩惱根源。從前中國婦女為了使膣部返回原來的緊縮，而吃「紫河車」。「紫河車」是包著胎兒的膜與胎盤，人類以外的動物均吃胎盤，是為促使身體早日恢復。

在此介紹一種導引術服氣法，做了這種服氣法，能使膣部緊縮良好。

此外有些女性本來膣部較鬆弛，或肛門緊縮不佳，此因肛門肌肉鬆弛，或許同時也患痔瘡。

從前藝妓為了使有些男性花錢冶遊，極重視膣部的緊縮，因此，藝妓都受過肛門緊縮的訓練，肛門緊縮時，前面的膣部亦緊縮了。

學導引術使膣部緊縮良好之前，必須先治好肛門肌肉鬆弛，使之緊縮。因此可做使臀部氣血旺盛運動法，做了之後，經二、三天就有效果了。

《治療肛門肌肉鬆弛法》

①站立兩腳張開，稍微比肩部寬些。

②右手小指與無名指指腹按於臀部的股溝處，使之震動似的，急劇地將手指移動，大約做一分鐘。

③左手也同樣地做，左右手交互各做五次，約十分鐘即可。

此運動法，一天做三回，排便後，肌肉容易鬆弛，故在廁所裏做。

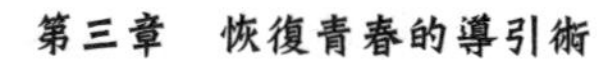

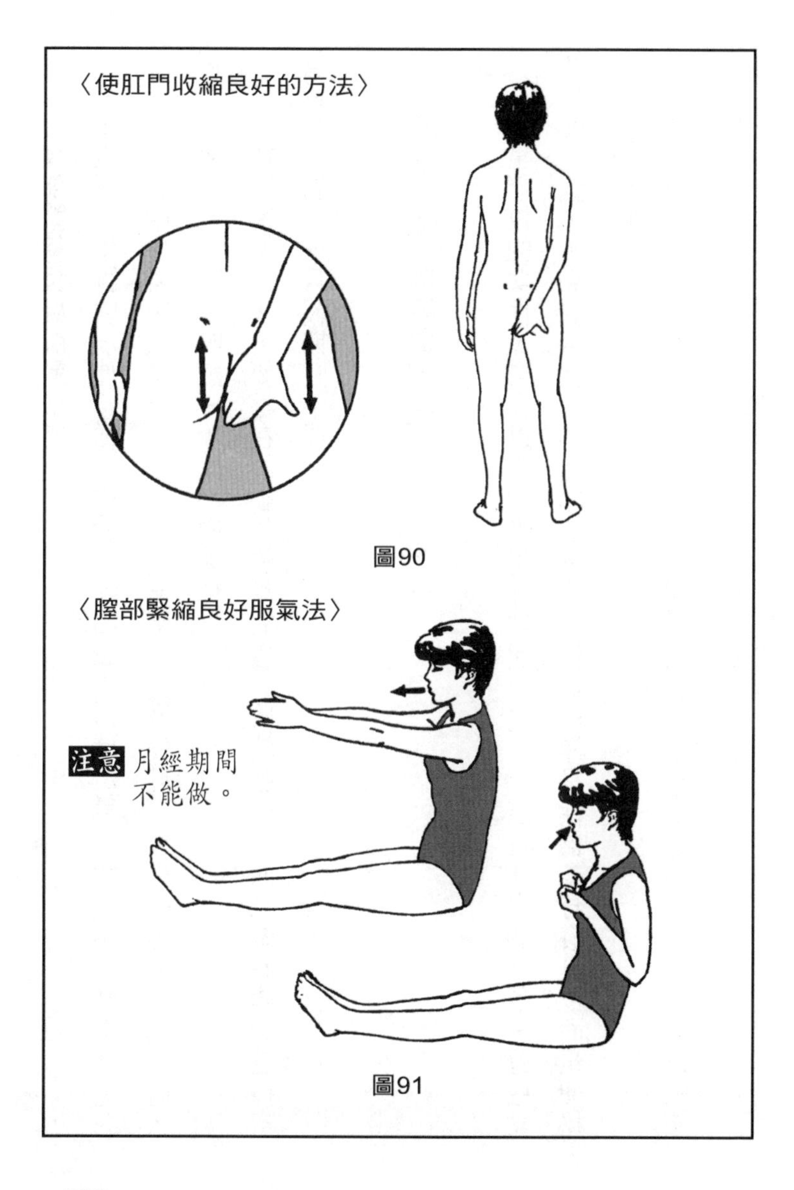

圖90

圖91

《膣部緊縮良好服氣法》

①坐著，兩腳向前伸，從口中慢慢吐出體內污穢之氣，一面兩手向前伸。

②從鼻中慢慢吸入空氣，兩腕縮向兩腋。此時使肛門收縮，若感到痛苦時，再次慢慢呼氣（不是吸氣），兩手向前伸。

這樣反覆做三次，要點在於動作儘量放慢，收縮肛門。而且做時儘量選擇空氣新鮮的場所，月經期間不要做。

25.消除性器臭味法

臉呈紅色的女性，自古以來即被男性敬而遠之，「這實在太過分了」有些女性可要抗議了！究其原因，為性器有臭味。但並非僅是性器本身發臭，而是便秘所產生的臭味。

為了消除臭味，要常洗淨，清潔性器，但必須先治好便秘。這可做按腹法（參照一八四頁），而且在就寢前，做膣部服氣法。

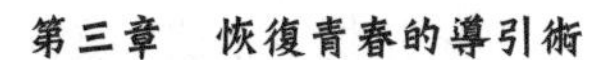

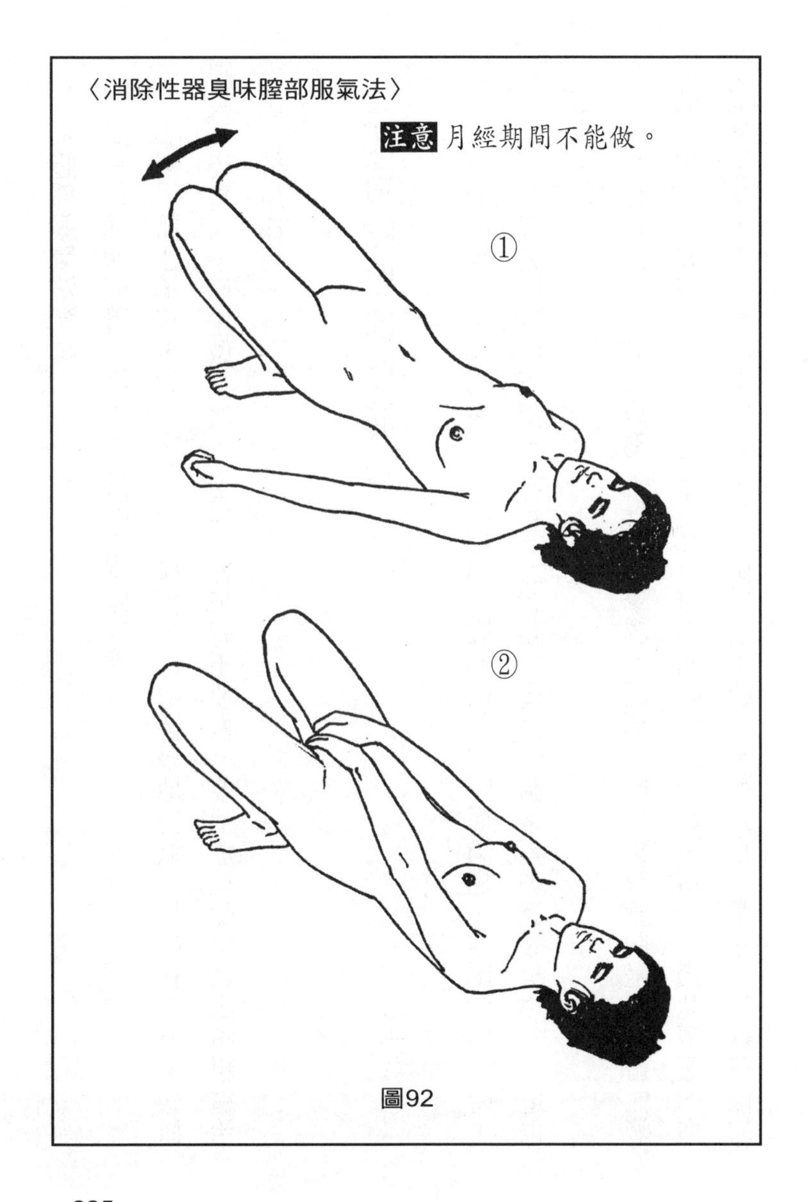

圖92

《膣部服氣法》

①赤裸地仰躺著，腳稍微打開，兩膝立著。

②兩手抓住子宮表面（陰門部）揉轉，口中慢慢地吐氣，從鼻孔吸氣。此種呼吸及姿勢，各反覆做十次，但是月經來時不要做。要治療紅臉可做肌膚粗糙治療法，併用亦可。

26. 消除腹部脂肪法

人一過中年，不論男性、女性均為「腹部的贅肉」而煩惱，腹部脂肪多時，對於美容及行動均造成不便，而且有人認為「皮帶的洞越寬、壽命越短」，這也是事實。

這光是腹部脂肪的毛病嗎？導引醫學認為腹部之所以積有脂肪是因身體血液混濁，到處鬆懈變形了。反之若腹部全無脂肪時，血液就變清了。因此清潔的血液遍佈全身，不會生出多餘的脂肪。做導引術的人至死為止，還保持年輕苗條的身體，這是因為導引術將污濁的血液排出體外，使血液呈乾淨狀態。

所以，有人認為自己的腹部積多少脂肪，即表示身體老化到何種程度，像這樣的人，在此介紹單膝立著，頭叩膝蓋法，此種運動法能試試腹部脂肪的積聚程度。

額部若稍微能觸及膝蓋，還算不錯，但若觸不到膝蓋也不要太勉強去做。恐怕有一半以上的人因腹部脂肪妨礙而觸不到膝蓋！或是頭部發硬，而觸不到膝蓋者也不少。

若額部觸不到膝蓋也不必太擔心，藉導引術就可做到，當然也能消除腹部脂肪及頭部發硬症狀。

可先做第四章所介紹的「易筋經」立行，及額部觸膝動作和抱腹法。同時配合二四〇頁所介紹「消除鬆弛腹部法」的推拿法，效果更好。

做了導引術後，有些女性原來的褲子、裙子已不合適了，而拿出年輕時所穿的衣物來穿者也不少。這就是腹部的脂肪已全部消除了，而且腹部脂肪消除後，從背後的姿態看來，似乎變成有朝氣。有人說，背後姿態看似貧弱的人，生活也貧苦，所以，背後姿態看似活潑、生氣蓬勃時，心情也變年輕多了，生活將煥然一新。

此額叩單膝法也可治療高血壓、低血壓等血壓異常。額部若觸不到膝蓋，大概血壓高，故血壓異常可以用此法與足部搓揉法（參照一六八頁）治療。擔心自己血壓的人，對於足部搓揉法要特別用心地做，一天做二～三小時效果不錯。藉此可以使老化的血管恢復正常，使身體恢復青春有活力。

《消除腹部脂肪法Ⅰ》

①坐著，一膝直立，兩手抱住立著的膝部，以額頭觸膝蓋。

②額頭觸到膝蓋後，慢慢從口中吐氣，吐氣後頸部一面返回原狀一面閉口。每天做二、三次即可。

《消除腹部脂肪法Ⅱ》

①仰躺於床上，兩手交叉一起放於頭下，兩膝齊立。

②口中慢慢一面吐氣，由圖①的姿勢慢慢將腹部舉向上方。吐氣後，閉口，慢慢地返回原來姿勢。

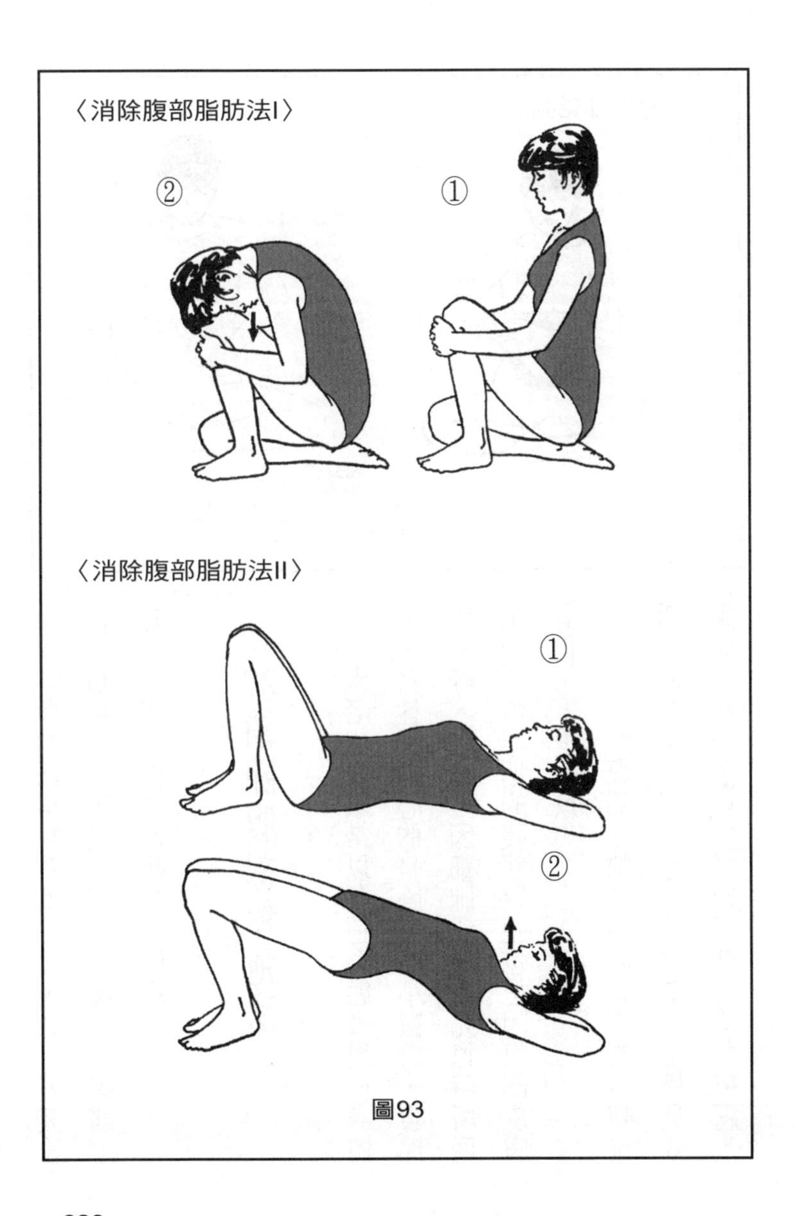

圖93

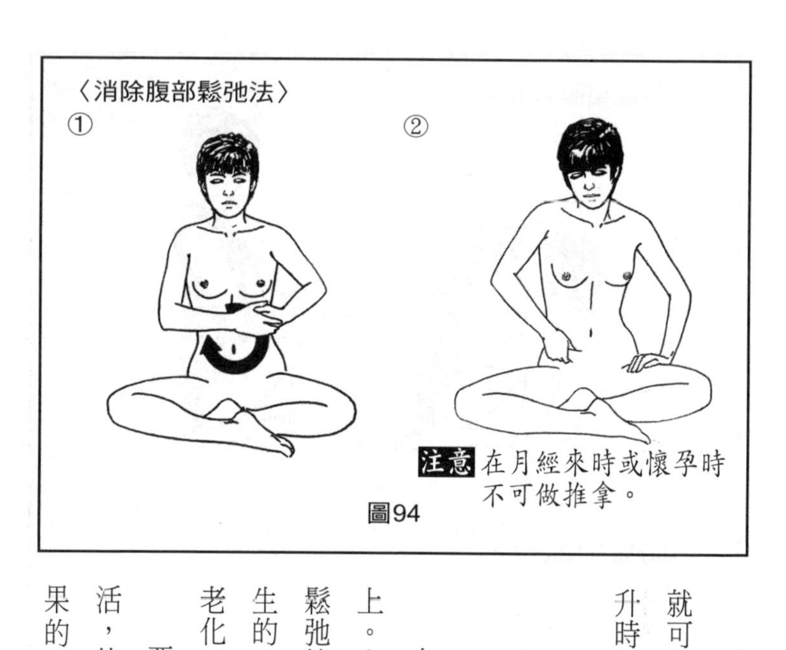

圖94

此運動法早晚各做三次，過了五天後就可知腹部脂肪已凹下了。還有，腹部上升時，儘量慢慢地吐氣，使腹部突出。

27.消除腹部鬆弛法

人老化現象常以各種形態表現於身體上。女性較擔心的是臉部的小皺紋、腹部鬆弛等。皺紋是因細胞變弱或死掉時所產生的，中年期的腹部鬆弛也是因腹部皮膚老化、下垂所致。

要消除腹部鬆弛必須使細胞的活動復活，使皮膚返回年輕。而推拿法是最具效果的。此法與按腹法不同，並非按壓，故內臟或盲腸動過手術的人也可做。不必太用力地做，而是輕輕地抓揉，作法簡單，有空時可多做，效果更好，持續做二、三週後，皮膚變得有生氣，鬆弛現象也消失了，腹部變得有彈性。

《腹部推拿法》

①以盤坐姿勢，兩手摩擦溫暖後，直接用手掌抓揉腹肌三十～五十次。

②單手抓搓鬆弛的腹部皮膚，慢慢地推拿整個腹部。

③推拿完了後，兩手再摩擦溫暖，做①的姿勢，抓揉腹部數次。

在鬆弛地方要盡力地抓揉，剛開始可能會痛，但疼痛立刻會消失。月經或懷孕時不可做。

28. 胸部鬆垂變堅挺法

女性生孩子給小孩餵乳後，胸部大多會變鬆垂，因此，最近年輕女性對於給小孩餵乳均畏避之。

的確鬆垂的胸部實在不太美觀，堅挺的胸部是女性美的象徵之一，而下垂的胸部給人體弱之感。胸部下垂可聯想到內臟下垂，實在是氣力消失的狀態，也是胸部老化現象。

要怎樣才能使老化、鬆垂的胸部恢復年輕姑娘般的堅挺、有彈性呢？簡單地說，只要玩弄之即可。在此肯定地說，胸部下垂絕不僅是餵乳造成的。前面提過耳鳴或耳朵聽不清楚，是因耳部沒有運動、活動，所以耳部才變壞，而胸部也是如此。只是黏於身體，卻不玩弄，當然會鬆垂了。

擺弄胸部，由自己的先生或情人來做也沒關係，深深地注入愛情玩弄，其效果最大，胸部也恢復活力，更充實。同時，讓別人來觸摸，對於預防乳癌多少也有助益。

自己要做，用推拿法效果不錯，此法在洗澡時做，更能迅速地使胸部變得堅挺。持續一個月後，胸部的形狀就變得均勻漂亮，對自己也將更有自信。

談到胸部運動，平胸者用此胸部推拿法也有效。有些人認為大胸脯較好，但大胸脯是身體中存有水毒，絕不是好事，健康上也有各種問題。像這種大胸脯用

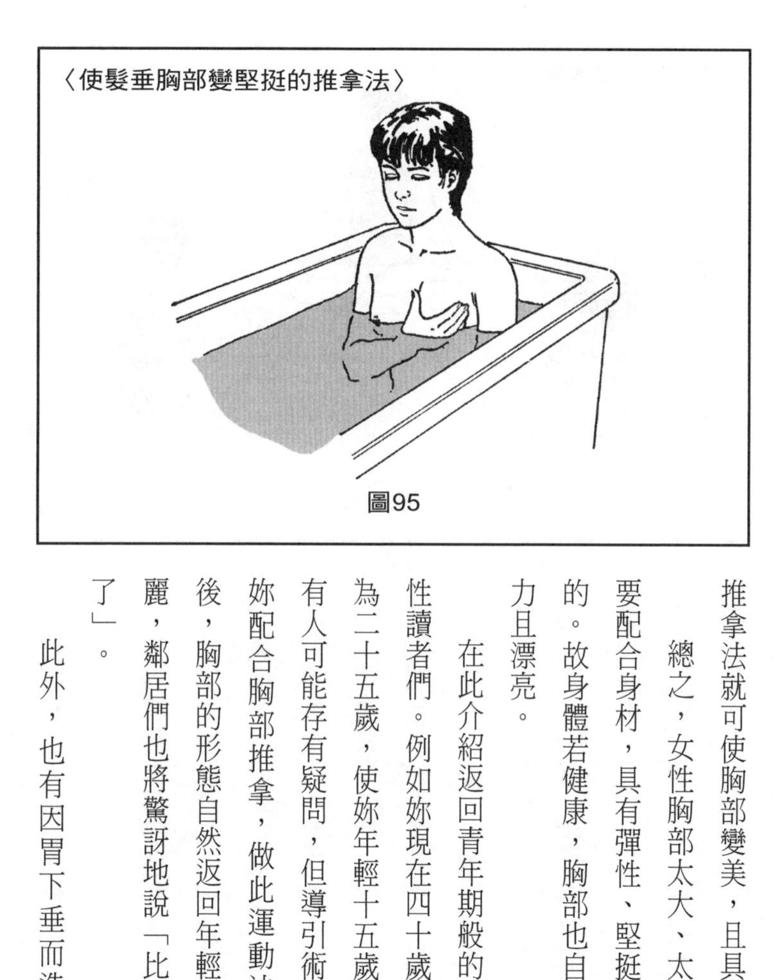

圖95

推拿法就可使胸部變美，且具彈性。

總之，女性胸部太大、太小都不好，要配合身材，具有彈性、堅挺才是最重要的。故身體若健康，胸部也自然會充滿活力且漂亮。

在此介紹返回青年期般的胸部法給女性讀者們。例如妳現在四十歲，生小孩時為二十五歲，使妳年輕十五歲，真的嗎？有人可能存有疑問，但導引術的確可幫助妳配合胸部推拿，做此運動法經一個月後，胸部的形態自然返回年輕時的挺拔美麗，鄰居們也將驚訝地說「比以前年輕多了」。

此外，也有因胃下垂而造成胸部下

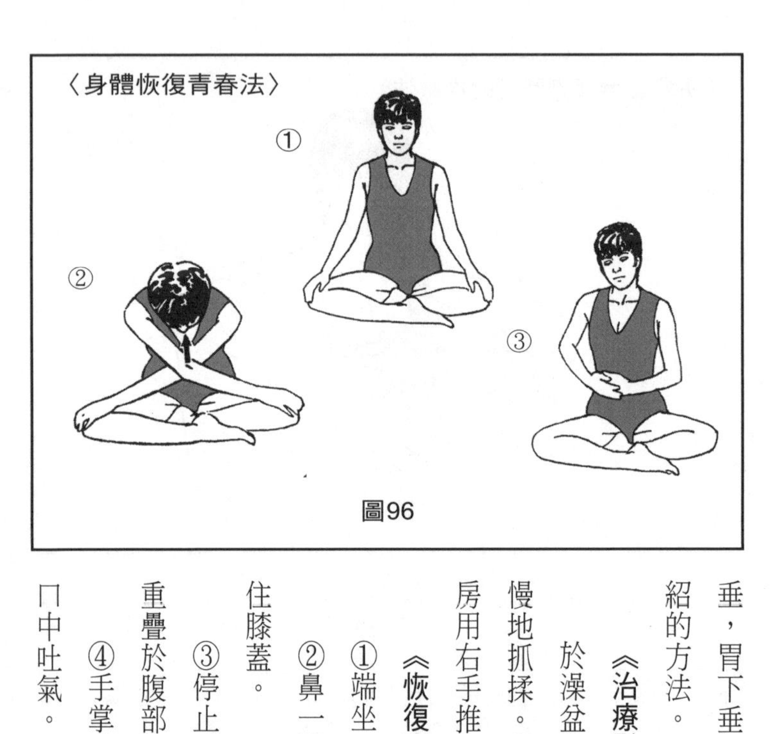

圖96

垂，胃下垂的人有必要配合一八〇頁所介紹的方法。

《治療鬆垂胸部推拿法》

於澡盆內洗澡，由下垂乳房的下方慢慢地抓揉。右邊乳房用左手抓揉，左邊乳房用右手推拿。左右胸部各做三十次。

《恢復青春法》

①端坐（腳不要重疊一起）呼吸。

②鼻一邊吸氣，兩手交叉，用力地抱住膝蓋。

③停止呼吸，左右手離開膝蓋，兩手重疊於腹部。

④手掌重疊，左右兩次輕敲腹部，由口中吐氣。

此法①～④算一次，做三～七次即可。停止吸氣至感到痛苦，而由口吐氣的這段停止呼吸時間因人而異，故次數也無特別必要限制，不要太勉強去做。但是腹部一定要左右兩次敲打。這對更年期障礙者更有效，一定要做看看。

29.治療手及皮膚粗糙法

皮膚粗糙是因身體無光澤，即使塗上面霜或藥品也無效，即使一時變好，但不塗藥時又恢復原狀。這只是表面的一時應急方法，卻不知為什麼身體會無光澤，以及如何使身體變得有光澤。

導引醫學重視「氣、血、水」三要素，診察或治療均以此三要素為重點。此三要素是什麼呢？

「氣」在前面已說明過，也可以認為是空氣之氣。但這並非單是空氣的略稱，而是身體中與血成一體，維持生命的基本動力，因此「氣」要是病了就成「病氣」（疾病之意）。

「血」即血液，「水」是淋巴液，血液異常時就會引起各種症狀，皮膚色澤不佳。

沈舊污濁的血液稱為瘀血，瘀血所產生的毒素會引發疾病。

血液循環良好時，毒素就能順利排出體外，自然身體狀況就變佳，皮膚也有光澤又滋潤。首先請做第四章「易筋經」坐行法。使全身血液循環良好，再刺激無光澤的皮膚，就能一直保有青春的肌膚。事實上，做過導引術的女性，即使上了年紀她們的皮膚一直具有彈性且漂亮，比實際年齡年輕多了。

有關與「易筋經」坐行法配合做的運動法，例如臉部粗糙，做按摩臉部運動法即可。這也很適合紅臉的人利用空閒時間做，肌膚就會變得滋潤有光澤。

手粗糙時，用手掌摩擦數次，手指一根根地搓揉，此外肌膚如沙魚肌的人，在肌膚粗糙處經常用手掌貼於其上，手掌貼於其上有何效果？此動作可於貓的動作上看見。貓在動物中算比較愛漂亮的，有空的時候就將前足放於頭或臉上，即使身體不沖洗，也一直保持著有光澤的體毛。

而肌膚髒污、便秘也是原因之一，這樣的人可配合一八二頁「通便良好法」

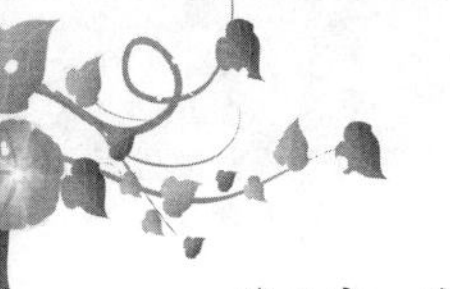

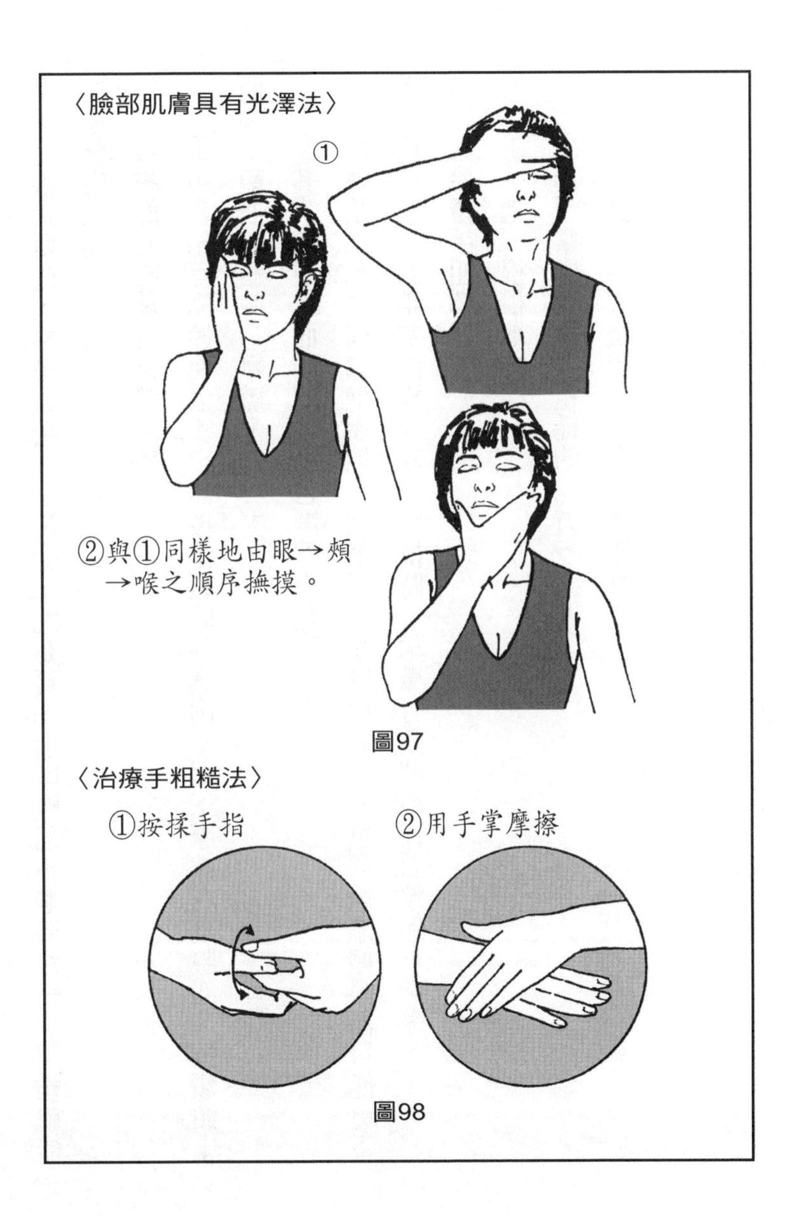

圖97

圖98

即可。沙魚肌的人易染氣喘，可配合一九七頁「消除喉部不適感法」，這樣就能增進肌膚光潤。

《臉部肌膚具有光澤法》

①手掌相互摩擦使溫暖，然後溫暖的手掌由上而下摩擦右邊臉部，按額頭↓面頰↓顎部的順序，摩擦十八次。

②其次按眼↓面頰的順序也摩擦十八次。

左邊臉部也是同樣地摩擦。由眼至面頰摩擦時，若急劇地摩擦眼部可能會下垂。放於眼部的手掌向橫的部分摩擦時，稍微有弧度地往面頰部分摩擦。

《治療手粗糙法》

①手指一根根地按揉。

②用手掌摩擦手部粗糙的地方多次。

此運動不限次數，手有空閒時即可做。

30. 防止頭髮老化法

人的身體各種老化現象中，最引人矚目的是頭髮的老化，有些頭髮變得稀薄，參雜白髮老化快的人，在二十歲以後，到了四十歲左右，頭髮已完全變白者也不少。

有關頭髮老化的現象，有人會認為這是到了一定年齡必有的現象，而年輕人頭髮老化者，幾乎認為是「我家遺傳的」或「母親或祖母也是很早就變白髮的」而死心了。但即使是如何地去尋求，至今尚無生毛或使白髮變為黑髮的藥，這也是事實。

但道家的導引術卻有返老還童的方法。使身體恢復青春，頭髮當然也恢復至年輕時期，我這樣說或許大家都不相信。

導引術確實能治頭髮多且硬的少年白髮，使七十歲老人的頭髮也變得年輕。我為了親自實驗，曾有頭髮變白，眉毛也變白的痛苦體驗，但做了導引術後，白髮變少，眉毛也生出黑毛了。大約三分之二的頭髮變黑了。

由第四章「易筋經」立行法開始是很重要的，易筋經能使身體恢復年輕，然後再做現在介紹的頭部運動法，那些為禿頭、白髮煩惱的人就可消除困惱了，兩種方法併用也沒關係。

頭髮變細、捲曲，或稀薄等，很多是由內臟有異造成的。一般說來，頭髮捲曲原因是心臟不好，變稀薄是腎臟有問題。因此看看自己的毛髮狀態，真正了解原因是很重要的，心臟問題可參照二一〇頁，腎臟問題請參照一九六頁的方法來做。

總之，要使頭髮恢復年輕，不但要注意頭部，也要注意身體各部位，不然無法得到效果。

《治療脫髮、白髮法》

①坐著，兩腳伸直，用兩手手指按摩頭頂十八次。

②然後用手掌輕叩頭部十八次。

通常一般人早晚各做二次，頭髮稀薄時一天可做五次以上。脫髮或白髮，繼續做一星期就可知道效果。

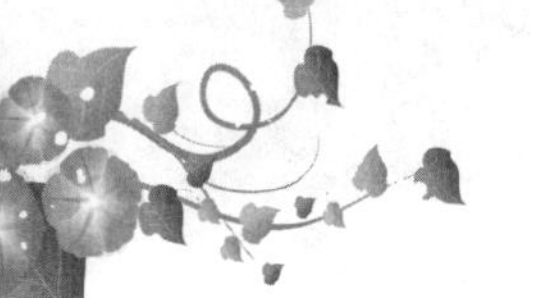

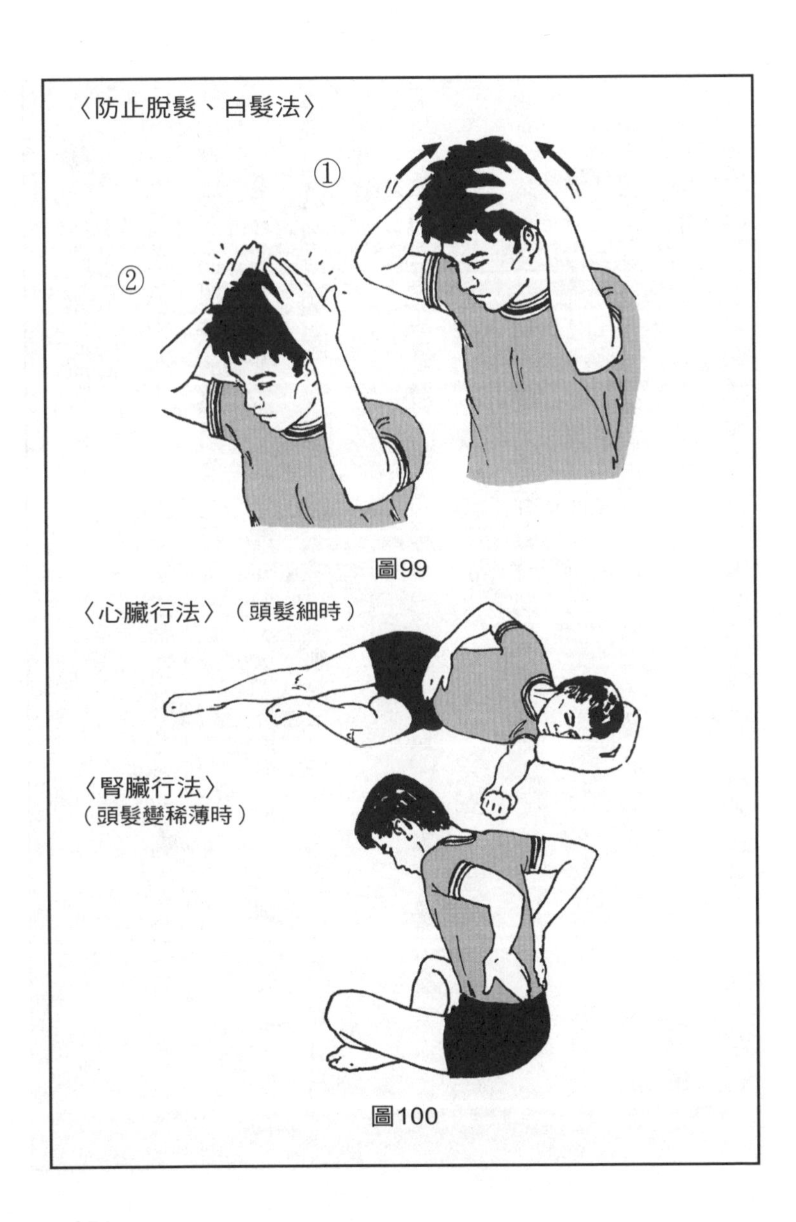

圖99

圖100

●穴道與導引術

穴道是武術所說的「要害」，散佈於身體各處。穴道相互有極深的關係，而聯接的線稱為「經路」。

全身的穴道都與內臟各部有關，因此若能適當地刺激穴道，內臟氣血流動就順暢，機能變旺盛，但刺激太過強烈時，反而會引起內臟障礙。

氣血流動阻塞時，就積瘀血（污穢之血）。為了要消除瘀血，針灸醫師在穴道針灸，其指壓法是用大拇指按壓穴道，但以上治療法都要抓準正確的穴道，故有長時間修練的必要。

導引術是藉呼吸與肌肉作用，不但刺激特定的穴道，且刺激連接穴道的經路，藉著刺激來消除瘀血，使淋巴液、神經束機能正常化。導引術有兩個特徵：

第一、穴道的正確部位即使抓不準，但使氣血流動的肌肉運動，就能連帶地刺激穴道。而且，自然而然地就能知道穴道的效果。

第二、一邊刺激穴道，一邊呼吸，藉此不但消除瘀血，又使充滿新鮮空氣的血液——即「氣血」送入體內。

因此，現代西洋醫學、中醫、針灸、指壓等不能治療的老化現象——即要返老還童，返回青春都可藉導引術來實現。

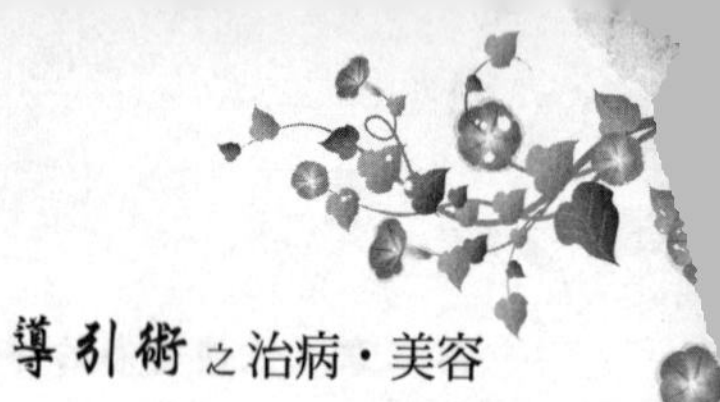

第四章

使身體健康有活力的導引術

寫於本章之前

「自己身體並無異狀，也無特別疲勞的現象，但可能的話，希望自己身體更有活力更健康。」

這對於常為身體毛病煩惱的人來說可能太奢侈了些，但相信每個人都希望自己的身體更健康。做了導引術消除身體毛病，恢復健康後，任何人都想進一步使自己更有活力。

提到增進健康，一般人腦海中想到的一定是「運動」（與導引術的運動有別），但一般的運動能否創造健康有活力的身體，確實是一個疑問，很多年輕時是運動選手而意外短命，有些因運動造成了膝、腰疼痛等特殊障礙，這樣能增進健康嗎？而且運動方式並非每個人都會的。

本章所介紹的「易筋經」行法，是以增進健康為目的。易筋經中「筋」是指肌肉筋、內臟筋、跟腱，「易」為改變之意，即「改變筋肉」創造健康身體就是

「易筋經」的本意。

「易筋經」能藉氣血流動旺盛而使身體健康，所以原理與導引術是相同的，不但能防止老化、消除疲勞，又能積極地鍛鍊身體。故「易筋經」藉著「觀念」與身體活動，使氣血之「氣」集中於身體某部位，藉著運行而排泄邪氣，以鍛鍊肌肉、骨骼、內臟。

此點與前面的導引術多少有異，但和導引術同樣是排泄邪氣，不像一般運動後會有疲勞感，而且不拘場所，短時間即可做，是最適合現代人的健康法。

《易筋經》是以導引術為根源的健康法，回顧歷史即可知道。

《易筋經》的創始者傳說是達摩大師，達摩大家都知道是為了推廣佛教由印度來到中國的僧人。

當時民眾尚是以道家思想，即老子的哲學為根本思想，宗教也以道教勢力最大，故佛教不易推廣，達摩於是在嵩山少林寺盤坐面壁九年。

於是他將道家思想全面混入禪學中，達摩由此過程中體驗的行法，整理了二本書，一本即是混入導引術體系之《易筋經》。

為何說《易筋經》是傳說之書呢?因為原著在中國戰亂時代已成灰燼，但事實上在少林寺僧侶之間已作為身心修行法而代代相傳下來。大致上，《易筋經》的內容分為外功(即做為純粹武術功夫)及內功(即以增進健康、治療疾病為目的)兩種，當然在此所介紹的《易筋經》為內功方面。

雖然《易筋經》傳自中國，但要精通也很困難，此為妨礙普及的原因之一，主要是因《易筋經》原著與道家書籍有共通獨特的設計。

《易筋經》分坐行十二段與立行十二段共二十四段，原著前段是立行，後段為坐行，宛如做了立行後就能做坐行，但事實上這是獨特的詭計。

立行若非身體十分健康、氣力足的人來做，是無法做的行法，病弱者突然開始做會增加疲勞，生出元氣之處，恐有「氣」亂流的危險。反之，坐行是一般健康狀態的人均可做。

因此先從坐行開始，等精通了之後再做立行，這是很重要的，若照原著從立行開始，當然不易精通，想傳後世也就困難了。

《易筋經》另一難解的理由是，它與導引術同樣是促進氣的流動的行法，因此若無法了解氣的流動，就難於傳授，也難有效果，所以，恐怕能完全理解氣的流動以及正確了解《易筋經》的人很少。

寫於《易筋經》坐行開始之前

以增進健康為目的之《易筋經》，在坐行方面與後部所介紹的立行比較，不太使用身體的力量是其特徵，因此，坐行較適合女性或體力較差的人。

《易筋經》是為健康的人所寫，若是患慢性病，或身體狀況不佳、易疲勞等，還是先做第三章所介紹的各種導引術，等治好了之後，再做《易筋經》坐行較好，不過依身體狀況，有些導引術配合坐行法效果更佳。此種例子在第三章已有所交待，請參照。

坐行要點在於氣的運行，主要是實行觀念力的問題。這樣說可能較難理解，事實上即「氣」不易理解，但也不必太擔心，照指示動作即可，習慣了自然氣會周轉身體，漸而能控制氣的運行。

若在坐行時能抓住氣的運行要點，對於下一階段——立行——有很大幫助。對於氣的運行一點也不知的人，要突然做立行，往往用力過多而混亂氣的運行，反而會得反效果。此點若能精通，坐行時就無此之虞。

坐行雖然有十二段行法，但剛開始時不必全部做，考慮自己日常生活中身體的某一部位常使用，例如，站著做事的人多過度使用腳部，伏案工作的人多過度使用頸部，過度使用的部位即容易疲勞的部分，於是選擇促進此部位的氣流動的行法即可。

稍覺得有效果後，漸漸增加行法，不要太勉強地做，為增進健康的秘訣。

還有，坐行的行法，一天做二次，於空腹時（食後二小時以上）做，通常在早飯前及就寢前做最適當，時間比較好安排。

有關配合呼吸的行法：由鼻吸氣時，肛門要緊縮，由口吐氣時，再放鬆。沒有配合呼吸的行法，要常常緊縮肛門，此點很重要。

坐行第一段

①盤腿而坐，右腳彎曲，右腿跨在其上，左腳由右腳外側彎曲，放於右大腿上，兩腳腳心朝上。左右腳相反亦可。

②左手大拇指與食指成圈狀，右手大拇指由外側通過，觸到左手無名指（無名指按著大拇指腹）此稱為築基法。組合的手輕放於下腹部。

③眼睛輕輕地閉著，口也閉住。

④慢慢地由口吐氣，吐氣後由鼻吸氣，一邊反覆地呼吸，意識集中於丹田（肚臍下三寸）。

①的坐法稱為雙盤趺坐法，最初若做不到可做單盤坐法：一腳（左右腳均沒關係）置於相反側腳的大腿上。無法置於相反側，腳的膝部，若太勉強地做，身體太用力，效果就不好。背肌要伸直，不要有彎曲姿勢。

坐的場所在自家的榻榻米或地板上均可，臀部會亂動的人在臀部之下可塞一

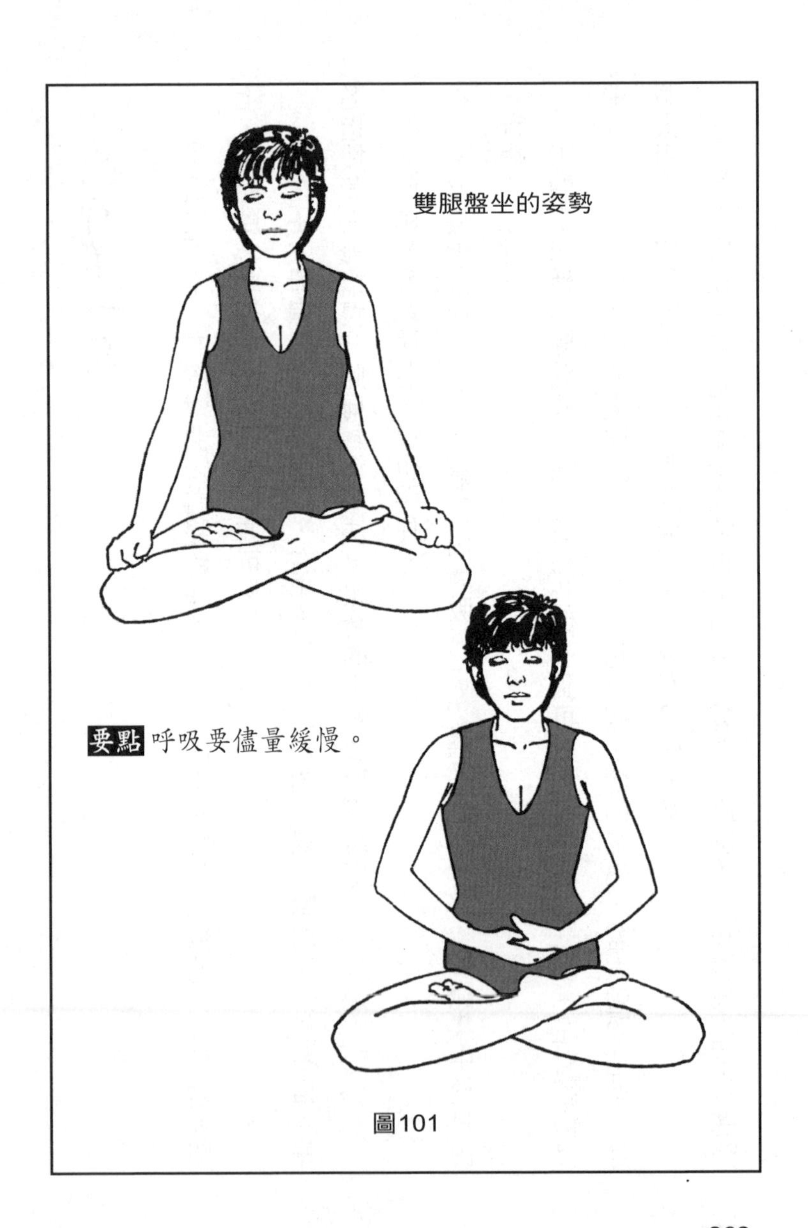

圖101

個座墊。

②組合的手放於膝上時，肩部會注入力量要注意。

③眼睛稍微張開一點露一光線出來為佳。

④的動作，在吐氣、吸氣時儘量慢，做到鼻子前放羽毛也不會動的程度。

坐行第二段

①盤腿而坐，兩手手指交差置於後腦部，手掌部分塞住耳朵。

②慢慢地由口吐氣，由鼻子一邊吸氣，一邊將塞住耳朵的手掌用力，頭稍向後方彎曲，胸部挺起。

③仍做原姿勢，然後吐氣，在感到難受時將置於耳朵的手掌放鬆，同時頭部返原位，挺起胸部，放鬆。

④以上全部算一次，再反覆做一次。

手短小的人做①的動作可能無法順利地做到，僅抱住後腦部也沒關係。①～

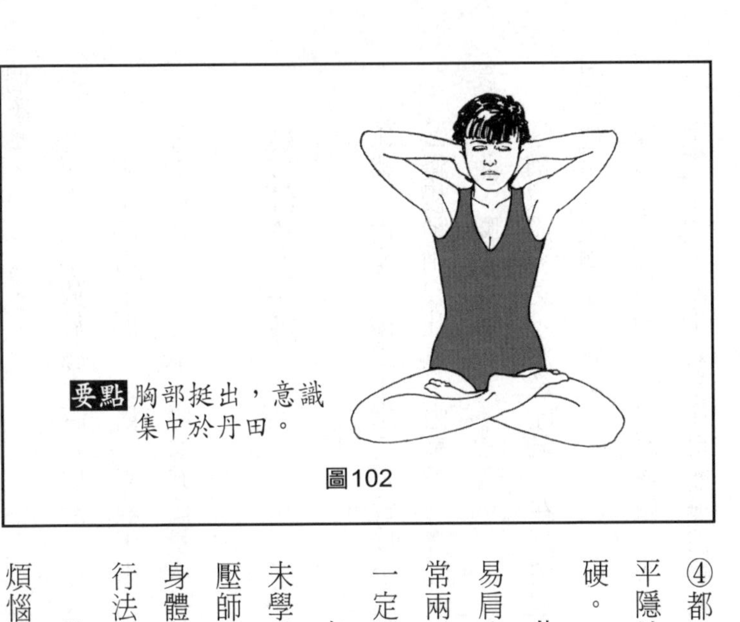

圖102

④都要將意識一直集中於丹田，然後慢慢平隱地做，若用勁過度反而會使肩膀發瘦變硬。

此行法能促進肩到背部的氣血流動，容易肩瘦或背痛的人做此動作，效果很好。經常兩手用力做事的人或肩膀用力工作的人，一定要做做看。

有位女性指壓師，因患「職業病」，還未學導引術之前，背部像鐵板般地硬固。指壓師雖是替人按摩身體，但卻無法消除自己身體的發硬，實在也是一大諷刺，她做了此行法後，不久就恢復正常。

從此以後她不會再為肩瘦、背部發硬而煩惱，非常高興。

坐行第三段

①兩腿盤坐，置於大腿上的腳移到膝前（此姿勢稱為端坐）。

②兩手大拇指包入四指中輕做握拳姿勢，肩膀不要用力，兩拳頭置於大腿上，以此姿勢稍微休息一下，自然呼吸即可。

③其次兩腳慢慢向前伸直，伸直後，腳踝靠攏觸於床上。此時腳的內側向前，腳尖向上伸。

④上半身慢慢地向前倒，同時將兩手向前伸，兩腕交叉，握住腳趾，以此姿勢，儘量將兩腳向前伸，而兩手返向後方。手若無法觸到腳趾時，將腳尖朝身體方向彎曲即可。

⑤此姿勢繼續做五分～十分鐘。覺得難受時，可停三十秒再做。

繼續做此姿勢時肩、背、腰、大腿各部分均會緊繃，此時可將二五九頁所說之氣，以意識作用運行至緊繃各部，不必將之考慮得太難，只將集中於丹田的意

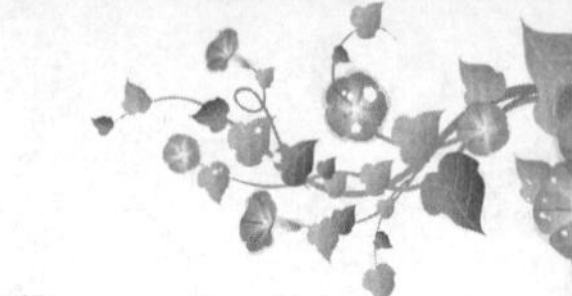

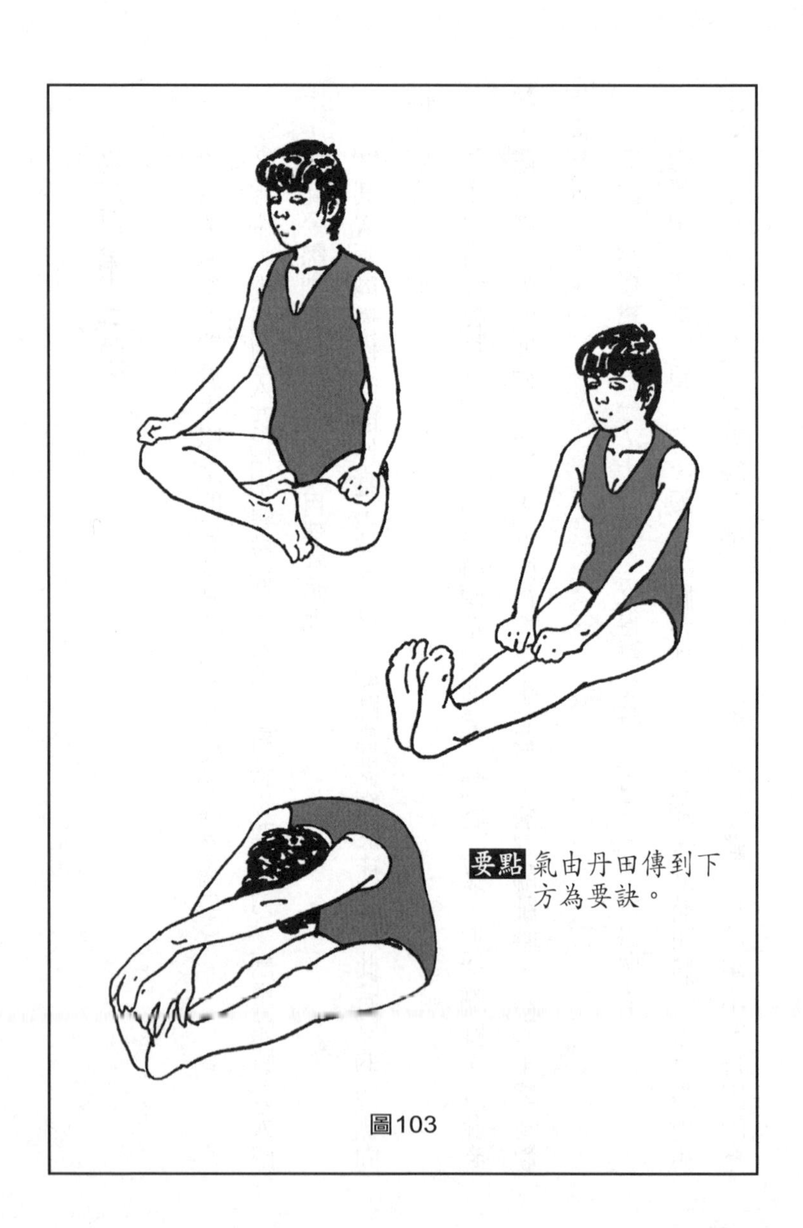

圖103

識移動到必要的部分而已。剛開始時可能只是空轉，但習慣後，氣的運行就隨著意識而動。

此外，不要突然地將氣由丹田上升至身體上部，將氣移到下方再運行才可以，若氣移動順利，氣到達之處，身體將感到溫暖。

此行法能使手到肩、背部，然後由腰至腳尖之氣血流動順暢，消除全身邪氣，長時間地做也不會感到疲勞。

坐行第四段

①盤腿而坐，兩手左右大大地分開，畫成半圓形，然後舉向頭上。

②手舉向頭上後，手掌向上，手指交叉，兩腕用力，氣集中於丹田，自然呼吸即可。

③持續二、三分鐘後，手腕感覺沈重，即將手放下，稍微休息再做，手放下後算一次，共做五次。

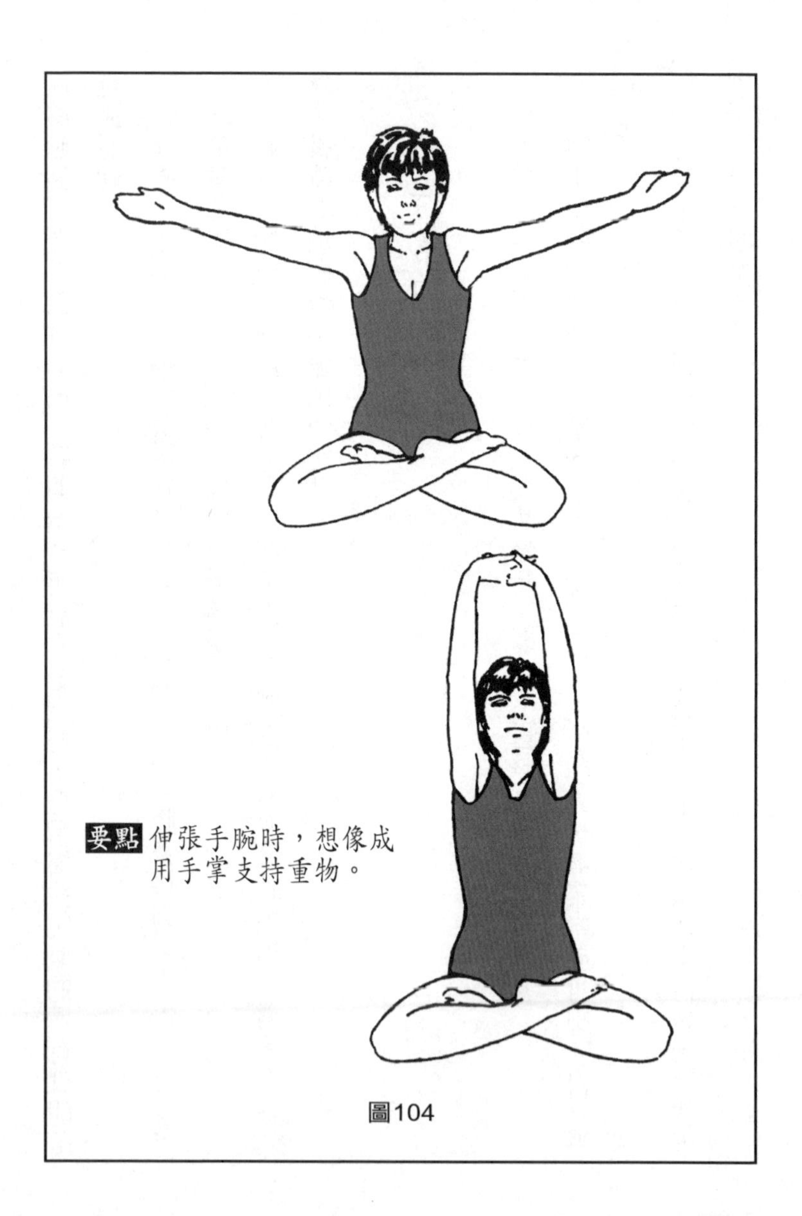

圖104

此行法依照原典，②的動作，兩腕用力時，集中丹田之氣要以意識移動上升，由胸經肩部到兩腕，再達手指尖。

但不必用此高度技巧，將之想像兩隻手掌支持著頭上重物，不必考慮得太困難。

做此行法時，身體會變暖和，這是以手及肩做起點，使全身氣血順暢之故，對於預防手腳冰冷，及手麻痺有效。因駕車而致手及肩部疲勞的人，做此動作即能消除疲勞。

有位六十三歲的計程車司機，已是駕車四十年以上的老手，一到夏天，因受車內冷氣吹襲，手腳感到麻痺，一整年麻痺感均無法消除。

又因老化，而使內臟下垂，壓迫膀胱，小便也不易排出來。

但做此行法後，不久內臟恢復正常，一個月後手腳麻痺也消除了。

坐行第五段

①由盤腿坐的姿勢變為伸張兩腳，腳踝靠攏，著於床上，與第三段同樣地腳的內側向前，腳尖向上。

②再兩手向後，兩手掌向正後面，兩手手背密接於尾骨的兩旁（即臀部叉開的最上部）。

③兩肩突向前方，肩胛骨立著，如「聳肩」似的，然後，儘量保持此姿勢。最初的二、三次中，③的姿勢持續一、二分鐘，慢慢地到能持續三至五分鐘。最後儘量能保持十分~二十分鐘。能保持長久後，集中於丹田之氣以意識移動下方，然後再經尾骨，肩胛骨至肩膀。當然，若不用意識運動，也有很好的效果。

此行法能消除上半身的邪氣，特別是促進肩胛骨與兩肩周圍氣的流暢，但是以坐行法來說，是屬於較辛苦的行法，初學者不要太勉強，如果勉強地做會得反

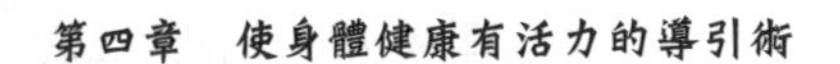

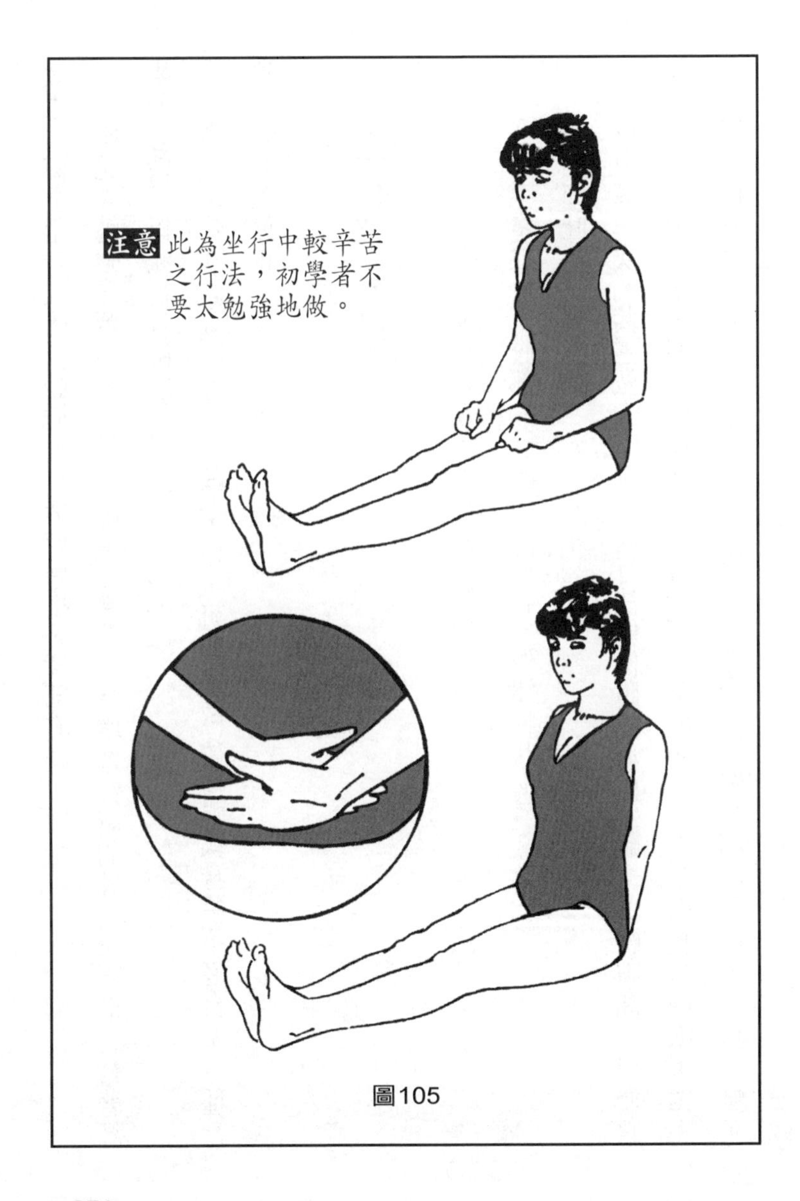

圖105

效果，使上半身氣的流動變亂，造成肩痠、背部發硬。

避免太勉強痛苦地做。心情儘量放輕鬆，為增進健康的導引術特徵。藉著舒暢的心情，以配合身體氣的流動。

若做了行法感到難受，心情不好，可能是做法錯誤或身體不適合做這種行法，要立刻停止。

坐行第六段

①盤坐姿勢，兩手十指交叉，手掌向上。
②將手掌放於下腹部（肚臍下至恥骨）做捧物狀。
③由口吐氣，鼻吸氣。

以上算一次，共需做十二次，此行法能使腹部氣血流暢，溫暖腹部。對於腸部衰弱，常因下痢、便秘而煩惱的人最合適，又能防止因老化引起的內臟下垂。

腸部的狀態看肚臍就可知道，腸部不好的人肚臍緊縮度不佳、下垂、無元

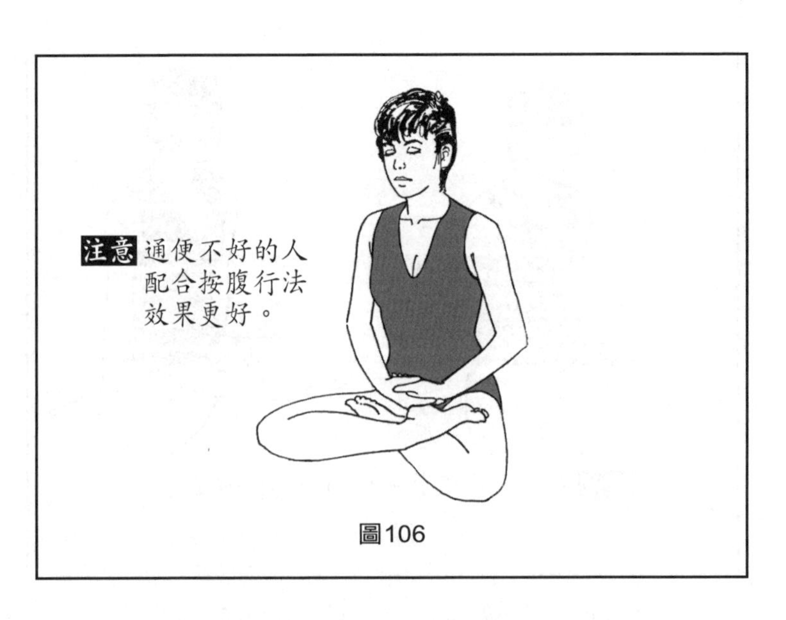

圖106

氣。此類型的人常患便秘或下痢。施行第六段配合導引術行法，就可治癒便秘或下痢，腸部機能恢復正常。

有人一定會存有疑問認為便秘或下痢的行法為什麼一樣呢？

這是因為導引術並非僅是對症療法，而是使身體機能恢復正常的真正健康法。

僅對下痢或便秘症狀治療，是無法治好的，要以整腸為先決條件。第六段即是此種有效行法。

藉此法整腸，使便秘或下痢症狀消除，您的肚臍也變成有元氣狀態。

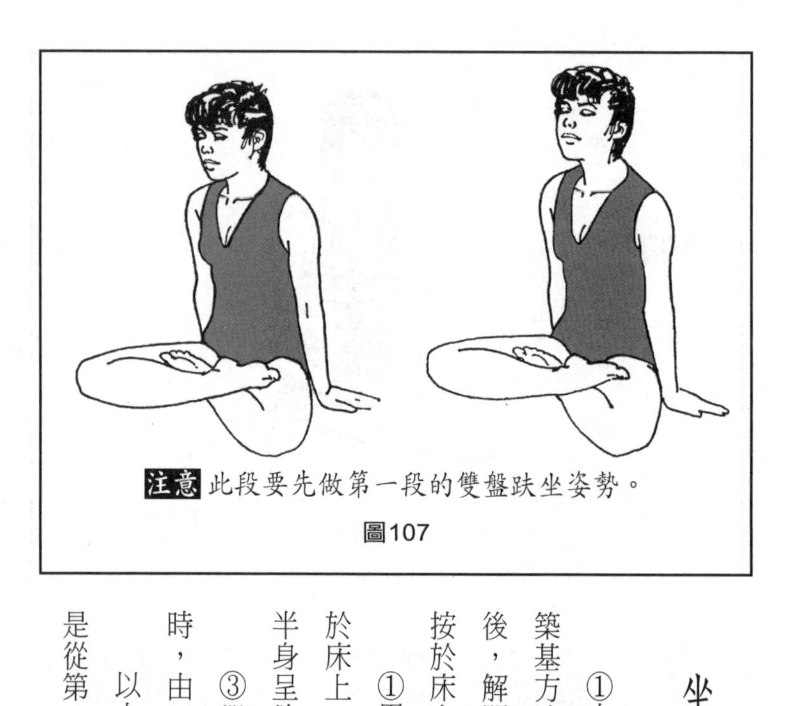

注意 此段要先做第一段的雙盤趺坐姿勢。

圖107

坐行第七段

①由盤坐姿勢，做第一段所介紹的築基方法，將兩手組合，稍微調整呼吸後，解開兩手，慢慢地將手放下，手掌按於床上。

①用鼻吸氣，一邊手掌輕輕用力按於床上，兩大腿慢慢地壓於床上，而上半身呈欲跳躍之勢。

③繼續做此姿勢，感到呼吸難受時，由口吐氣，手掌及大腿放鬆。

以上算一次，共做十二次。第七段是從第一段雙盤趺坐姿勢開始，而且做

①的動作，手掌著於床上時，絕對不要用力過度，做②姿勢時，氣上升於胸，③動作時再將氣返回丹田。

此行法能消除上半身的邪氣，去除身體倦怠感。有位學生時代是划船選手的張先生，身高一八〇公分，肩到背部的肌肉結實，身軀魁偉，但過了三十五歲以後，腹部凸出，全身肌肉也鬆弛了。

到了四十歲以後，工作常感到倦怠，也沒精神做事，打高爾夫時，上半身感到很疲勞。他想可能是運動不足，於是慢跑、抓單槓等，但倦怠感卻更嚴重，他做了坐行第七段後便恢復元氣。

坐行第八段

①鋪上坐墊，坐於其上，採取雙盤趺坐姿勢。無法做雙盤趺坐的人採取端坐姿勢亦可（參照二六五頁）。

②用右手壓左腳底，左手壓右腳底。此時兩手手指朝向內側，兩肘稍微彎

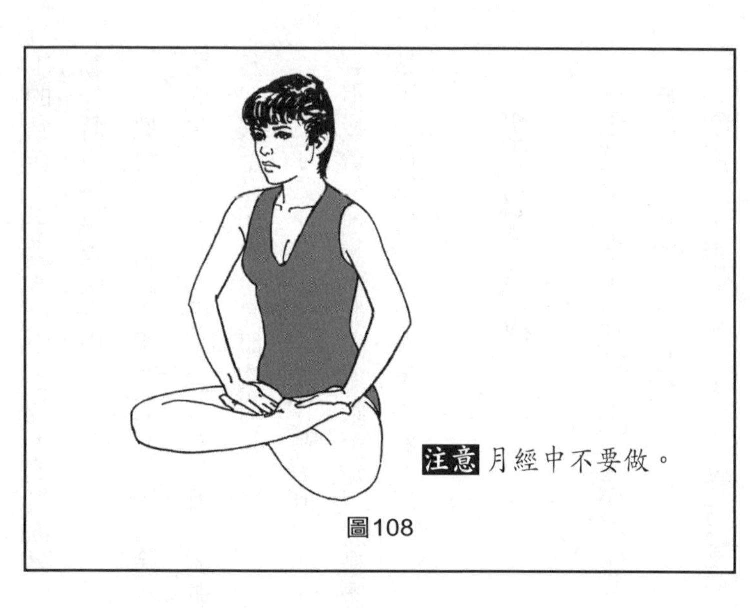

圖108

曲，從鼻子吸氣由口吐氣二、三次，調整呼吸。

③調整呼吸後，一邊用鼻吸氣，兩肘稍微用力。感覺難受時，由口一邊吐氣，放鬆兩肘，這樣共做九次。

此行法若是習慣第一段的人，藉著使氣集中丹田，效果更好。由鼻子一邊吸氣一邊兩肘用力時，運用意識以運行集中丹田之氣。先將氣由丹田移到下腹部，然後向左轉到上腹部，再右轉回下腹部。到了下腹部後再次上升使氣歸於丹田，由口呼氣，像這樣使氣在體內運行，使之運轉於肚臍周圍一周。

女性則氣的回轉相反，於丹田下的

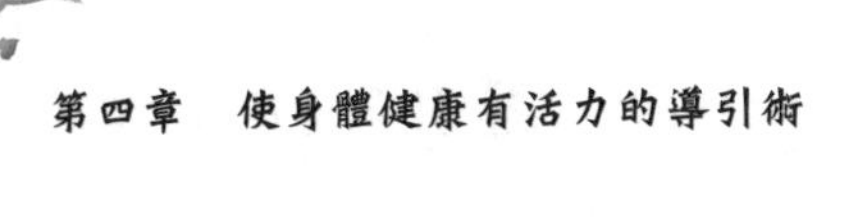

氣不是向左而是向右回轉，然後由左而下即可。

此行法能消除背下部到腰上部的邪氣及腹部的邪氣，效果神速，對於防止腎臟、膀胱老化也有效果。

女性方面又有預防更年期障礙及治療的效果。只是氣的回轉易使月經提早（經過月經帶之故），所以能治療月經不順，當然在月經來臨時不要做。

坐行第九段

①採取盤腿坐姿勢（單盤坐亦可，參照二六二頁），兩手放於大腿根部旁，手掌壓於床上，然後一邊由口吐氣一邊由鼻子吸氣，做三次呼吸，休息一下。

②右手慢慢地斜向前方，肘一邊彎曲上舉，手掌置於左肩上。此時肘合適地附於胸部。再用同樣方法，左手慢慢地斜向前方舉起，手掌放於右肩，然後左肘附於右肘外側。

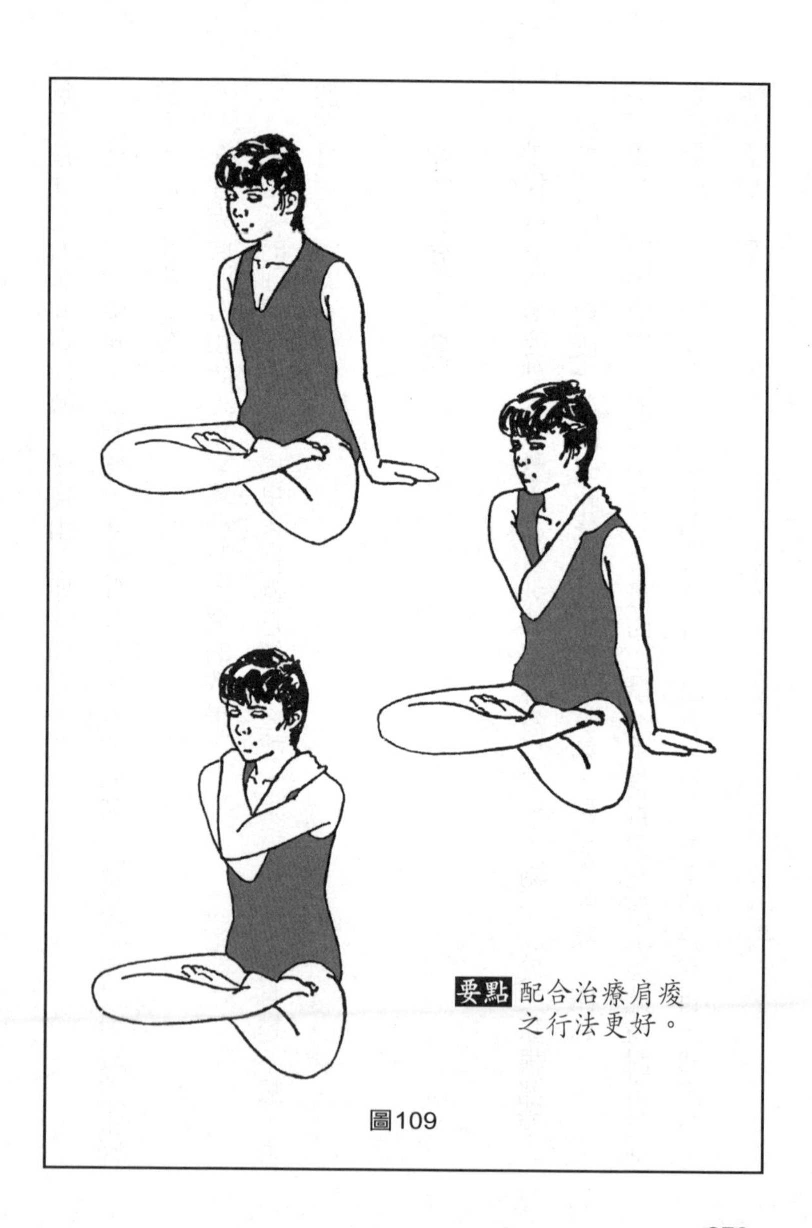

要點 配合治療肩痠之行法更好。

圖109

③以此姿勢，由鼻一邊吸氣兩肘用力地按於胸部，使肩和背部緊繃。感到難受時由口吐氣，放鬆兩肘，消除肩與背部的緊繃。共做九次。

此行法對於消除背部及兩肩的邪氣有效，通常此部分的邪氣大多由肝臟生出，肝臟不好時，邪氣就使背部發硬，不久由背部移到兩肩。

因此，此行法不僅能消除肩膀及背部的邪氣，又能根本除去肝臟邪氣。對於預防肝臟腫大、肝硬化、肝癌等有效。對於喜歡喝酒的人來說是不可缺的行法。

此外，因四十肩或五十肩，而手腕舉不上來的人，查其原因，是肝臟惡化所引起的。此時可配合前面所介紹的消除肩痠行法，就能消除肝臟邪氣以解除肩痛煩惱。於預防上也有功效。

坐行第十段

①坐著，兩腳伸向前方，兩手輕輕握拳，大拇指向內，兩拳置於大腿兩側。以此姿勢由口吐氣。

②然後彎膝正坐。兩腳大拇趾要輕輕重疊為重點。

③採正坐姿勢，上半身稍微向後彎曲，兩手仍握拳置於大腿上（不要用力），再呼吸兩、三次，以統一精神。此時心情平穩，由耳部能傾聽自己的呼吸時，就是精神已統一了。

④身心安定後，慢慢地彎曲兩肘，兩手舉向上方，如圖所示壓住兩邊乳房。然後兩肘稍扳向後方似的，由鼻子吸氣，感到痛苦時由口吐氣放鬆兩肘。共做九次。

此行法能消除聚積乳房的邪氣，去除乳房發硬，且能預防。配合第三章所介紹的推拿行法（二四一頁），與坐行第十段併用，乳房發硬、瘤塊等均可簡單地除去，小的瘤塊，一個月後即可消除。

通常乳房若長小瘤塊，有些醫院立刻做切除乳房手術，這與導引術的觀點不同。若能消除乳房發硬、瘤塊，就不必手術。

此外，這種行法對於肥胖男性的胸部縮緊也具有效果。

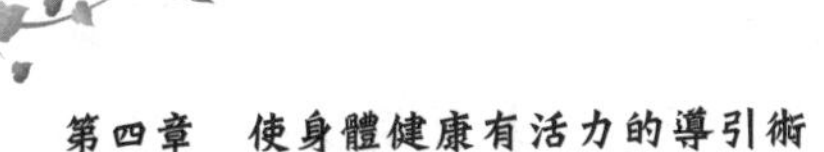

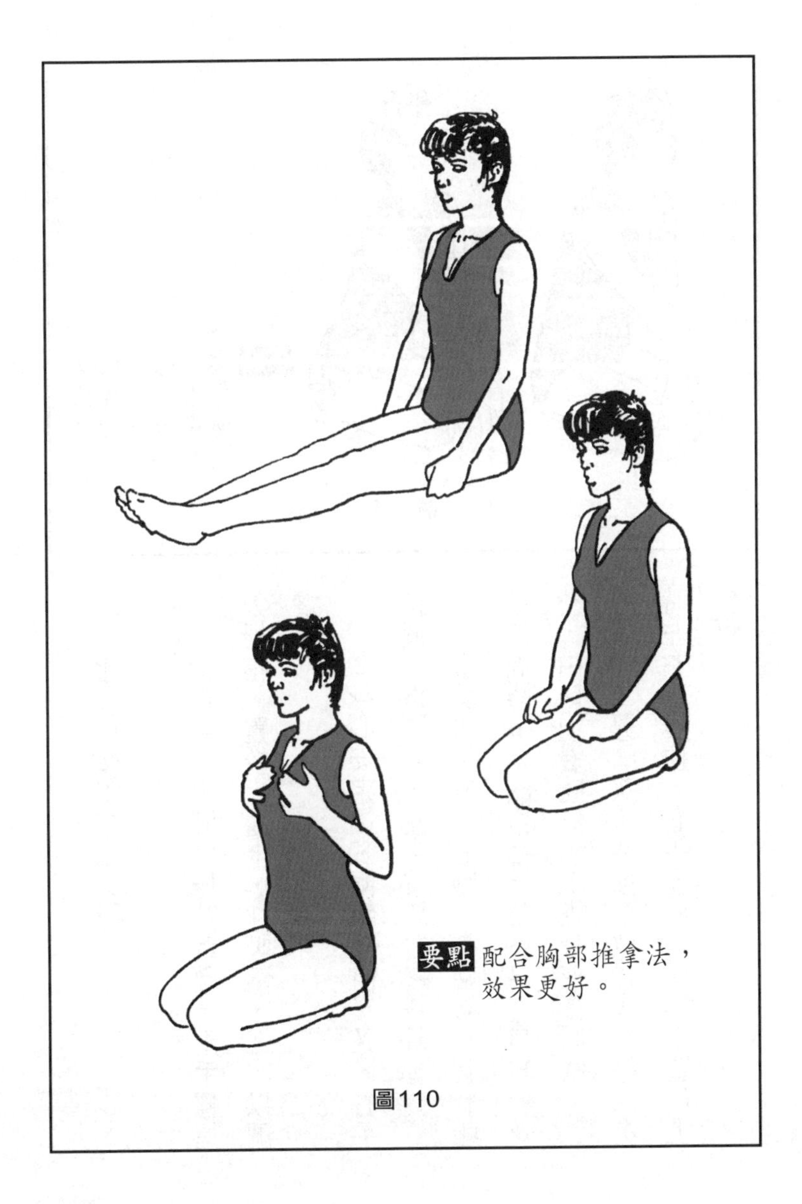

圖110

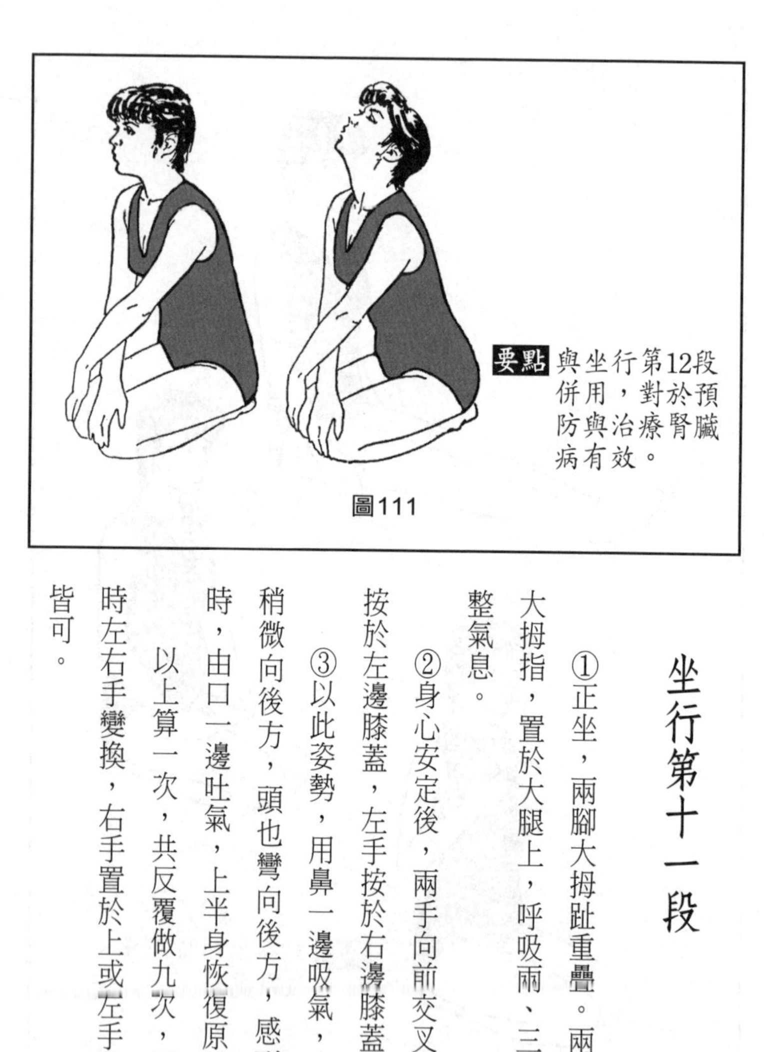

圖111

坐行第十一段

①正坐，兩腳大拇趾重疊。兩手輕握大拇指，置於大腿上，呼吸兩、三次以調整氣息。

②身心安定後，兩手向前交叉，右手按於左邊膝蓋，左手按於右邊膝蓋。

③以此姿勢，用鼻一邊吸氣，上半身稍微向後方，頭也彎向後方，感到難受時，由口一邊吐氣，上半身恢復原狀。

以上算一次，共反覆做九次，每三次時左右手變換，右手置於上或左手置於上皆可。

此行法能消除背部到腰的邪氣，一般腰痛，很多因腎臟而來，若能消除此部分的邪氣，自然能去除腎臟邪氣。併用坐行第十二段，對於治療與預防腎臟病很有效。

腎臟不好時，肌膚帶土色，而且欠缺光澤，對女性來說是很值得重視的。而且又會腰痛。腰痛與肌膚光澤看起來似無關係，很多人不太注意，腰部痠痛是腎臟不好的根本原因。

所以，此行法能恢復肌膚光澤，消除腰痛，實在一舉兩得。

坐行第十二段

①坐著，兩腳伸向前方，兩手大拇指向內輕握，兩拳置於床的兩側，然後呼吸兩、三次調整氣息。

②採取盤坐（單盤坐）姿勢，兩手捧於腹前，右手在下，左手在上，手掌重疊，用左手摩擦右手，由左至右的方向，用力摩擦七十二次。即右手固定，僅左

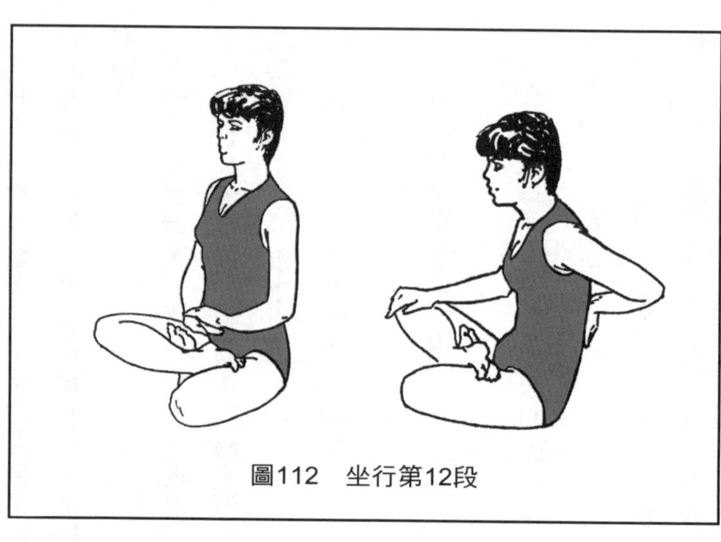
圖112　坐行第12段

手移動摩擦。

③再手掌逆轉，左手放於下，右手放於上，用右手用力摩擦左手七十二次。

④手掌溫熱後，用左手上下摩擦左腎臟部位七十二次。

⑤右手掌放於右腎臟部位，上下摩擦七十二次。

此行法藉著手掌的移動與腰的上下刺激，以消除內臟邪氣。

首先手掌移動時，用左手由左至右的方向摩擦時，消除肝臟邪氣。反之，用右手由右至左的方向摩擦時，具有消除胃部邪氣的效果，左、右手掌的移動對於預防與治療肝臟與胃的疾病有效。

而且上下摩擦腰部，對於促進腎臟「氣」的流暢有效，能治療腎臟疾病。

通常小便忍住時易增加腎臟負擔，所以小便次數少的人一定要做此法。

寫於易筋經立行開始之前

《易筋經》的立行，是使用氣與力，基本上與坐行及其他導引術是相同的。只是立行，以力的使用為重點，動作也以用力為主體。即是藉力的作用運行氣的行法，因此剛重於柔，實是鍛鍊身體的方法，對於自己體力無自信的人或病弱者比較不適合。

健康的人也不要突然做此立行法，一定要先精通坐行之後再做，不然會有反效果。

立行的動作為「入力活動」與「放鬆力量活動」，因此是表裏對應，反覆而成的行法。實際去體驗，即可知道一個動作中一定包含動與靜，相互移轉時，就像抽水機一樣，以促進氣流暢。

做立行時一定要有以下的準備動作：

①身體站直，手自然垂下，心裏保持平靜，去除雜念，意識集中丹田，頭腦保持空虛、浮動。

②背要伸直，使胸部舒暢，但胸部不必挺起。

③保持穩定心情，不要用力，身體放鬆。

④舌尖輕抵牙床上（舌抵上齶）。

⑤兩手肘稍微彎曲，手背向上，指尖朝內，兩手保持水平。

⑥眼睛張開注視前方某一點目標，眼珠不要轉動。

⑦心中數到四十九為止。

此準備動作做完了後，就進入各段動作。因而準備動作即成為各段的「基本姿勢」。手的形狀請參照立行第一段的圖說。⑦的數法是為了穩定心情，以控制準備動作時間。

做立行時以早上（上午二時～八時）及傍晚（下午四時～七時）為最理想，早上一次，晚上一次已算很過分了。場所儘量選擇空氣新鮮處，在室內做時要打

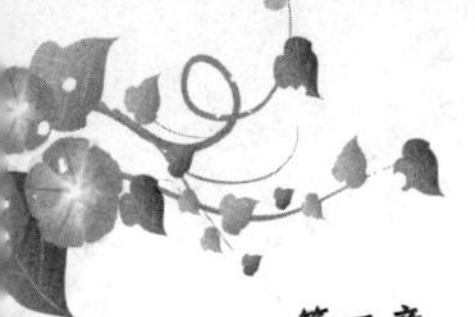

開窗戶。寒冷時，做行法的三分鐘前先打開窗戶，讓空氣流入再做。

立行第一段

①準備動作（參看前頁）完了之後，由基本姿勢變為兩腳打開與肩同寬，由鼻孔一邊吸氣，一邊慢慢地彎曲手肘，還有腳一定要平行打開，不要成八字，這是立行的共通點。

②感到痛苦時，由口一邊吐氣，放鬆手腕，返回基本姿勢。

以上算一次，共做十次。

做①動作時，手肘不要過於彎曲，手要降低到腰下位置為止，手肘彎曲時，兩手肘氣力要向下，就像跳箱時動作一樣，手施力於跳箱上，藉此反彈以跳過。此行法能消除背部邪氣，上半身變輕鬆，同時兩腕邪氣也消除。

而且此行法有另一種變化，在此配合介紹。

①由基本姿勢變為打開兩腳，與肩同寬，用鼻子一邊吸氣，將保持水平的兩

手指尖向上彎曲，同時手腕側向下方。

②感覺難受時由口吐氣，手恢復水平狀態。

以上算一次。此行法對消除肩到頭部、兩腕的邪氣有效。

上半身容易痠硬的人，藉此行法可達預防與治療的目的。做此立行的秘訣是慢慢地做。做得太快，邪氣就無法排出，身體反而會疼痛。

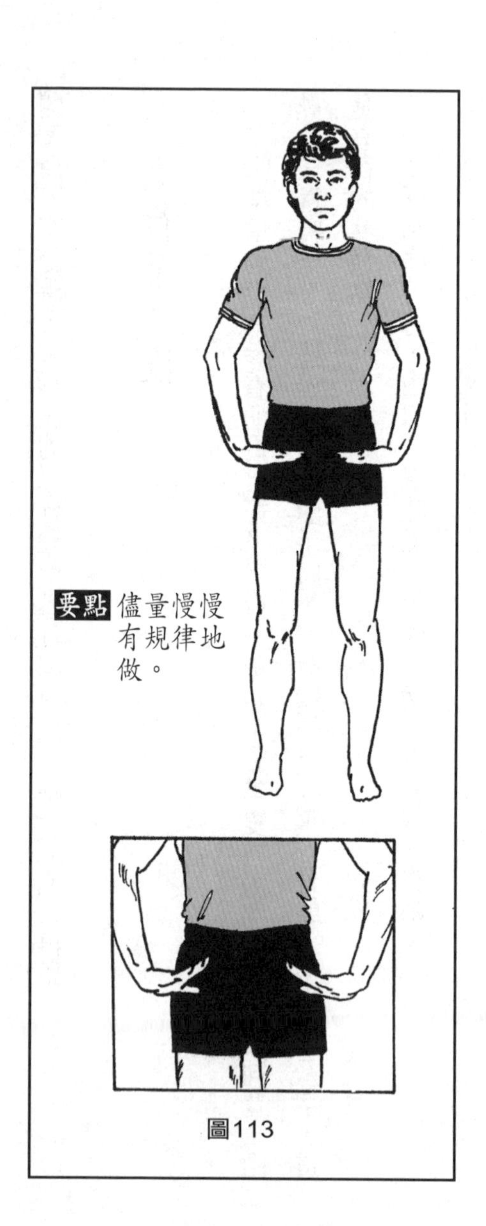

圖113

立行第二段

①由基本姿勢，張開兩腳與肩同寬，用鼻子一邊吸氣。兩手大拇指除外，四隻手指作拳狀輕握，放於大腿前方。

②以此姿勢，兩手大拇指舉向前方，同時其他四隻手指也用力握拳。此時兩肘之力注於下方。

③感覺難受時，由口一邊吐氣，向上方彎曲的大拇指恢復原位，其他四隻手指握拳之力也消除（兩手拳頭仍放於大腿前）。

②～③的動作算一次，共做十次。

此行法是使氣力漲滿全身的行法，用力時氣力流向下方，放鬆時氣力升回上方，故氣運行全身。若習慣此行法，則二方向之氣流就會相互影響，漸漸地氣力充滿全身。全身感覺倦怠，經常鬱悶的人，一定要做此行法。

若不太會做也沒關係，此行法有立刻消除兩腕邪氣的速效性。兩腕感到倦怠

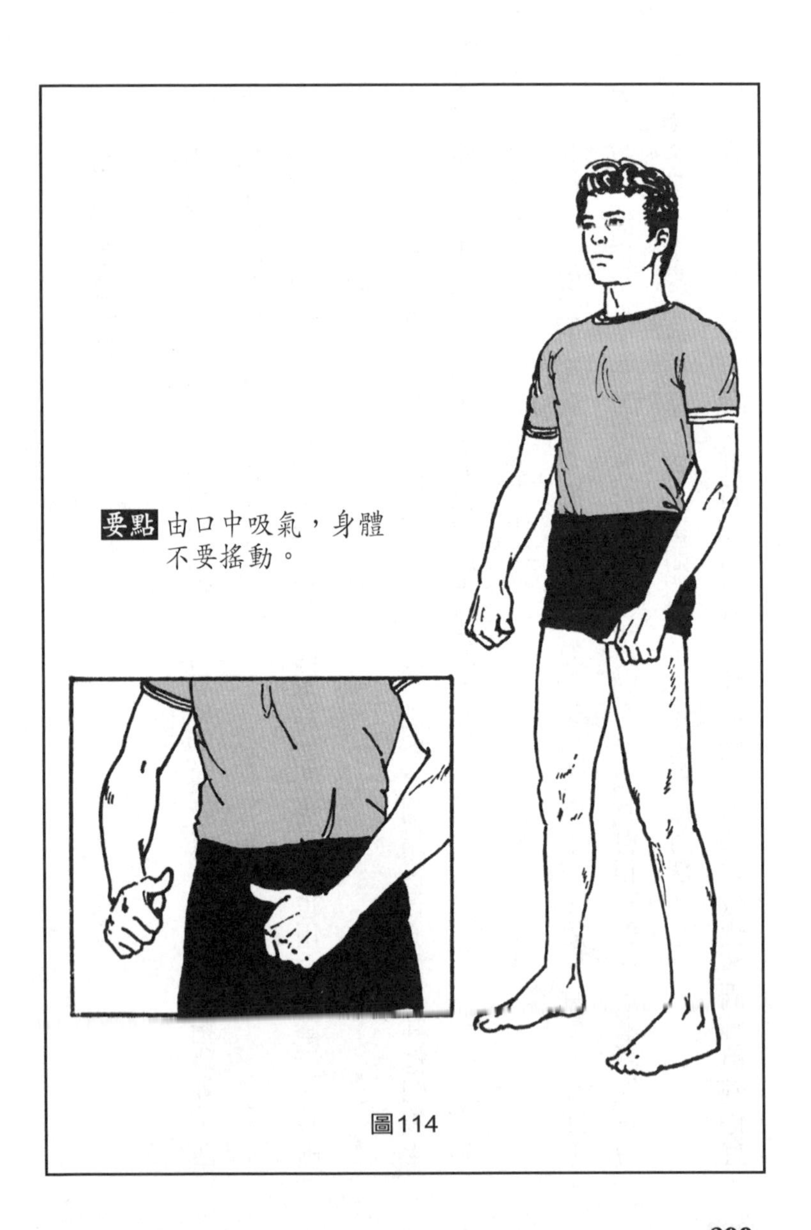

圖114

或手感到麻痺的人，做此行法可立刻消除疼痛。

以前有位榻榻米師傅，一直為手腕麻痺所困惱，他做了此行法之後立刻感到「手腕輕鬆多了」，以後繼續做此行法，不再有手腕疼痛的困惱。

立行第三段

①由基本姿勢變為兩腳張開與肩同寬，兩手垂直放下。

②兩手大拇指在手掌內，作握拳狀，由口吐氣，從鼻吸氣，稍微調整呼吸。

③呼吸調整後，由鼻子一邊吸氣，儘量用力握拳。同時兩肘氣力向下注，利用意識使氣力流向手掌前端。

④保持此姿勢，感到難受時，由口一邊吐氣，慢慢地放鬆手肘及拳頭。

③～④的動作算一次，合計反覆做四十九次。

還有②的動作，大拇指在手掌內握拳時，較易用力，同時手掌也常出氣，不會發散，氣就能充實。

藉此氣與力成一體，由手掌至手肘間的氣血流動能旺盛，藉呼吸活動而遍及全身。

第三段雖是簡單的活動，但做了之後就知道，是非常吃力的行法。做完時全身氣血流暢，身體也暖和。長時間必須在寒冷地方站著做事時，可做此行法。

做「立行」時，最初不要太貪心，選擇二、三段使心情較輕鬆的行法來做即可。能使心情輕鬆的行法，也就是說身體必要的行法。

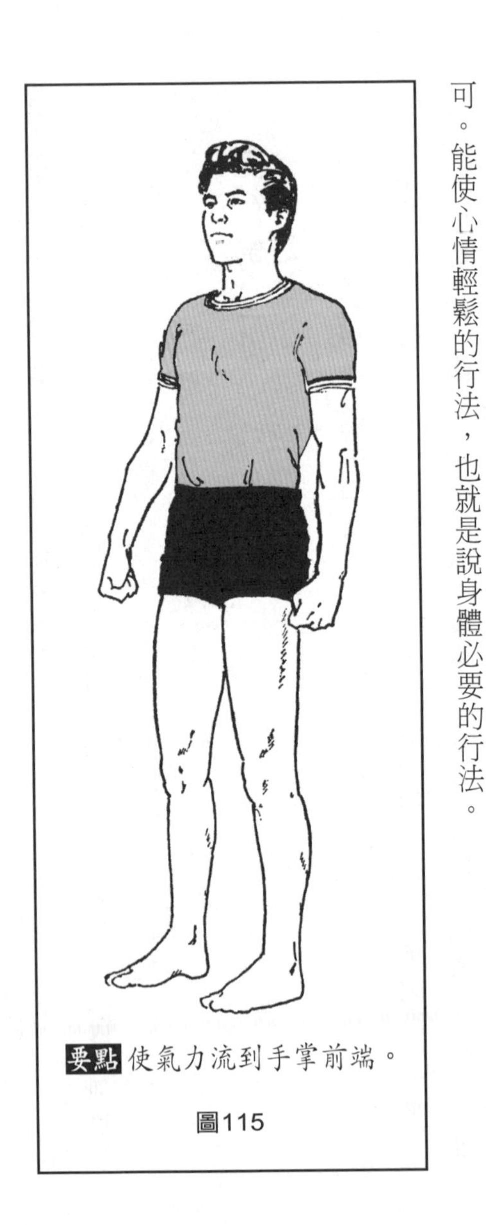

要點 使氣力流到手掌前端。

圖115

立行第四段

①由基本姿勢變為兩腳張開，與肩同寬，稍微調整呼吸。

②兩手大拇指在手掌內，輕輕握拳。

③以此姿勢，一面用鼻子吸氣，兩手伸直，慢慢舉起至與肩同高。

④做一呼吸後，由鼻子一邊吸氣，兩手肘儘量伸向前方，用力握拳，此時拳頭大拇指與食指所作的虎口向上。

⑤保持此姿勢。感到難受時，慢慢地放鬆拳頭，同時放鬆兩手肘，兩手仍伸向前方。

④～⑤動作算一次，合計做四十九次。

還有④動作要求兩肘向前伸，但實際上肘的位置不能向前動。此意思是指藉著意識作用，使氣力由肘向前運行。

此行法能消除兩腕邪氣，同時促進兩腕至肩膀的肌力。但是導引術中增強肌力並非使肌肉隆起，而是指提高機能而言。因此，能消除年老時所帶來的四十肩或五十肩煩惱。

長時間搬負重物時，做此行法五~九次，腕部就變輕鬆多了。

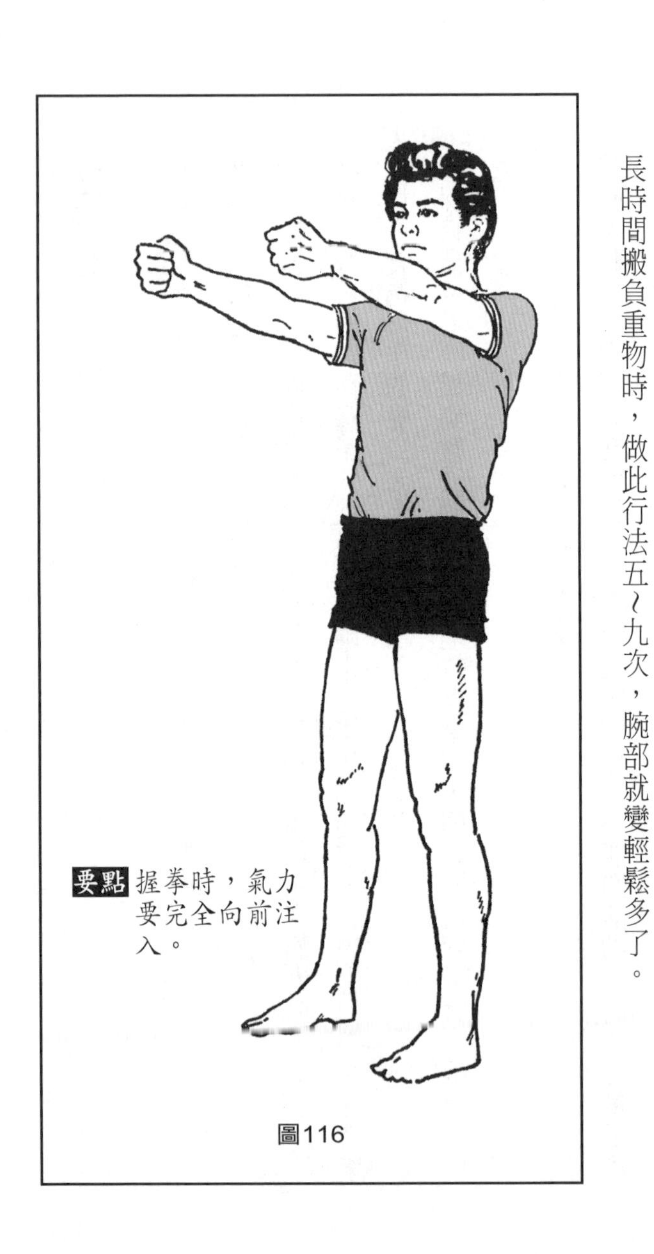

圖116

立行第五段

①由基本姿勢變為兩腳張開與肩同寬，其次兩手大拇指在手掌內做成拳頭狀，輕握之。以此姿勢，呼吸兩、三次，調整氣息。

②用鼻子一邊吸氣，兩腕慢慢地由兩腋向外側做大幅度畫圓狀，舉到頭上為止。此時兩腳跟慢慢地提高。

③手腕舉上後，兩手肘用力，向上伸直，用力於拳頭。

④保持此姿勢。感到難受時由口吐氣，放鬆拳頭與手肘，腳跟慢慢地放回原狀（兩腕仍伸直）。

③～④的動作算一次，共做四十九次。從第二次開始拳頭與肘部用力時，使腳跟慢慢地升高。

做此行法時頗為難受，最初無法做到四十九次，剛開始可做五次，慢慢習慣後，再增加次數。

其功用在於促進手腳氣血流動，消除肩部到背部的邪氣，繼續做此行法，全身會感到很輕鬆。

特別是消除腳部疼痛，及倦怠感極有效。

工作時很少活動身體的人，如坐辦公桌或工作上動手較多的人，因長時間坐著，腳的氣血流動停滯，因而招致全身倦怠感，一定要做此行法。

長時間坐著，想站起來時，站不穩的人也要試試此行法。

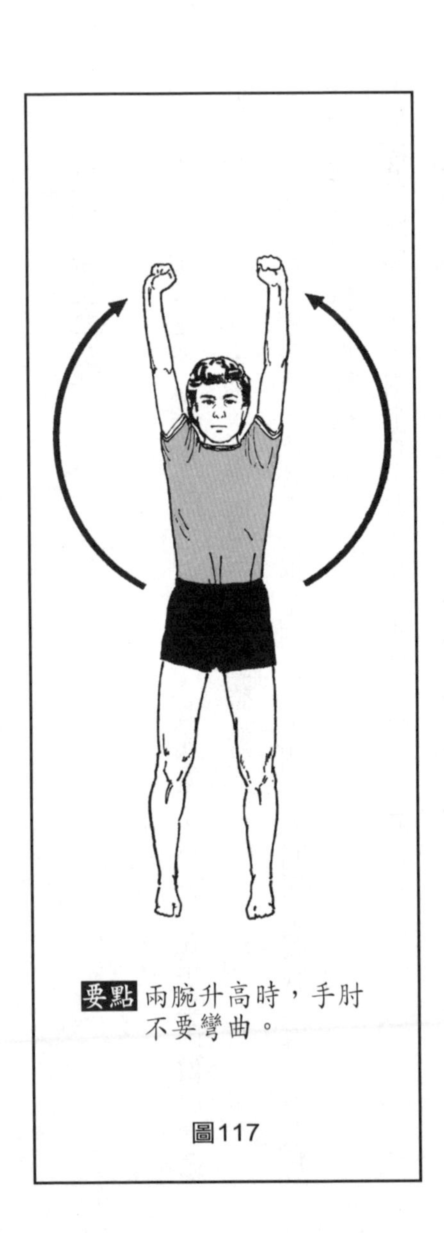

要點 兩腕升高時，手肘不要彎曲。

圖117

立行第六段

①兩腳張開站立，與肩同寬。

②兩手大拇指在外，四隻手指握拳，調整呼吸兩、三次，兩腕伸向前方，與肩同高。

③彎曲手肘，兩拳頭放於離耳朵三～四公分處。此時頭與兩肘成三角形，還有因手背朝肩，故虎口向後（參看二九三頁）。

④由鼻子一邊吸氣，用力握拳，同時手肘用力。

⑤保持此姿勢感到難受時，由口一邊吐氣，慢慢地放鬆拳頭與手肘。

④～⑤算一次，共做十次。

做此行法能消除手腕至手尖的邪氣，同時消除肩胛骨的痠硬及胸部鬱悶，使心情變輕鬆。這是促進背脊氣血流暢及胸部至背部的氣血流動之故。

對於肺及氣管弱的人來說，具有鍛鍊胸部的效果。一般肺部弱的人，挺胸時

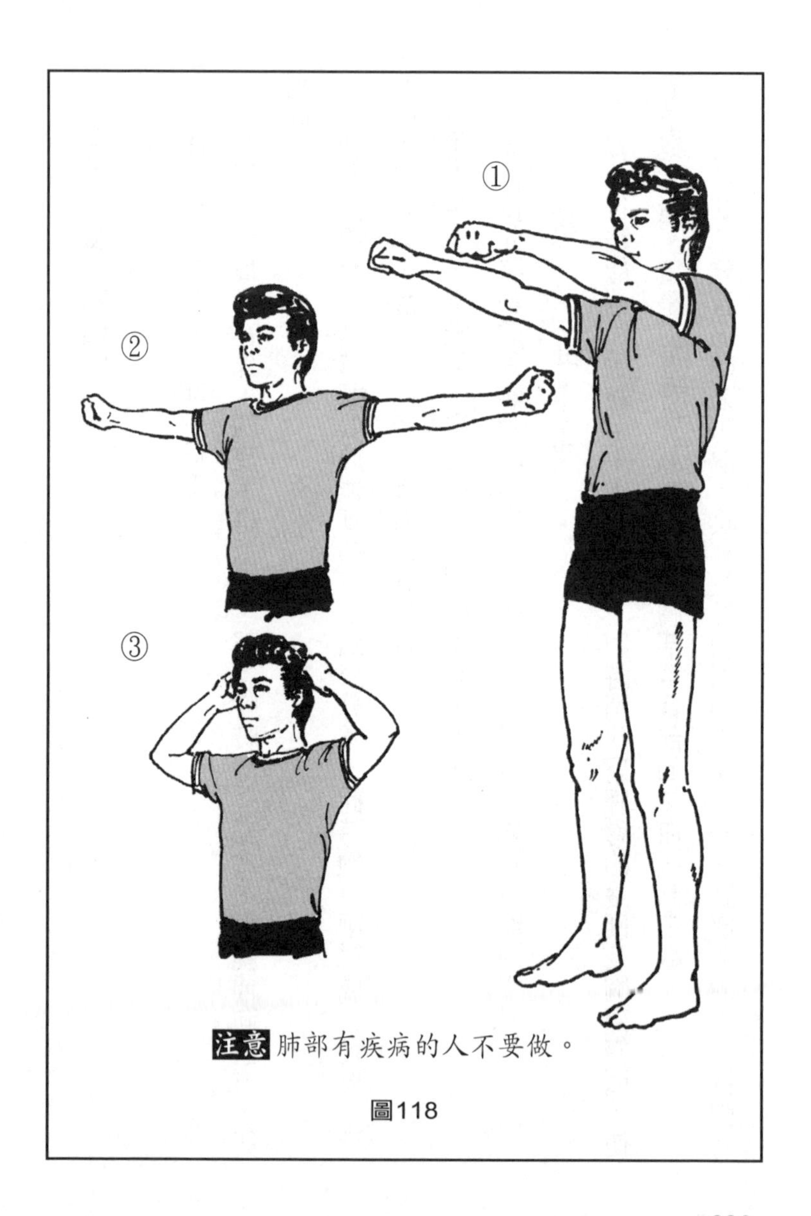

圖118

會增加胸部的負擔，容易成縮胸姿勢。

一旦成習慣後，胸部會變成縮胸姿態，更使筋部變弱，像這樣的人可藉此行法使胸部充分擴張，以資鍛鍊。

肺部有病的人避免做此行法。

立行第七段

①由基本姿勢變為兩腳張開與肩同寬站立，兩手大拇指在外，其他四指輕握拳，放於胸前，兩手手掌向內側，即胸部方向。

②由鼻子一邊吸氣，腳向上似的上半身彎向後方，同時兩手慢慢伸向左右，與肩成一直線。手伸張後，手肘用力，同時慢慢用力於拳頭，此時手掌向前方，虎口向上。

③感到難受時，由口一邊吐氣，放鬆拳頭與肘部（手仍伸張）。

②～③的動作反覆十次，此行法能消除肺中邪氣，使邪氣全部吐出。又為肺

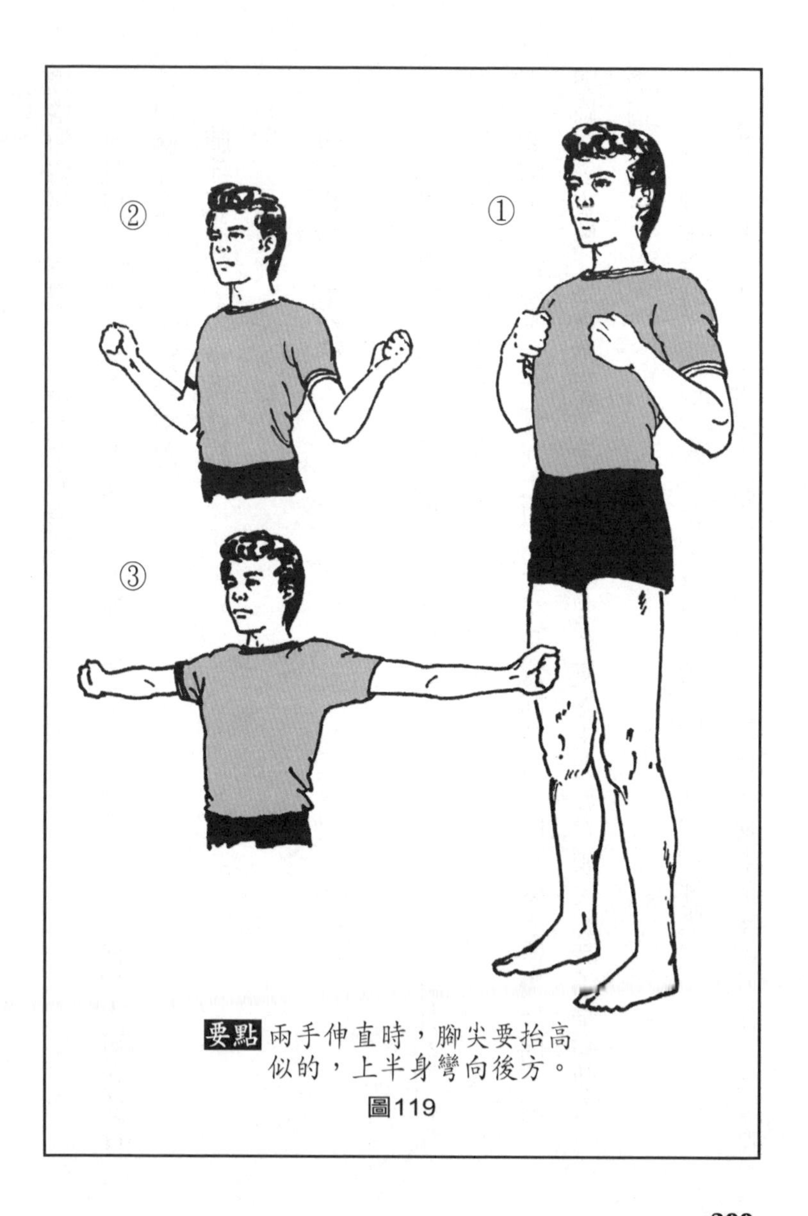

要點 兩手伸直時，腳尖要抬高似的，上半身彎向後方。

圖119

部強化法，若常工作時彎下壓迫胸部的人，建議他們做此行法。

有位建築師，因工作的關係，常彎腰在大的製圖板上畫藍圖。有時為了趕工而整夜工作。因此建築師常為肋間神經痛而煩惱。找醫生看了之後，發現肺部無異狀，但肋間神經痛卻無法止住，隨著年齡的增加，疼痛更劇烈。

建築師學習立行第七段。過一週後，他的肋間神經痛消失了，胸部被壓迫的邪氣已排出。熬夜打麻將的人可試試此行法。

立行第八段

①由基本姿勢變為兩腳張開與肩同寬，兩手大拇指在外，其他四根手指輕作握拳狀。

②一邊用鼻子吸氣，兩手向前舉起，與肩同高，此時腳後跟慢慢地提高至離床五、六公分。腳尖立著。兩個舉高的拳頭相距約十公分，大拇指在上，兩手手掌互對著。

③手達到肩高度時，慢慢用力握拳，手肘也用力，兩拳頭相距與肩幅同寬。

④保持此姿勢。感覺難受時，一邊由口吐氣，慢慢將拳頭間隔縮為十公分，腳後跟放下，手不必放下。

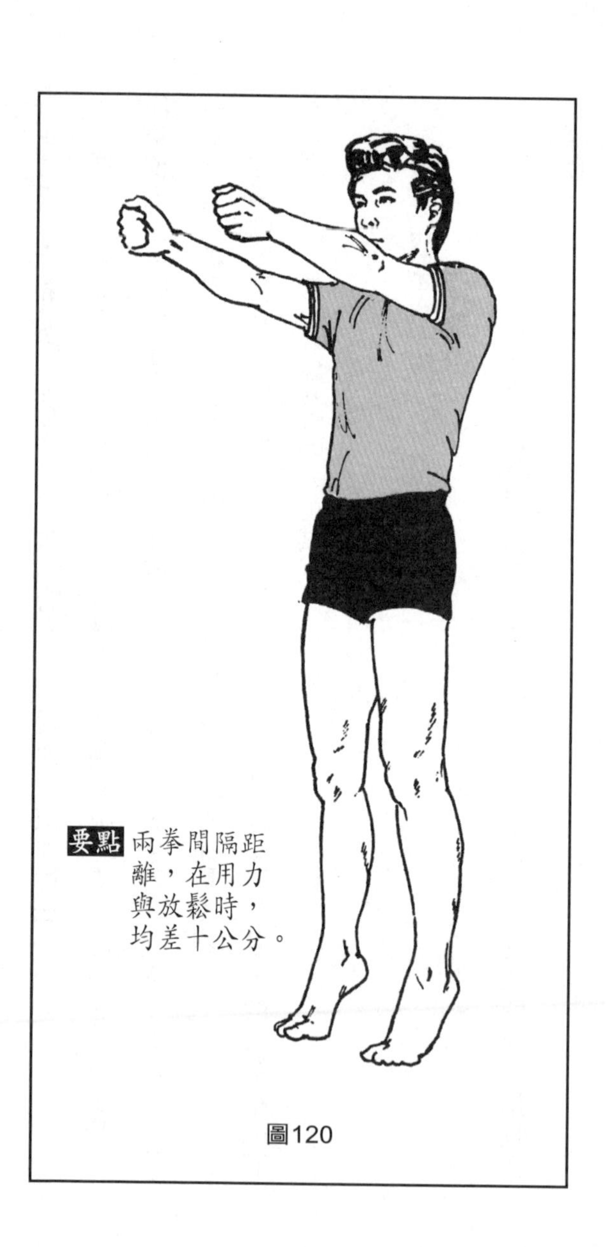

圖120

③～④的動作算一次，反覆做十次。此行法與立行第四段很相似，但隨著呼吸將拳頭間隔開閉之點與腳後跟抬上抬下不同。第五段也稍微涉及，腳尖站立時，血管擴張，促進血液下流，腳後跟用力踩時，動脈收縮，促進血液上流。手腕開閉移動的作用會及於脊柱至上半身，而掃除一切邪氣。腳變輕鬆，同時頭腦也很清醒。

過了中年的女性，腿肚及大腿內側易患靜脈瘤，第八段對於靜脈瘤具預防效果。只是身體進入老化的人，腳內側的肌肉變硬，故做此行法時，要一點一點地做，不要太勉強。

立行第九段

①由基本姿勢變為兩腳張開與肩同寬，兩手大拇指包在內，做握拳狀，輕輕握著。

②手肘彎曲，兩拳上舉，到了肚臍的高度時，兩拳間隔為十公分左右，舉到

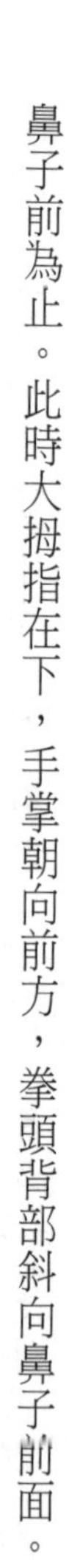
鼻子前為止。此時大拇指在下，手掌朝向前方，拳頭背部斜向鼻子前面。

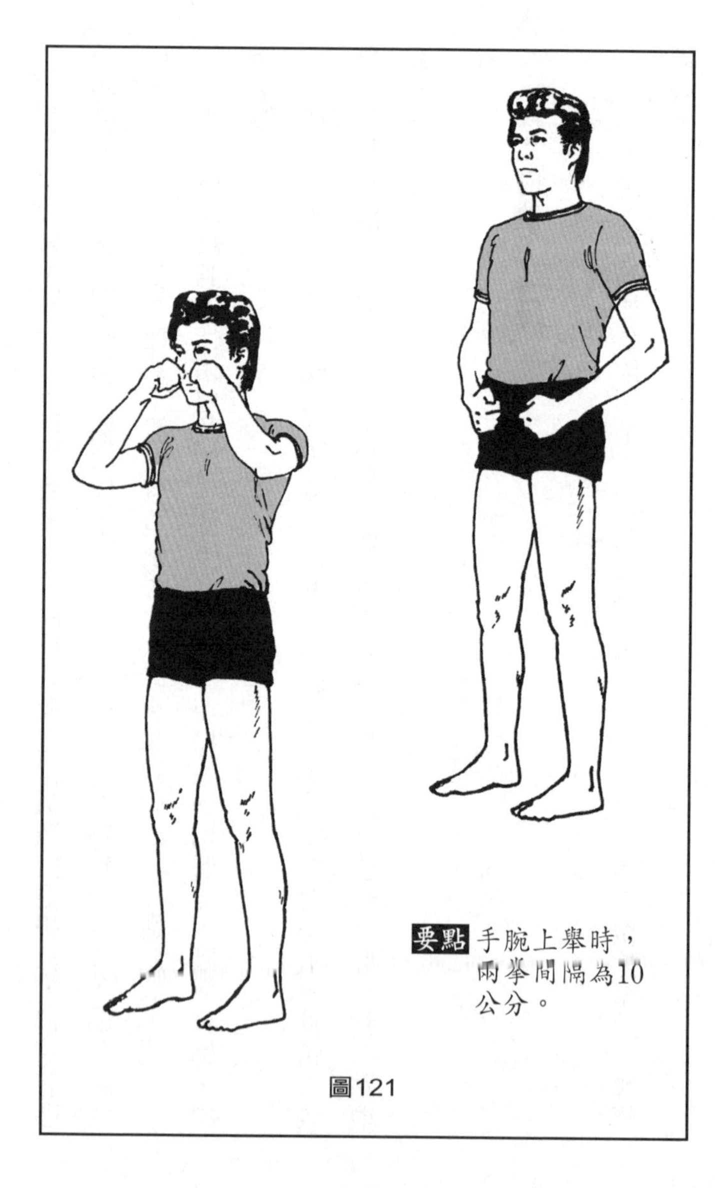

圖121

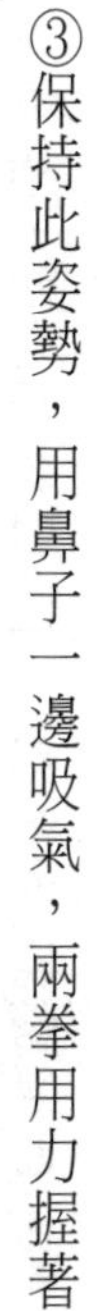

③保持此姿勢，用鼻子一邊吸氣，兩拳用力握著。

④感到難受時，從口一邊吐氣，慢慢地放鬆拳頭。

③～④算一次，反覆做十次，此行法能消除腋下邪氣，腋下因皮膚呼吸不太充分活動，故容易聚積邪氣。如有狐臭等，通常一般人疲勞時，腋下易發惡臭，本人也許沒察覺到。特別是常流汗的人要注意了。

導引術是觀察人或動物的自然活動方式所開發出來的，但因人類已習慣二腳步行的生活，隨著成長而忘記了自然活動的方法，因此導致疲勞、老化，前面也有談過。

導引術行法能促進身體不常活動部分的氣血流暢，此立行第九段看似簡單，但能促進腋下呼吸，為其他健康法無法相比，是發揮良好效果的深奧行法。

立行第十段

①由基本姿勢變為兩腳張開，與肩同寬，兩手大拇指包在內，輕輕握拳。手

放於大腿旁，虎口（參照立行第四段）也朝向大腿，手掌側向後。

②兩手慢慢舉向前方，舉到與肩同高時，手肘彎曲，與頭成山形，拳頭舉至耳朵高度。此時手掌側向前方，虎口朝向兩耳朵。

③仍呈「山」字狀態，由鼻一邊吸氣，拳頭用力握著。

④感到難受時，由口一邊吐氣，拳頭慢慢地放鬆。

③～④的動作算一次，共反覆做十次。做此行法時與第九段一樣，能消除腋下邪氣，同時又能消除頸部至肩的邪氣，故能預防頸部與肩膀痠痛，返回年輕期的思考力。

頸部與肩部痠痛並非只是疲勞或老化的現象，實在是與頭部作用有密切關係。身體雖然沒有過分活動，但用腦過度或有煩惱時，就會引起頸部或肩部痠痛。導引醫學認為頭部或肩部出現老化現象的人，頭部作用也老化了。

事實上肩膀痠痛、劇烈聳肩的人，思考力較不靈活，聳肩以調整身心，但卻無法接受新知識與新觀念。

像這類型的人藉導引術可使頸部與肩膀氣血流暢，思考力既靈活又有彈性。

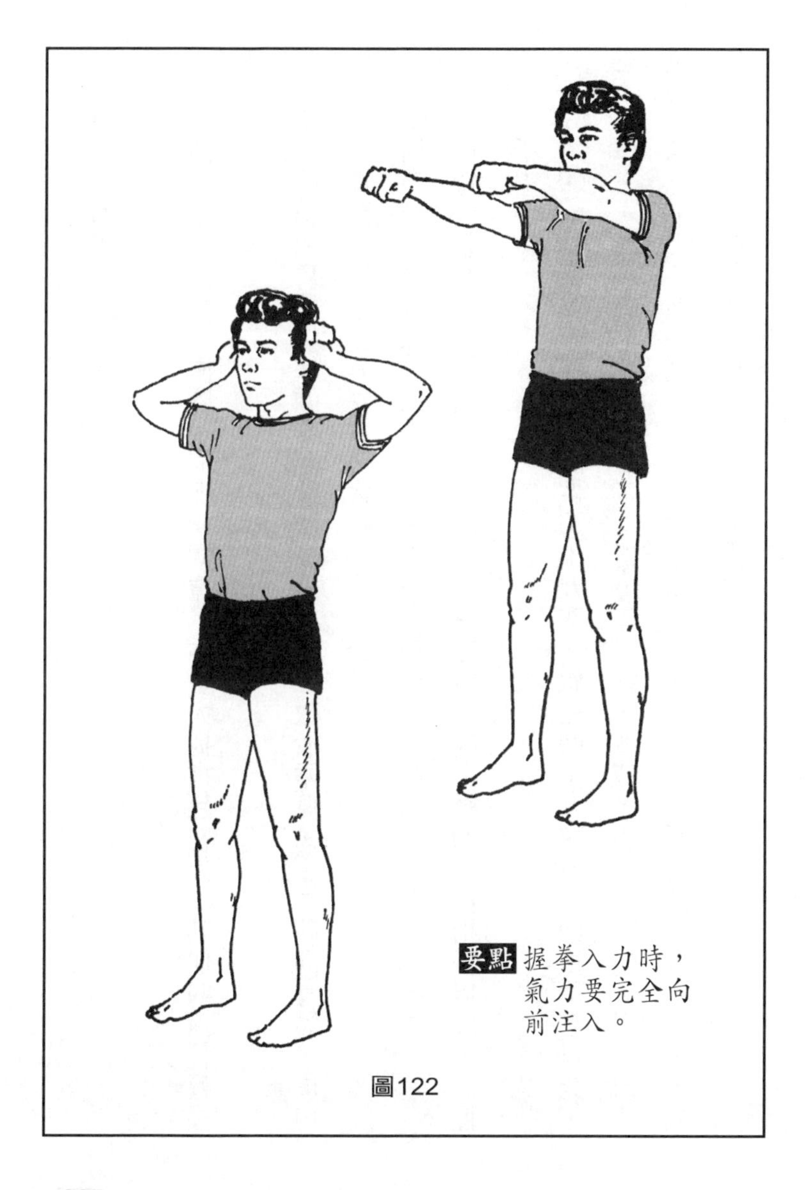

圖122

立行第十一段

①由基本姿勢變為兩腳張開與肩同寬。兩手大拇指包在外，其他四指輕輕握拳。

②手肘稍微彎曲，拳頭舉到肚臍高度為止，放於兩側，手掌朝向身體，虎口傾斜，兩拳間隔為十公分左右，離腹部約四公分。

③用鼻子一邊吸氣，兩手四根手指用力握著，同時大拇指豎向上端。

④保持此姿勢，感覺痛苦時，由口一邊吐氣，向上豎的大拇指慢慢放下，握拳的四指放鬆。

③～④的動作算一次，合計做四十九次。做完四十九次後，兩手手掌打開，垂下，作三次深呼吸。此時由鼻子一邊吸氣，吞下唾液，頭部輕彎向後面，口吐氣時，頭低下大大地吐氣。還有③的動作，並非兩腕動，而是像舉重物一樣，氣力向上升，為此行法的秘訣。不要用力過度及聳肩。

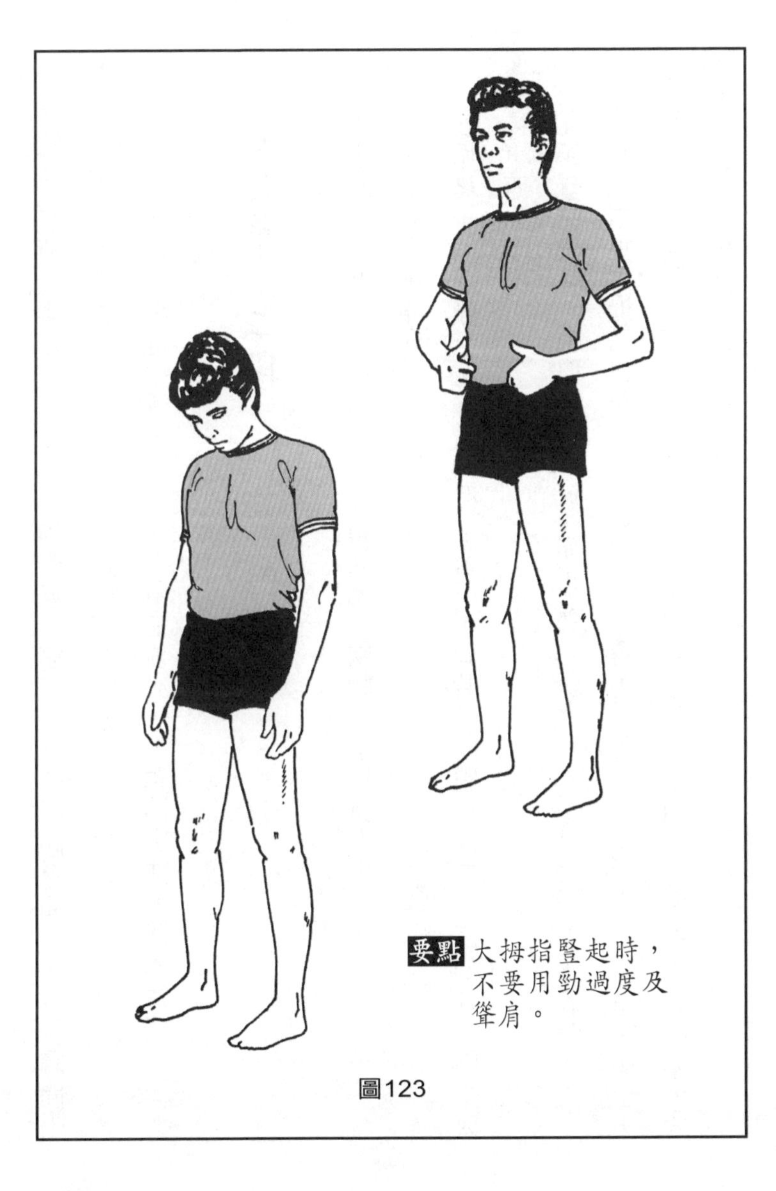

圖123

此行法能消除腰及腕部及手掌的邪氣。寫字過度時手腕會痛，此為長時間坐著寫字做事的人常有的毛病，這也是造成腕及腰部疲勞的原因。

立行第十一段能促進手掌腰、腕的氣血流動，是預防上述症狀的最佳方法。

立行第十二段

①由基本姿勢變為兩腳張開與肩同寬。兩腕及手指自然垂下。

②垂下的手掌伸向前方與肩同高。

③用鼻子一邊吸氣，膝蓋彎曲，蹲下，同時後腳跟抬高二、三公分，兩手成像支持東西的姿勢。

④感覺難受時，由口吐氣，返回②姿勢。以上③～④算一次，反覆做三次。

⑤其次兩手大拇指包在內四指輕握，一邊用鼻子吸氣，兩手伸直，舉到頭上。

⑥保持此姿勢，感到難受時，一邊由口中吐氣，手用力往下握，返回原來姿勢。以上⑤～⑥算一次，共反覆做三次。

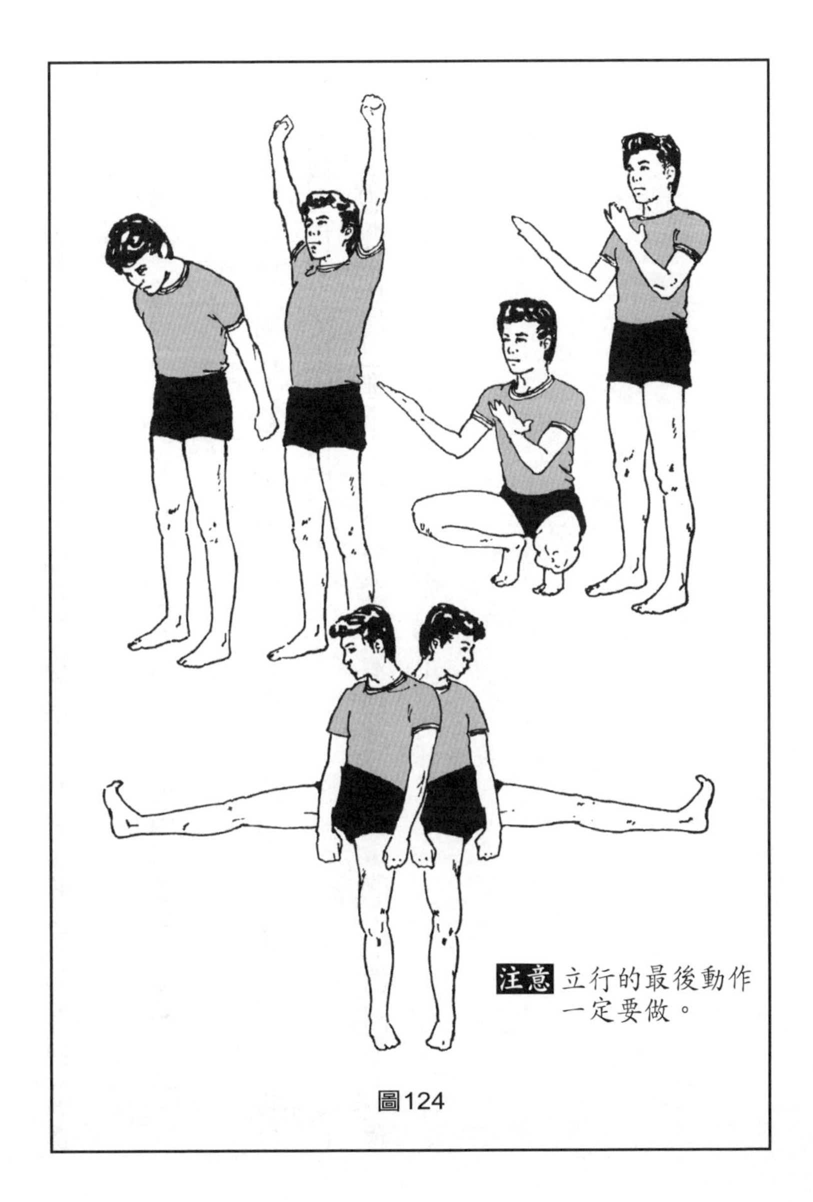

圖124

⑦最後由鼻子一邊吸氣，左腳張開斜斜提高至左前方，膝蓋不要彎曲，一邊由口吐氣，單腳直立。

⑧用鼻子一邊吸氣，這次右腳提升至右前方。一邊由口吐氣，單腳直立。以上⑦～⑧的動作配合做三次。

這些一連串的動作就結束了立行部分。至第十一段為止的行法巾可選擇適合自己的做，再加上最後的動作即可。

①～④的動作能促進下半身氣血流動，消除腕部邪氣，⑤～⑥消除腋下、背部、肩至頸部邪氣。⑦～⑧能消除腹部股溝至腳的邪氣。

合氣術與導引術

導引術加諸於他人時，就成「合氣術」。例如，導引術治療肩疫有「外小葉」之技，此加諸於他人時就是合氣術的「摔倒法」。

導引術為配合身體氣的流動作用，與合氣術完全是同樣原理組成的。故導引術為靜功，合氣術為動功。

合氣術加諸於他人時，對方若用力抵抗會劇痛，強烈抵抗時，所加諸之處及聯絡經路的內臟會損傷。因此，合氣術為經穴武術。

不必用力，而能制服對方為合氣術的特色，故對於力量弱的人或女性、小孩、老人，身體有殘障者為輕鬆、愉快的護身術。

但加諸於他人之技若正確運用，與導引術一樣，有時比導引術更能促進氣的流動，而發揮治療疾病，返老還童的效果。特別是對於糖尿病、鬱悶病、神經衰弱等有效。

合氣術是依各人身體差異而發揮的，故與其他武術完全不同，同時又可藉此確實發現隱伏的疾病。

而且合氣術與合氣道也不同，合氣術是包含合氣道在內的所有武道的根源，「敵我共存」的武術真髓，即包含在合氣術內。

早島正雄著作的《導引術入門①治療慢性病》及《導引術入門②健康、美容》出版後頗受讀者好評。該二書絕版多年後，仍有不少讀者查詢購書。因此將二書的精華濃縮成《導引術之治病、美容》，以滿足讀者需求。

彩色圖解太極武術

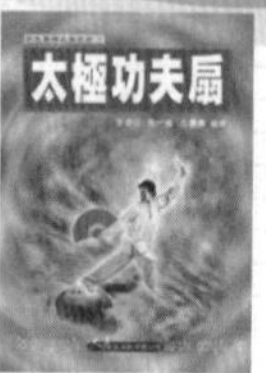

定價220元

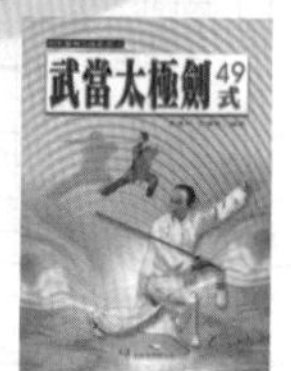

定價220元

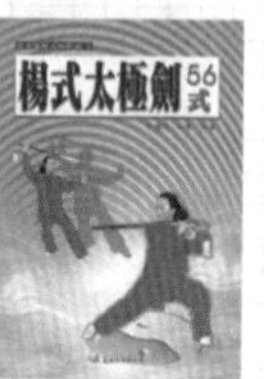

定價220元

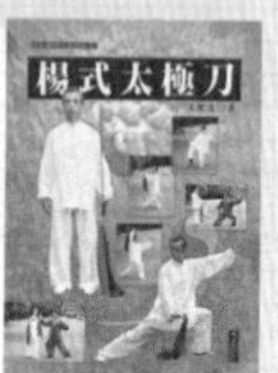

定價220元

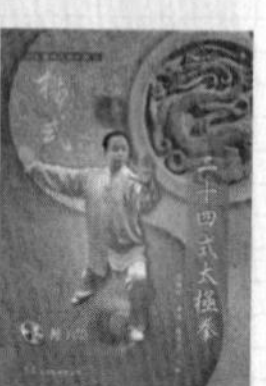

定價350元

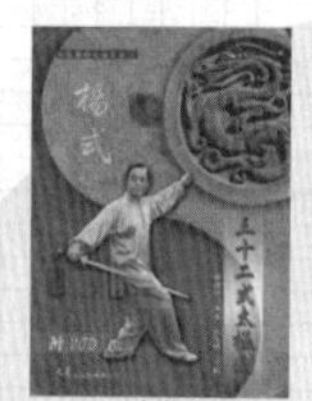
定價350元

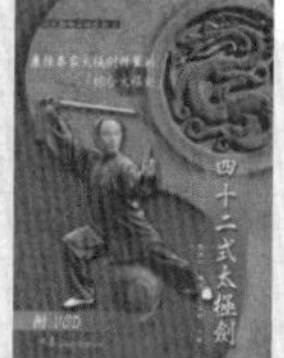

定價350元

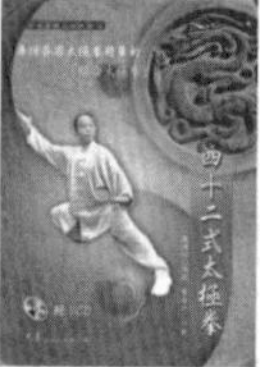

定價350元

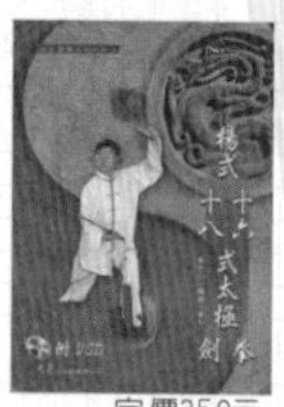
定價350元

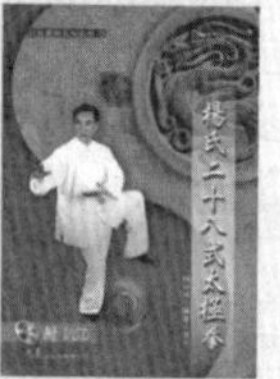

定價350元

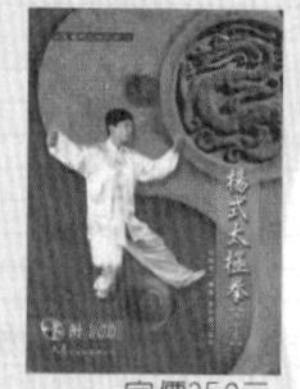

定價350元

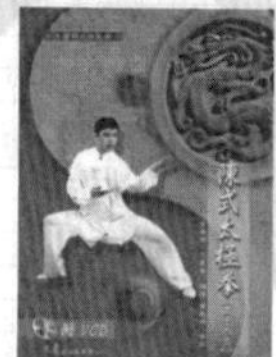

定價350元

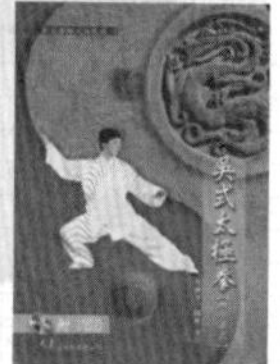

定價350元

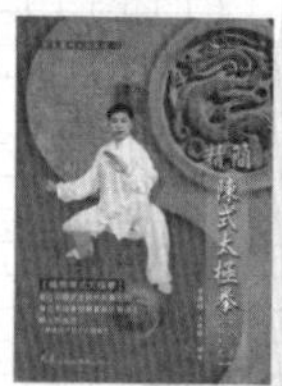
定價220元

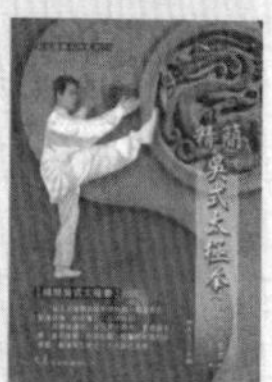
定價220元

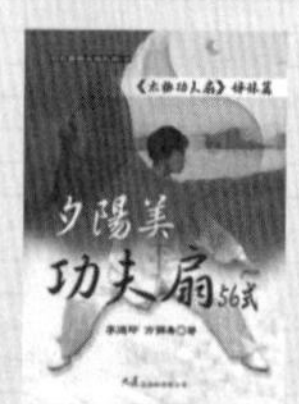

定價220元

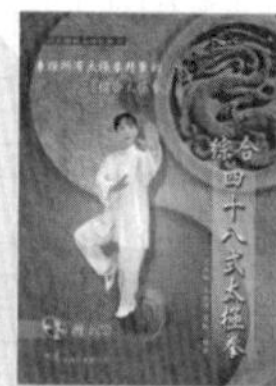

定價350元

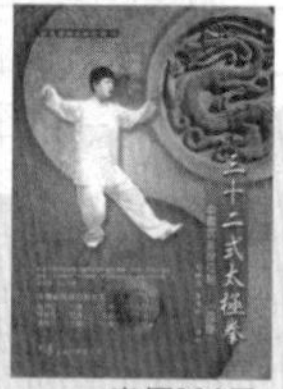

定價220元

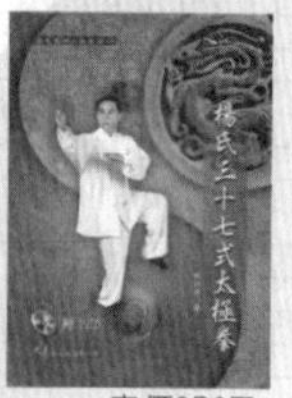

定價350元

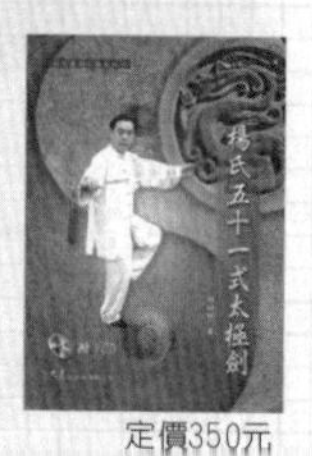

定價350元

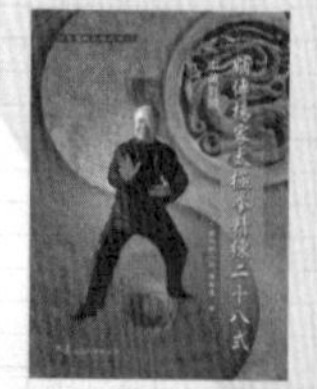
定價220元

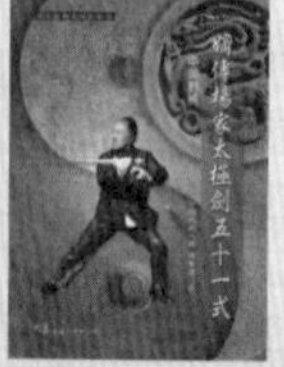
定價220元

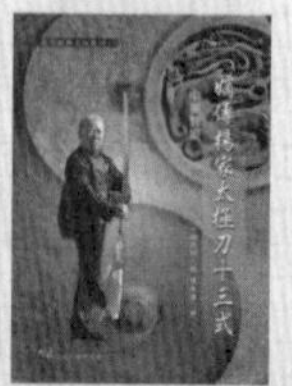
定價220元

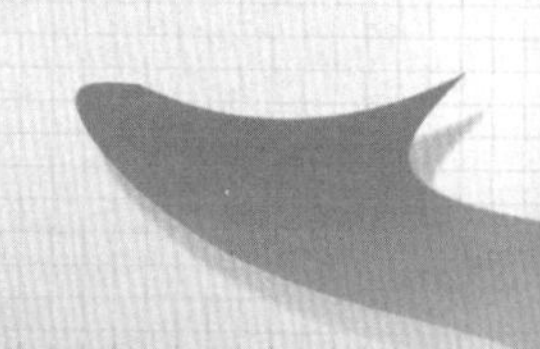

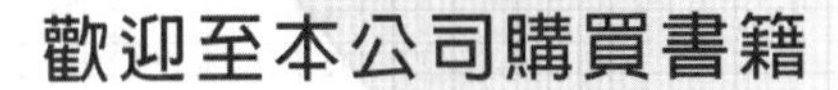

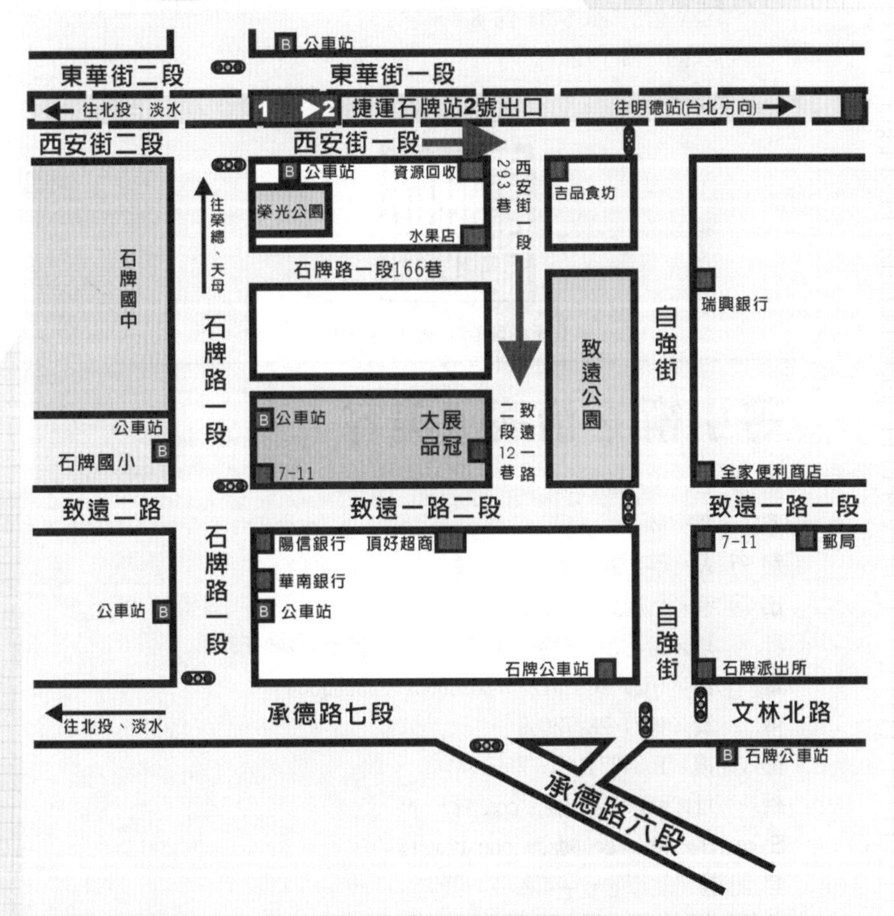

建議路線

1.搭乘捷運・公車

淡水線石牌站下車，由石牌捷運站２號出口出站(出站後靠右邊)，沿著捷運高架往台北方向走(往明德站方向)，其街名為西安街，約走100公尺(勿超過紅綠燈)，由西安街一段293巷進來(巷口有一公車站牌，站名為自強街口)，本公司位於致遠公園對面。搭公車者請於石牌站(石牌派出所)下車，走進自強街，遇致遠路口左轉，右手邊第一條巷子即為本社位置。

2.自行開車或騎車

由承德路接石牌路，看到陽信銀行右轉，此條即為致遠一路二段，在遇到自強街(紅綠燈)前的巷子(致遠公園)左轉，即可看到本公司招牌。

國家圖書館出版品預行編目資料

導引術之治病・美容／陳成玉 編譯 陸明整理
——初版——臺北市，品冠文化，2015[民104.06]
面；21公分——（壽世養生；19）
ISBN 978-986-5734-26-8（平裝）
1.導引 2.健康法
413.94　　104005452

導引術之治病・美容

編譯者／陳 成 玉
整　理／陸　明
發行人／蔡 孟 甫
出版者／品冠文化出版社
社　址／台北市北投區（石牌）致遠一路2段12巷1號
電　話／(02) 28233123・28236031・28236033
傳　真／(02) 28272069
郵政劃撥／19346241
網　址／www.dah-jaan.com.tw
E-mail／service@dah-jaan.com.tw
登記證／北市建一字第227242號
承印者／傳興印刷有限公司
裝　訂／承安裝訂有限公司
排版者／千兵企業有限公司
初版1刷／2015年（民104年） 6 月

定　價／260元